INTERMED

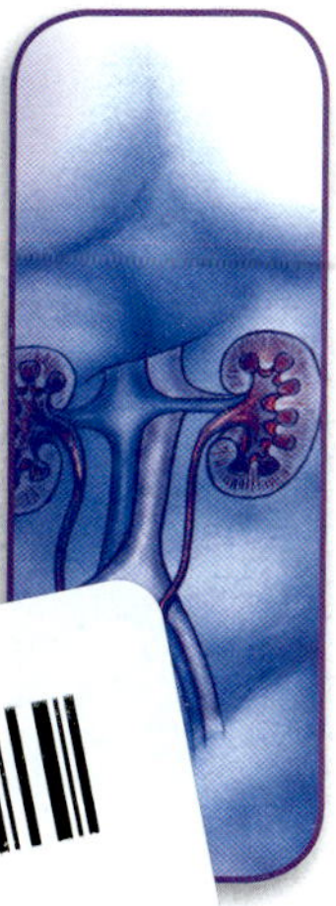

UROLOGIE

Nouvelle édition 2011-2012

Pr F. DESGRANDCHAMPS
Dr Paul MERIA - Dr A. de GOUVELLO
Pr P. MONGIAT ARTUS - Dr A. CORTESSE
Dr G. PLOUSSARD - Dr E. TARIEL - Dr L. BASTIEN

Pr V. RAVERY
Dr F. GAUDEZ - Dr R. SELLAM - Dr F. DUBOSQ

Pr E. de KERVILER - Pr M-N. PERALDI - Dr D. POUESSEL
Pr E. AZOULAY - Dr V. LEMIALE - Dr. D. SCHNELL

UNIVERSITE PARIS DIDEROT - PARIS 7
CHU SAINT-LOUIS - LARIBOISIERE - BICHAT

Editions Vernazobres-Grego | **99 bd de l'Hôpital**
75013 Paris - Tél. : 01 44 24 13 61
www.vg-editions.com

Editions Vernazobres-Grego
99 bd de l'Hôpital
75013 Paris - Tél. : 01 44 24 13 61
www.vg-editions.com

Octobre 2011 - ISBN : 978-2-8183-0389-4

ANCIENS AUTEURS

Ont participé à de précédentes éditions :

- Professeur Laurent BOCCON-GIBOD
- Professeur Alain LE DUC
- Professeur Vincent DELMAS
- Professeur Pierre TEILLAC
- Docteur Jean-François HERMIEU
- Docteur Pascal SIMON

REMERCIEMENTS

Des remerciements à :

- Docteur Jean-Paul FONTAINE (Urgences, Hôpital Saint-Louis)
- Rosita MATHIAS
- Malika DJOUADOU

MODULE 2

« DE LA CONCEPTION A LA NAISSANCE »

N° de question	Programme d'enseignement	PAGES	1e tour	2e tour	3 tour
27	Contraception	283			
29	Stérilité du couple : conduite de la première consultation.	283			

MODULE 5

« VIEILLISSEMENT »

N° de question	Programme d'enseignement	PAGES	1e tour	2e tour	3 tour
55	Ménopause et andropause.	283			

MODULE 7

« SANTE ET ENVIRONNEMENT – MALADIES TRANSMISSIBLES »

N° de question	Programme d'enseignement	PAGES	1e tour	2e tour	3 tour
89	Infections génitales de l'homme. Ecoulement urétral.	110			
93	Infections urinaires de l'enfant et de l'adulte. Leucocyturie.	132			

MODULE 8

« IMMUNOPATHOLOGIE, REACTION INFLAMMATOIRE »

N° de question	Programme d'enseignement	PAGES	1e tour	2e tour	3 tour
127	Transplantation d'organes : aspects épidémiologiques et immunologiques ; principes de traitement et surveillance ; complications et pronostics ; aspects éthiques et légaux.	265			

MODULE 10

« CANCEROLOGIE – ONCOHEMATOLOGIE »

N° de question	Programme d'enseignement	PAGES	1e tour	2e tour	3 tour
156	Cancers de la prostate.	22			
158	Tumeurs du rein.	44			
160	Tumeurs du testicule	62			
160 Bis	Tumeurs de la vessie et autres tumeurs urothéliales	92			

MODULE 11

« SYNTHESE CLINIQUE ET THERAPEUTIQUE »

N° de question	Programme d'enseignement	PAGES	1e tour	2e tour	3 tour
216	Rétention aiguë d'urine.	236			

MALADIES & GRANDS SYNDROMES

N° de question	Programme d'enseignement	PAGES	1e tour	2e tour	3 tour
247	Hypertrophie bénigne de la prostate	78			
252	Insuffisance rénale aiguë- Anurie.	265			
253	Insuffisance rénale chronique.	265			
259	Lithiase urinaire	170			
272	Pathologie génito-scrotale chez le garçon et chez l'homme	110			

ORIENTATION DIAGNOSTIQUE DEVANT

N° de question	Programme d'enseignement	PAGES	1e tour	2e tour	3 tour
315	Hématurie	198			
321	Incontinence urinaire de l'adulte.	252			
338	Trouble de l'érection.	224			
341	Troubles de la miction.	236			

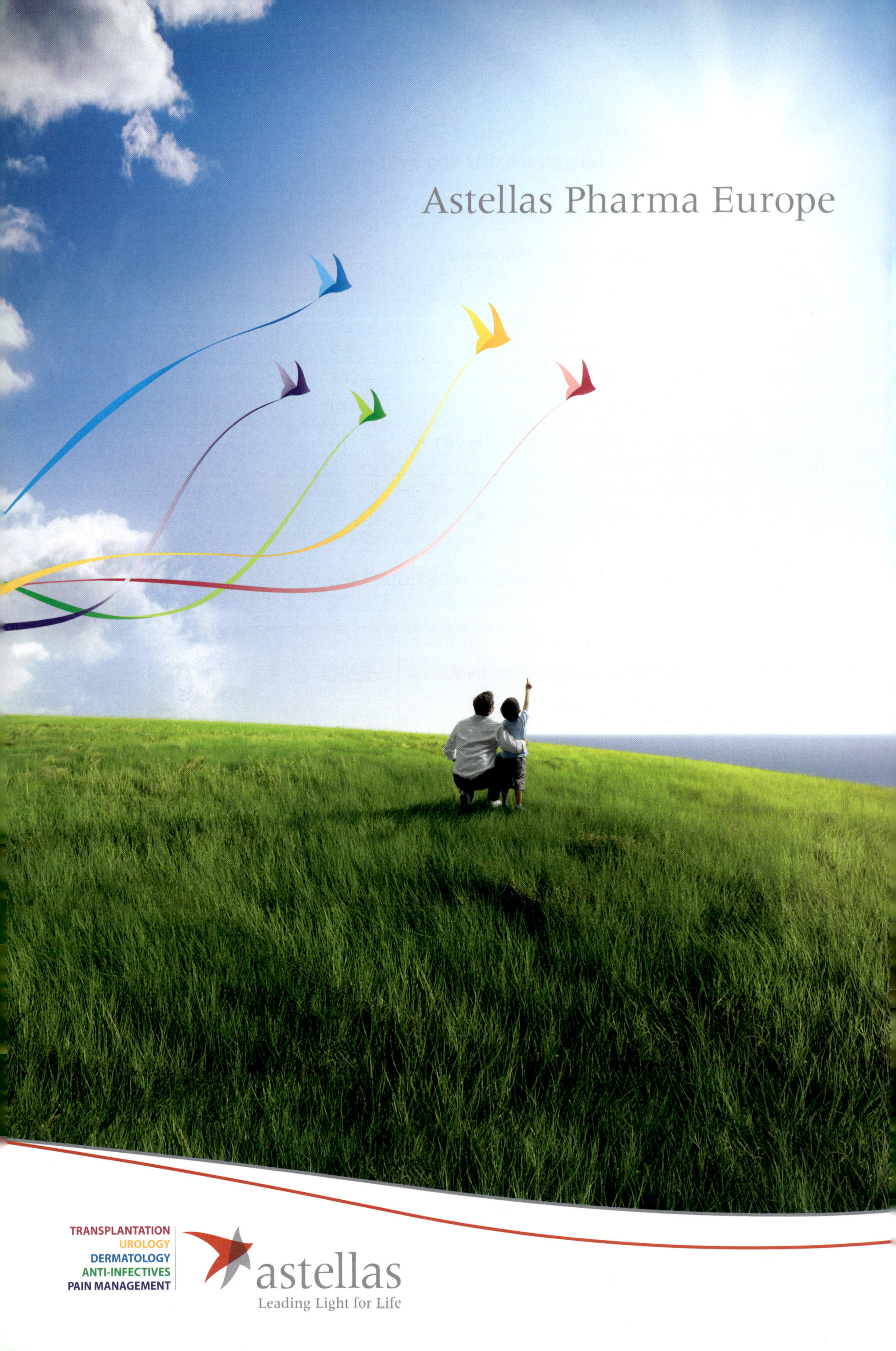
Astellas Pharma Europe
TRANSPLANTATION
UROLOGY
DERMATOLOGY
ANTI-INFECTIVES
PAIN MANAGEMENT
astellas
Leading Light for Life

TABLE DES MATIERES

INTRODUCTION

- CH. 1 – Anatomie de l'appareil urinaire 1
- CH. 2 - Explorations radiologiques et endoscopiques en Urologie 10
- CH. 3 - Explorations urodynamiques 18

PATHOLOGIE TUMORALE

- CH. 4 - Cancer de la prostate 22
- CH. 5 - Tumeurs du rein 44
- CH. 6 - Tumeurs du testicule 62
- CH. 7 - Hypertrophie bénigne de la prostate 78
- CH. 8 - Tumeurs de la vessie et autres tumeurs urothéliales 92

PATHOLOGIE NON TUMORALE

- CH. 9 - Pathologie génito-scrotale chez le garçon et chez l'homme 110
- CH. 10 - Infections de l'appareil urinaire 132
- CH. 11 - Lithiase urinaire 170
- CH. 12 - Traumatologie 187

CONDUITES A TENIR

- CH. 13 - Hématurie 198
- CH. 14 - Colique néphrétique 212
- CH. 15 – Dysfonction érectile 224
- CH. 16 - Troubles de la miction – Dysurie – Rétention aiguë d'urine 236
- CH. 17 - Incontinence urinaire 252
- CH. 18 - Insuffisance rénale - Anurie - Transplantation 265
- CH. 19 - Stérilité masculine - Contraception masculine - Andropause 283

QUESTIONS - REPONSES 293

INDEX 303

SYNOPTIQUE
Pathologies et conduites à tenir

PATHOLOGIE NON CANCEREUSE

PATHOLOGIE CANCEREUSE

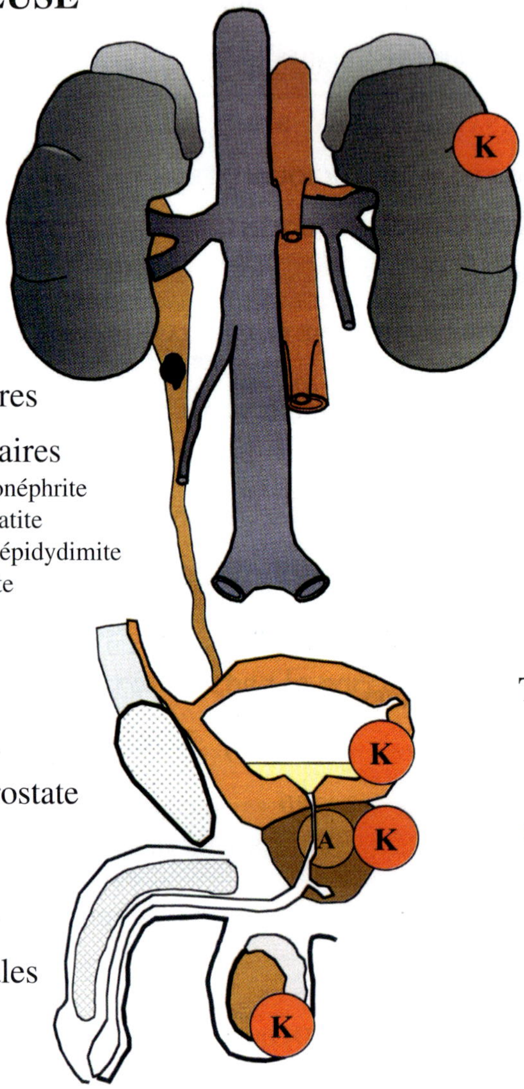

CONDUITES A TENIR

HEMATURIE — COLIQUE NEPHRETIQUE — TROUBLES DE LA MICTION

TROUBLES DE L'ERECTION — INCONTINENCE

TRAUMATOLOGIE

INSUFFISANCE RENALE

STERILITE MASCULINE – CONTRACEPTION MASCULINE - ANDROPAUSE

ANATOMIE DE L'APPAREIL URINAIRE

PLAN
I. LES REINS
II. LES URETERES
III. LA VESSIE ET L'URETRE
IV. LA PROSTATE
V. L'APPAREIL REPRODUCTEUR DE L'HOMME

I. LES REINS

- Les reins sont des organes essentiels qui concourent à la régulation du milieu intérieur. Au nombre de 2 dans les conditions normales, ils sont en position abdominale et rétropéritonéale. Leurs dimensions moyennes sont de 12 x 6 x 3 cm (soit 3 vertèbres 1/2 de hauteur). Le rein droit est étendu du disque intervertébral T11-T12 jusqu'à la partie moyenne du corps vertébral de L3. Le rein gauche (plus haut) est étendu de la partie moyenne de T11 jusqu'au disque L2-L3.
- Du hile, partie centrale de son bord interne, émergent les vaisseaux et l'uretère.

Rapports du rein :

- La paroi thoracique et la plèvre en arrière et en haut, la paroi lombaire en arrière et en bas ;
- La face inférieure du lobe droit du foie, l'angle colique droit et le 2e duodénum en avant pour le rein droit ;
- Le côlon transverse, la face inféro-interne de la rate, le corps et la queue du pancréas en avant pour le rein gauche ;
- La veine cave inférieure en dedans pour le rein droit ;
- L'aorte en dedans pour le rein gauche.

1/ Configuration interne

De dedans en dehors, on retrouve :

- Le « sinus rénal », constitué : des vaisseaux rénaux ; de 8 à 10 calices réunis au niveau de 3 tiges calicielles qui rejoignent le bassinet (le bassinet peut être partiellement ou entièrement intra-rénal).

Le parenchyme rénal constitué de :

- La **médullaire, centrale,** est formée des pyramides de Malpighi, au nombre de 8 à 10 par rein. Le sommet interne des pyramides bombe dans le calice et constitue les papilles. Autour de chaque papille s'insère un calice. Entre les pyramides de Malpighi, se trouvent les colonnes de Bertin (prolongements de la corticale) ;

- La **corticale, périphérique ;**
- La capsule fibreuse, résistante, peu extensible, est clivable du parenchyme.
- Un lobe rénal est formé d'une pyramide de Malpighi et de la corticale qui la coiffe. Le parenchyme rénal est constitué d'environ un million d'unités élémentaires appelées néphrons.

2/ Rôles du rein

- ***Fonction exocrine :*** le néphron est l'unité fonctionnelle du rein assurant la filtration du sang permettant d'éliminer acides et toxines (urée…) et concourir ainsi au maintien de l'homéostasie.
- ***Fonctions endocrines :***
  - Production de rénine par l'appareil juxta-glomérulaire, situé entre artérioles glomérulaires afférentes et efférentes, le glomérule et la partie du tube distal à son contact (rôle dans la régulation tensionnelle).
  - Production d'érythropoïétine qui stimule la fabrication d'érythroblastes par la moelle osseuse.
  - Transformation du 25-hydoxycholécalciférol produit par le foie à partir de la vitamine D en 1-25 dihydroxycholécalciférol, beaucoup plus actif.

II. LES URETERES

Les uretères, au nombre de deux, conduisent l'urine de chaque bassinet à la vessie. Ils sont situés dans l'espace rétropéritonéal.
On distingue 3 portions à chaque uretère :

- ***L'uretère lombaire*** (du bassinet au détroit supérieur) se projetant légèrement en dedans du sommet des 3e, 4e, 5e apophyses transverses lombaires, répondant en avant au péritoine et en arrière au muscle psoas.
- ***L'uretère iliaque*** (du détroit supérieur à l'épine sciatique) se projetant en dedans des articulations sacro-iliaques. Habituellement, l'uretère droit croise la face antérieure de l'artère iliaque externe et l'uretère gauche croise la face antérieure de l'artère iliaque primitive (les veines iliaques sont en arrière des artères) ;
- ***L'uretère pelvien*** (de l'épine sciatique à la vessie) décrit une courbe concave en avant et en dedans et se termine dans la paroi vésicale qu'il traverse obliquement en bas, en avant et en dedans (trajet intra-pariétal intramusculaire puis sous-muqueux) pour atteindre l'angle correspondant du trigone de la vessie.

  Ce dispositif s'oppose au reflux, pendant le remplissage (par augmentation de la pression du segment intra-mural de l'uretère du fait de son étirement par le trigone, plus que par action directe de la pression intra-vésicale, qui reste faible pendant le remplissage) et la miction. La longueur de l'uretère intra-vésical d'un nouveau-né représente 1/3 de la longueur définitive acquise vers 12 ans. Durant la croissance, et surtout au cours des premières années de vie, il existe une maturation de la jonction urétéro-vésicale avec un allongement relatif du trajet trans-pariétal, ce qui explique la disparition spontanée de certains reflux.
- L'uretère est un organe contractile (les ondes péristaltiques qui le parcourent font ainsi varier son calibre sur les différents clichés d'UIV), d'une longueur de 25 cm environ, avec un diamètre variant de 3 à 5 mm. Il comporte des rétrécissements physiologiques, siège habituel de blocage des calculs en cours de migration, à la jonction pyélo-urétérale, au détroit supérieur (où se situent les vaisseaux iliaques) et à l'entrée de la vessie.

III. La vessie et l'uretre

1/ Vessie

- Organe creux, elle contient l'urine entre chaque miction. Sous-péritonéale, elle est située dans la partie antérieure du pelvis, derrière le pubis.
- De forme ovoïde, on lui distingue 3 faces (1 postérieure et 2 latérales), un dôme et une base immobile dont fait partie le trigone. Sa capacité est en moyenne de 300 à 500 ml (un peu plus chez la femme). Vide, elle est uniquement pelvienne, pleine, elle devient abdomino-pelvienne.

Rapports de la vessie :

- En arrière : aponévrose de Denonvilliers, tendue du cul-de-sac de Douglas au périnée (elle passe en arrière de la prostate en se divisant en deux lames, contenant les vaisseaux spermatiques et les ampoules déférentielles, et le rectum chez l'homme, l'utérus et le vagin chez la femme) ;
- En haut, le péritoine et les organes intra-péritonéaux ;
- En bas, chez l'homme, la prostate et le plancher pelvien ; chez la femme, le plancher pelvien recouvert par l'aponévrose pelvienne.
- Latéralement, du tissu graisseux lâche puis l'aponévrose pelvienne qui recouvre les muscles releveurs de l'anus et obturateur interne.

- La vessie présente 3 orifices : l'orifice urétral (ou « col de la vessie ») et les 2 orifices urétéraux. Ces **orifices limitent un triangle** appelé le **trigone** de Lieutaud.
- La paroi vésicale comprend 3 tuniques (de dehors en dedans) : une adventice, une musculeuse (ou détrusor) et une muqueuse.
- Le sphincter lisse (commande involontaire) est un épaississement du détrusor au niveau du col de la vessie qui se continue, chez l'homme, autour de l'urètre prostatique jusqu'au veru montanum.

2/ Urètre chez l'homme

De 16 cm environ de longueur, il est composé de 2 parties principales, antérieure et postérieure, formant un angle ouvert en haut sous la symphyse pubienne.

- L'urètre postérieur est formé d'un segment prostatique qui traverse la prostate et d'un segment membraneux (entouré du sphincter strié) qui traverse le plan musculoaponévrotique du périnée.
- L'urètre antérieur (ou spongieux) situé dans le corps spongieux, est formé d'un segment périnéal fixe qui se prolonge jusqu'à la base d'implantation de la verge (l'urètre bulbaire fait partie de l'urètre périnéal) et d'un segment pénien mobile qui se termine par un méat au sommet du gland.

3/ Urètre chez la femme

Court (3 cm) et vertical, il répond en arrière, sur tout son trajet à la paroi antérieure du vagin dont il est séparé par la cloison urétro-vaginale contenant le fascia de Halban, et se termine par un méat étroit.

IV. LA PROSTATE

La prostate est une glande génitale exocrine (production du liquide prostatique qui rentre dans la composition du sperme) située au-dessous de la vessie et entourant la portion initiale de l'urètre chez l'homme. C'est un organe sous-péritonéal situé dans la partie antérieure du pelvis d'un poids d'environ 15 grammes.

Rapports de la prostate :

- Latéralement, la partie antérieure des lames sacro-recto-génito-pubiennes contenant les veines latéro-prostatiques et le plexus nerveux hypogastrique ;
- En bas, l'aponévrose moyenne du périnée qui recouvre les muscles transverses profonds et le sphincter strié ;
- En haut, la vessie et l'aponévrose pelvienne ;
- En arrière, le rectum par l'intermédiaire de l'aponévrose de Denonvilliers ;
- En avant, la symphyse pubienne par l'intermédiaire de l'espace pré-prostatique contenant le plexus veineux de Santorini.

1/ Composition

La prostate est une glande composée par la juxtaposition d'unités fonctionnelles ou lobules prostatiques. Chaque lobule prostatique est formé :

- D'un tissu cellulaire de soutien au stroma qui comprend des fibres musculaires lisses, des fibroblastes, des vaisseaux et des nerfs ;
- D'un épithélium glandulaire avec une couche superficielle sécrétoire qui borde la lumière du lobule et d'une couche basale profonde qui repose sur une membrane basale et permet le renouvellement de la couche superficielle.

Les lymphatiques de la prostate se jettent dans les ganglions hypogastriques, sacrés et surtout iliaques externes.

La prostate contient :

- Le sphincter lisse de l'urètre ;
- L'urètre prostatique avec le veru montanum (saillie médiane longitudinale de la paroi urétrale postérieure) où se terminent les 2 canaux éjaculateurs de part et d'autre de l'utricule (reliquat embryonnaire) ;
- Les 2 canaux éjaculateurs formés de chaque côté par l'union du déférent et des vésicules séminales ;
- Le sphincter strié entoure l'urètre membraneux et le bec de la prostate puis remonte, en s'étalant, sur la face antérieure de la prostate.

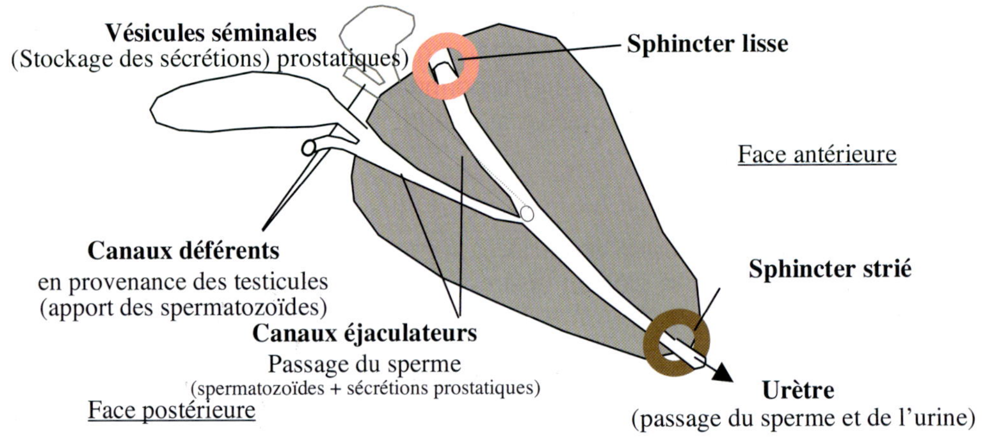

Coupe sagittale de la prostate passant par l'urètre

2/ Classifications descriptives de la glande

La classification anatomique classique de Gil Vernet qui distinguait la prostate crâniale (autour de l'urètre et siège de l'adénome) et la prostate caudale (siège du cancer de la prostate) a été remplacée par la classification plus anatomopathologique « zonale » de Mc Neal qui distingue 5 zones :

1. Le tissu péri-urétral (TPU)
2. La zone de transition (ZT) qui forme 2 petits lobes para-urétraux en regard du veru montanum. Les canaux excréteurs de la zone de transition s'abouchent au niveau du veru montanum.
3. Le stroma fibro-musculaire antérieur (SFA). Il forme la partie antérieure de la prostate.
4. La zone centrale (ZC). Elle forme un cône à base supérieure entourant les canaux éjaculateurs (des vésicules séminales au veru montanum). Les canaux excréteurs de la zone centrale s'abouchent au niveau de la partie supérieure du veru montanum.
5. La zone périphérique (ZP). Elle entoure la zone centrale en arrière en bas et latéralement. Les canaux excréteurs de la zone périphérique se terminent à la partie inférieure du veru montanum.

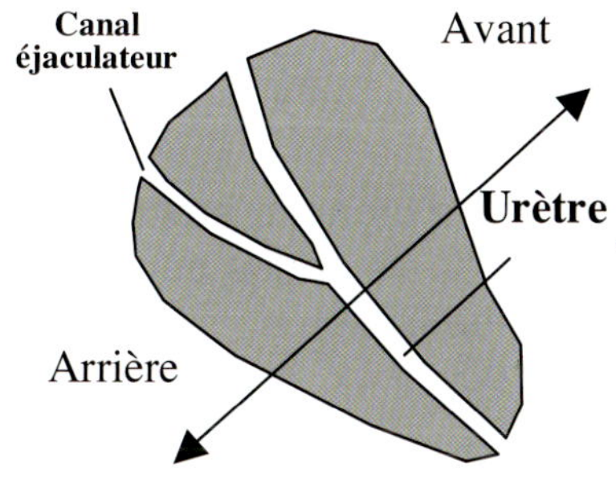

Coupe longitudinale

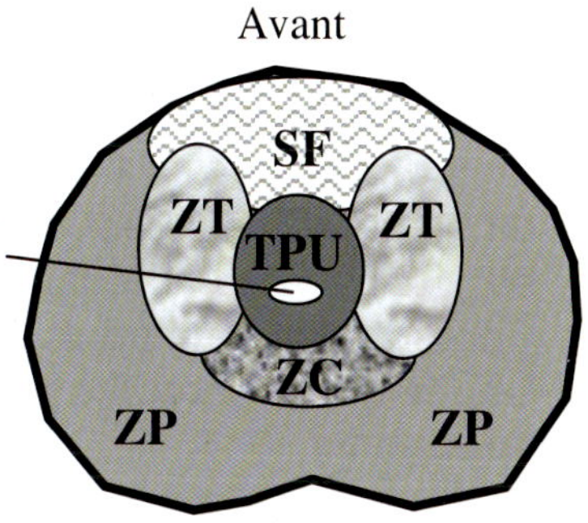

Coupe transversale

L'hyperplasie bénigne de la prostate se développe à partir des glandes péri-urétrales (TPU) et de la zone de transition (ZT).
Le cancer de la prostate ainsi que les phénomènes infectieux se développent le plus souvent dans la zone périphérique.

V. L'APPAREIL REPRODUCTEUR DE L'HOMME

1/ Testicules

- Responsables de la production de spermatozoïdes (fonction exocrine) et de la sécrétion de testostérone (fonction endocrine), les testicules sont en position extrabdominale dans le scrotum.
- Sur ses parties antérieures et latérales, chaque testicule est recouvert par le feuillet viscéral de la vaginale (prolongement du feuillet pariétal) qui le sépare de la paroi scrotale. Les deux feuillets de la vaginale sont souvent séparés par une lame d'hydrocèle. Il existe parfois, au pôle supérieur du testicule, un reliquat embryonnaire (hydatide) pouvant parfois se tordre s'il est pédiculé.

2/ Epididyme, canal déférent et cordon spermatique

- **L'épididyme** est un canal relié au testicule en haut par le rete testis et en bas par du tissu fibreux. On distingue une tête (en haut), un corps et une queue qui se continue avec le canal déférent homolatéral.

- Le **canal déférent** est le segment de la voie spermatique compris entre la queue de l'épididyme et le canal éjaculateur (union du déférent et de la vésicule séminale correspondante).
- Le **cordon spermatique** comprend :
  - Le canal déférent dont on palpe facilement la consistance très ferme ;
  - L'artère spermatique et l'artère déférentielle ;
  - Le plexus veineux antérieur qui formera plus haut la veine spermatique ;
  - Des lymphatiques ;
  - Le ligament de Cloquet, reliquat du canal péritonéo-vaginal, normalement oblitéré à la naissance.

3/ Verge

La verge ou pénis est constituée d'organes érectiles entourés de 4 enveloppes. Elles sont de dehors en dedans : la peau, le dartos pénien, une couche celluleuse (fascia de Colles) et le fascia pénis (fascia de Buck).
Les **organes érectiles** sont de deux types : les **corps caverneux** et le **corps spongieux.**

- Les **corps caverneux**, au nombre de deux, ont la forme de deux cylindres adossés sur la ligne médiane en canon de fusil et s'étendent du périnée à la base du gland. Leurs faces supérieure et inférieure présentent deux gouttières : l'une sus-caverneuse où chemine le pédicule dorsal de la verge et l'autre sous-caverneuse occupée par le corps spongieux et l'urètre.
- Ils sont entourés d'une enveloppe extrêmement solide, l'**albuginée,** dont la face externe donne insertion aux fibres musculaires des muscles striés érectiles ischio-caverneux et bulbo-caverneux à la base de la verge, tandis que la face interne envoie de nombreuses travées conjonctives, les **trabécules,** qui compartimentent le tissu caverneux en logettes ou aréoles. Les trabécules contiennent aussi des fibres musculaires lisses et une couche de cellules endothéliales qui tapisse les aréoles qui sont virtuelles à l'état flacide, mais deviennent sphériques lors de l'érection.
- Le **corps spongieux** est situé à la face inférieure de la verge et a la forme d'un cylindre allongé avec une extrémité postérieure renflée, le bulbe, recouvert par le muscle bulbo-caverneux et une extrémité antérieure, le gland. Le corps spongieux est parcouru dans toute son étendue par l'urètre antérieur. Sa structure est identique à celle des corps caverneux, mais une albuginée plus fine et des trabécules plus riches en fibres élastiques expliquent l'absence de rigidité lors de l'érection, ce qui permet le passage du sperme pendant l'éjaculation.

Coupe frontale de la verge

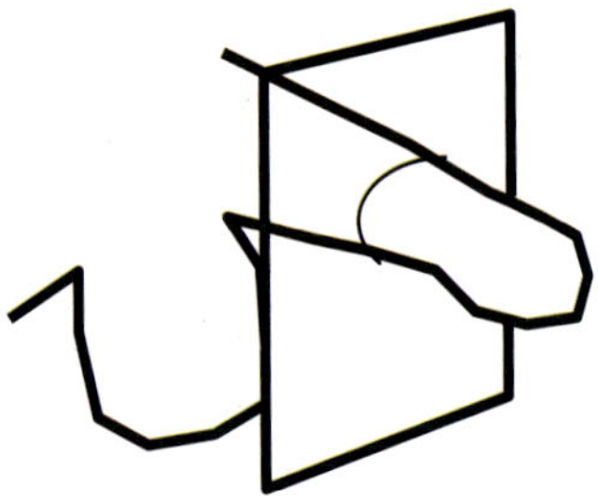

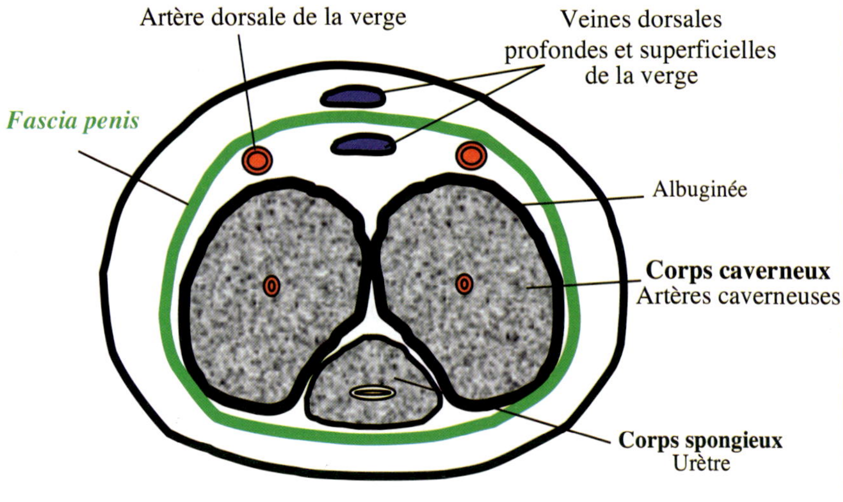

La **vascularisation artérielle** de la verge :

- Les enveloppes sont vascularisées par un système superficiel provenant essentiellement des artères honteuses externes, branches des artères fémorales.
- Les organes érectiles sont vascularisés par un système profond situé au-dessous du fascia pénis provenant des 2 artères honteuses internes gauche et droite, branches de l'artère iliaque interne. Parmi les quatre branches issues de chaque artère honteuse interne, l'artère caverneuse est celle qui intervient pour l'érection en donnant naissance aux artérioles hélicines communiquant directement avec les aréoles caverneuses.

Le **drainage veineux** de la verge :

- Les enveloppes sont drainées par un système veineux superficiel convergeant vers la face dorsale pour former la veine dorsale superficielle de la verge.
- Les organes érectiles sont drainés par un système veineux profond. Les corps caverneux sont drainés par les veines émissaires (réunion des veinules venant des aréoles caverneuses périphériques et des veinules post-capillaires) qui traversent l'albuginée, rejoignent les veines circonflexes et se jettent dans la veine dorsale profonde de la verge.

L'**innervation pénienne** est somatique et végétative (sympathique et parasympathique) :

- **L'innervation somatique** du pénis est assurée par le nerf honteux interne (branche terminale du plexus honteux formée par la réunion des branches antérieures des nerfs sacrés S3 S4 et accessoirement S5) qui se termine en nerf périnéal profond assurant l'innervation motrice des muscles ischio- et bulbo-caverneux et le nerf dorsal de la verge assurant l'innervation sensitive des enveloppes péniennes et du gland.
- **L'innervation végétative** de la verge, responsable de l'érection, se fait par les nerfs caverneux qui sont mixtes (sympathiques et parasympathiques). Situés initialement en dehors et en arrière de la capsule prostatique, ils s'enroulent ensuite autour de l'apex de la prostate et du sphincter strié et de l'urètre membraneux, d'où leur vulnérabilité lors de la chirurgie d'exérèse prostato-vésicale et des traumatismes de l'urètre membraneux.

-> ***Les fibres sympathiques*** destinées au pénis sont issues du centre sympathique médullaire dorso-lombaire (D11 à L1). Elles peuvent emprunter deux trajets principaux :

- La voie sympathique hypogastrique : certaines fibres traversent les ganglions sympathiques para-vertébraux correspondants pour former les nerfs splanchniques lombaires. Ceux-ci se terminent dans le plexus hypogastrique supérieur, en avant de l'aorte, d'où naissent les deux nerfs hypogastriques. Ces derniers cheminent le long des artères iliaques communes pour se terminer dans le plexus pelvien. Les fibres hypogastriques à destinée pénienne empruntent ensuite les nerfs caverneux.
- La voie sympathique para-vertébrale lombo-sacrée : d'autres fibres sympathiques cheminent dans la chaîne sympathique para-vertébrale lombaire, puis sacrée, en arrière des gros vaisseaux. Les filets nerveux issus des ganglions para-vertébraux sacrés à destinée pénienne gagnent ensuite les nerfs pelviens et le nerf honteux interne.

-> ***Les fibres parasympathiques*** destinées au pénis sont issues du centre parasympathique médullaire sacré (S2 à S5).

- Elles forment les nerfs pelviens (ou nerfs érecteurs d'Eckardt) qui se terminent dans le plexus pelvien (ou plexus hypogastrique inférieur), puis gagnent la verge en empruntant les nerfs caverneux. Le plexus pelvien (ou plexus hypogastrique inférieur) est situé en dehors du rectum et des vésicules séminales, dans la lame sacro-recto-génito-pubienne.

REPRESENTATION SIMPLIFIEE DE L'INNERVATION DE LA VERGE

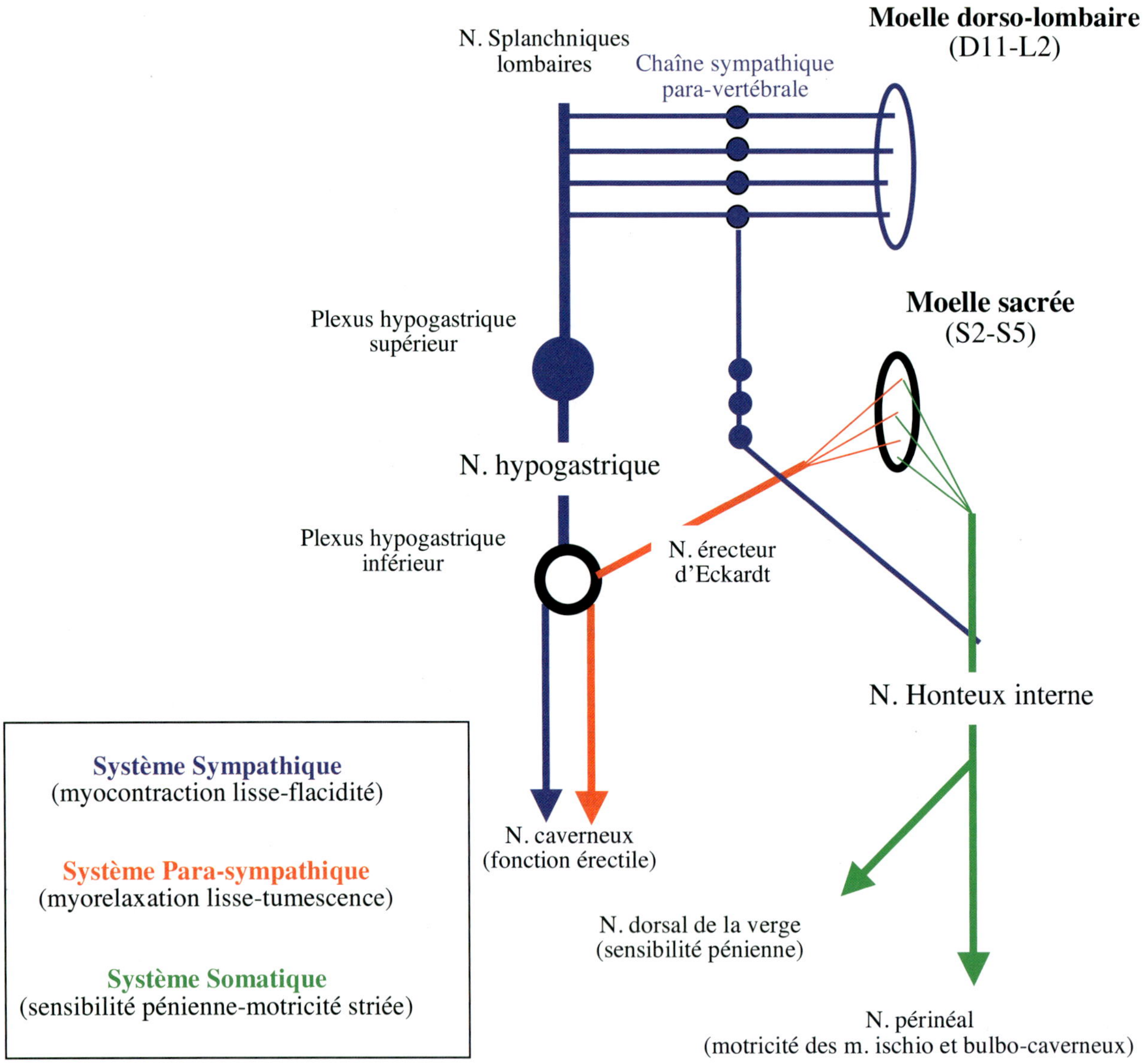

REPRESENTATION SCHEMATIQUE DE L'APPAREIL GENITO-URINAIRE

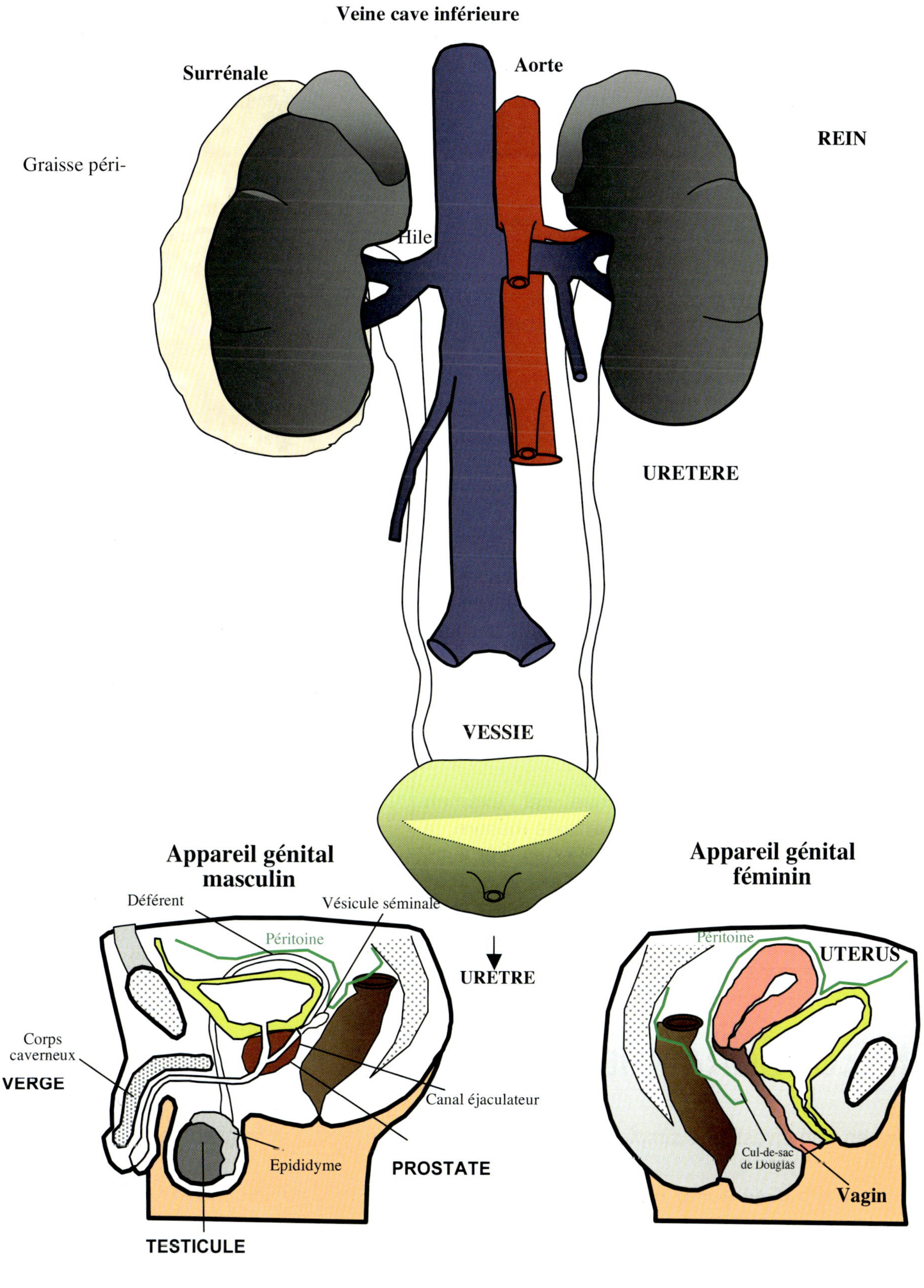

EXPLORATIONS RADIOLOGIQUES ET ENDOSCOPIQUES EN UROLOGIE

PLAN
I. ASP **II. ECHOGRAPHIE** **III. SCANNER SPIRALE ET UROSCANNER** **IV. IMAGERIES D'OPACIFICATION DES VOIES URINAIRES** **V. OPACIFICATIONS VASCULAIRES** **VI. AUTRES IMAGERIES** **VII. ENDOSCOPIES URINAIRES**

I. ASP

L'Abdomen Sans Préparation dans le cadre des investigations en urologie a essentiellement pour but de rechercher des calculs radio-opaques (calciques). Il est alors réalisé de face en position couchée.
Ses indications sont :

- La colique néphrétique
- La surveillance d'un calcul après traitement.

Néanmoins, il faut rappeler que cet examen permet de voir aussi, dans une certaine mesure, la présence et la taille des reins et que les éléments osseux visibles seront, de principe, examinés (contexte carcinologique, recherche de métastases osseuses).

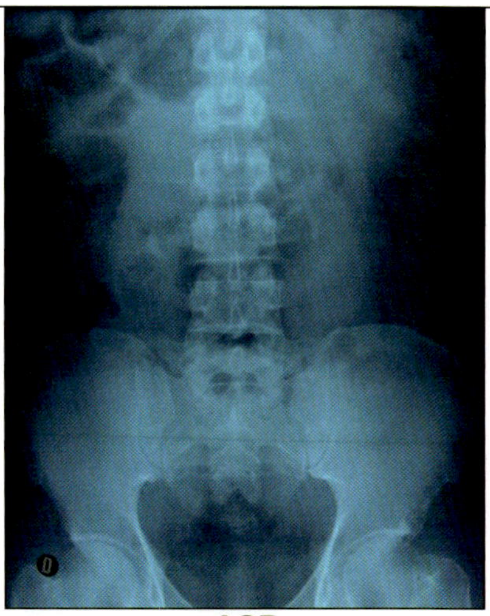

ASP
(calcul lombaire)

II. ECHOGRAPHIE

Examen non invasif et « simple » (mais opérateur dépendant), l'**échographie** permet une étude :

- Du rein et de la voie excrétrice (échographie des « voies urinaires »)
- De la prostate (échographie prostatique sus-pubienne et endo-rectale)
- Du contenu scrotal ou de la verge ou elle est couplée au doppler pour l'étude des artères caverneuses (cf. chapitres consacrés à la pathologie).

1/ Echographie des voies urinaires

Elle permet l'analyse des reins, de la perméabilité de la voie pyélocalicielle et de l'état vésical.

- ***Echographie rénale :*** elle visualise la taille et la structure des reins, recherche une dilatation et/ou un calcul pyélocaliciel.
  Ses indications sont donc les suivantes :
  - Recherche d'une dilatation pyélocalicielle dans la colique néphrétique. A noter que cet examen ne se justifie en urgence qu'en cas de colique néphrétique hyperalgique, fébrile, avec insuffisance rénale ou dans un contexte particulier (pyélonéphrite de la femme enceinte, rein unique connu, sonde JJ en place, suspicion de rupture du formix…) ;
  - Au décours d'une première pyélonéphrite (examen de débrouillage systématique à la recherche d'une anomalie urologique) ;
  - Recherche d'un abcès rénal ou d'une collection péri-rénale ;
  - Bilan d'une insuffisance rénale (taille des reins, rein unique, sténose artère rénale) ;
  - Bilan d'une hématurie (tumeur rénale, calcul) ;
  - Bilan d'une contusion rénale (surtout si hématurie) ;
  - Suivi des calculs traités ;
  - Repérage avant ponction ou biopsie percutanées.

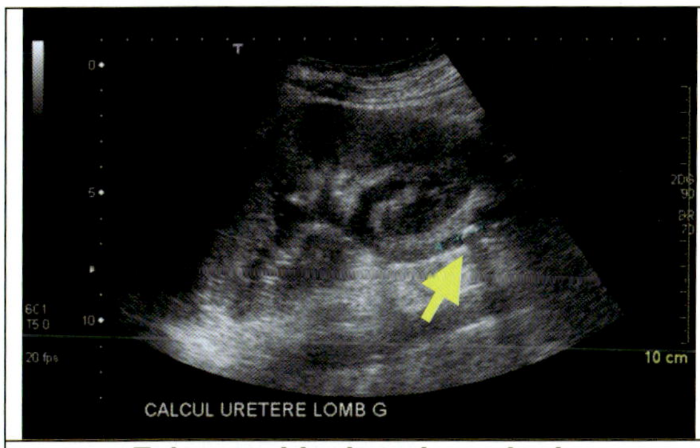

Echographie de voies urinaires
(calcul lombaire et son cône d'ombre)

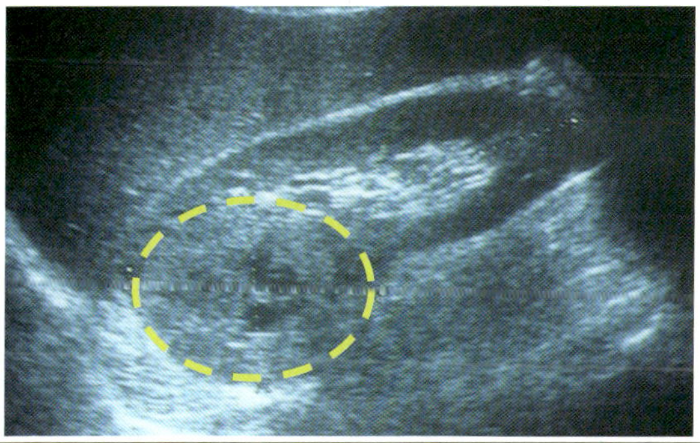

Echographie du rein
(tumeur du rein)

- ***Echographie vésicale :***
  - Dernier temps systématique de l'échographie des voies urinaires ou réalisée au cours d'une échographie prostatique par voie sus-pubienne, elle permet :
  - D'apprécier sa capacité totale et le résidu post-mictionnel ;
  - D'étudier la paroi et le contenu vésical.
  - Elle est spécifiquement réalisée dans le bilan de débrouillage d'une maladie à point de d'appel vésical :
  - Bilan de dysurie et/ou hématurie macroscopique « terminale » (tumeurs, calcul, cystites à répétition) ;
  - Recherche de diverticule (vessie de lutte de la rétention chronique) et/ou calcul ;
  - Doute sur un globe vésical (notamment avant pose d'un cathéter sus-pubien).

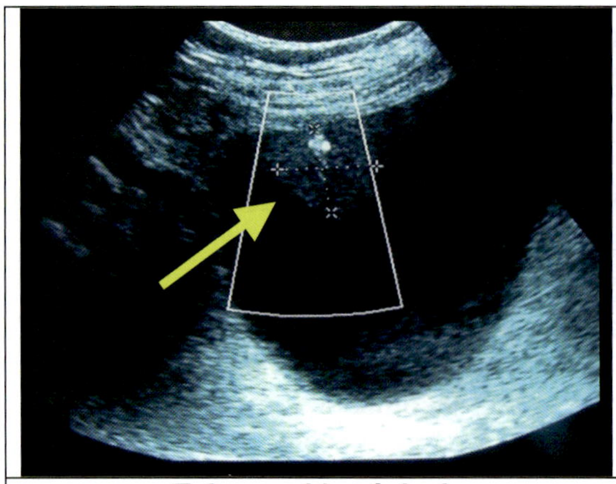

Echographie vésicale
(tumeur de la vessie)

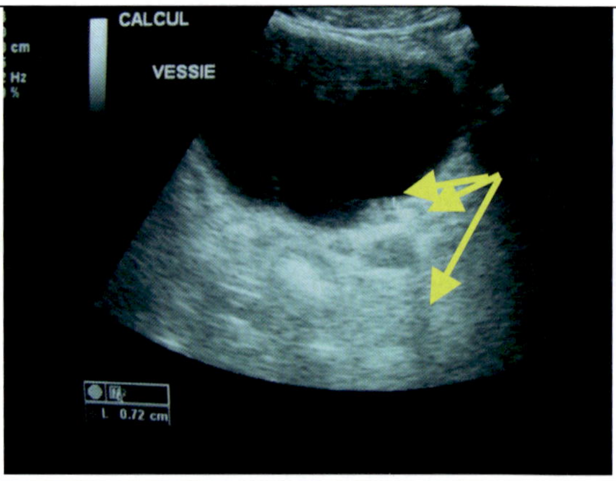

Echographie vésicale
(œdème du méat, calcul et son cône d'ombre)

2/ Echographie prostatique

- Elle se pratique par voie sus-pubienne et surtout par **voie endo-rectale.** Elle permet l'étude de l'échostructure (échostructure interne homogène avec zone périphérique hyperéchogène correspondant au tissu graisseux péri-prostatique) et d'estimer le volume par mesure de trois axes (longueur, largeur et hauteur) ou du poids (L x l x h/2) de la prostate (habituellement de 15 à 25 g).

- La <u>voie sus-pubienne</u> (pratiquée en réplétion vésicale puis déplétion maximale) elle apprécie médiocrement le volume et la structure de la prostate, mais sert surtout à mesurer le résidu vésical post-mictionnel pour évaluer le retentissement obstructif d'une hypertrophie prostatique (Nle < 50 ml).

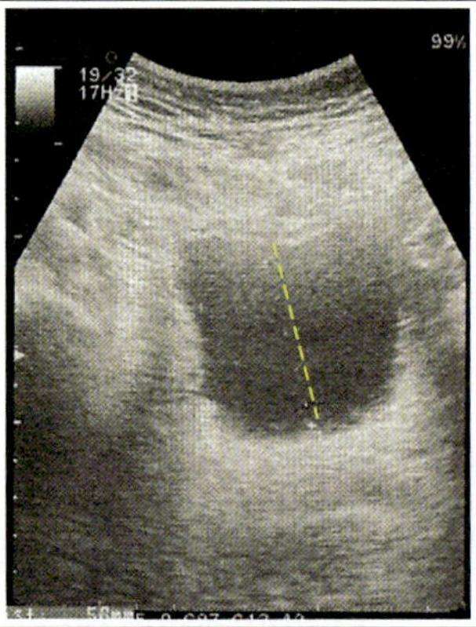

Echographie prostatique suspubienne
Mesure du volume résiduel post mictionnel

- La <u>voie endo-rectale</u> est la meilleure pour évaluer dimensions et structure prostatique. Elle peut visualiser un adénome et déterminer le volume prostatique. Elle est le premier temps des biopsies prostatiques à la recherche d'un éventuel cancer prostatique dépisté par une élévation du PSA et permet de guider la ponction biopsique d'un éventuel nodule dépisté par le toucher rectal ou une zone suspecte à l'échographie.

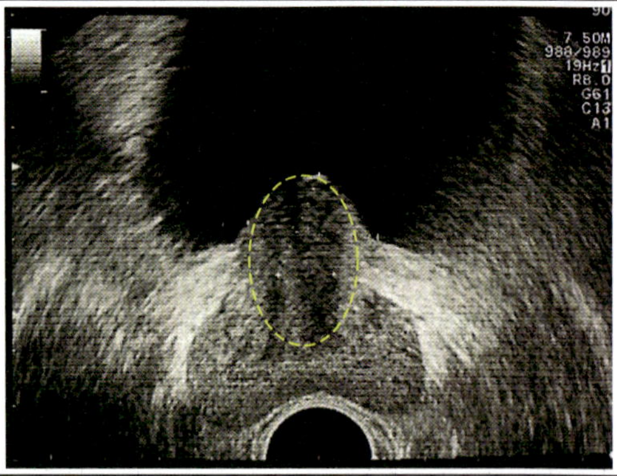

Echographie prostatique endorectale
Adénome du lobe médian faisant saillie dans la vessie

III. Scanner spirale et uroscanner

Réalisé, sans, puis avec injection de produit de contraste iodé, le scanner permet d'obtenir des coupes transversales de tout l'appareil urinaire.

Le **scanner spiralé abdominopelvien** sans injection permet de mettre en évidence un syndrome tumoral ou un calcul.C'est actuellement **le meilleur examen** pour le bilan d'une **colique néphrétique**.

L'**uroscanner** obtenu après injection de produit de contraste permet d'opacifier la voie excrétrice et remplace l'UIV (des clichés standards d'UIV sont réalisés au cours du scanner injecté).
Les différents temps analysés après injection (en fonction du temps d'acquisition par rapport à l'injection du produit de contraste) sont :

- Temps précoce artériel
- Temps parenchymateux cortical puis tubulaire
- Temps tardif excréteur permettant l'étude de la voie excrétrice

L'uroscanner sans et avec injection permet :

- La confirmation diagnostique et l'étude de la structure et de la nature vascularisée ou non d'une tumeur rénale (cancer probable, kyste, angiomyolipome, polykystose…) dépistée cliniquement (contact lombaire) ou échographiquement.
- Le bilan d'extension des cancers du rein (++), du testicule (++), de la prostate (remplaçé récemment par l'IRM plus performante) et de la vessie. Il est alors le plus souvent abdomino-pelvien (extension locale et métastases ganglionnaires), parfois couplé au scanner thoracique (recherche de métastases pulmonaires).
- Le bilan d'une colique néphrétique (en remplacement de l'UIV).
- Le bilan lésionnel d'un traumatisme rénal.

L'injection du produit de contraste iodé expose à des risques à ne pas méconnaître :

- Insuffisance rénale en cas de diabète, de myélome ou d'amylose ;
- Aggravation d'une insuffisance rénale préexistante ;
- Iatrogénie fœtale en cas de grossesse (se limiter à quelques clichés) ;
- Allergie (rare en fait), pouvant être contrôlée en cas de doute par une prémédication anti-allergique avant l'examen.

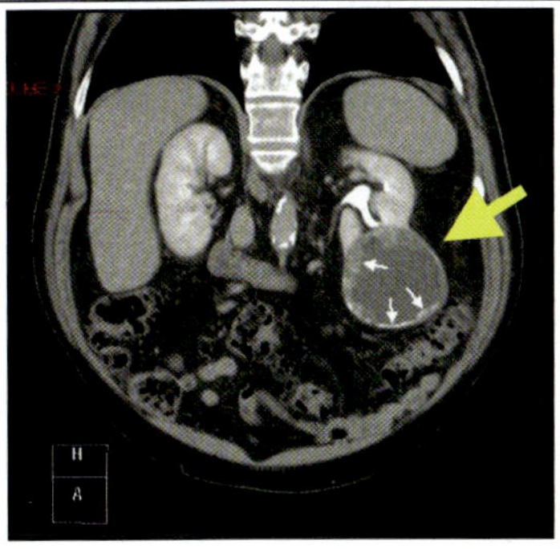	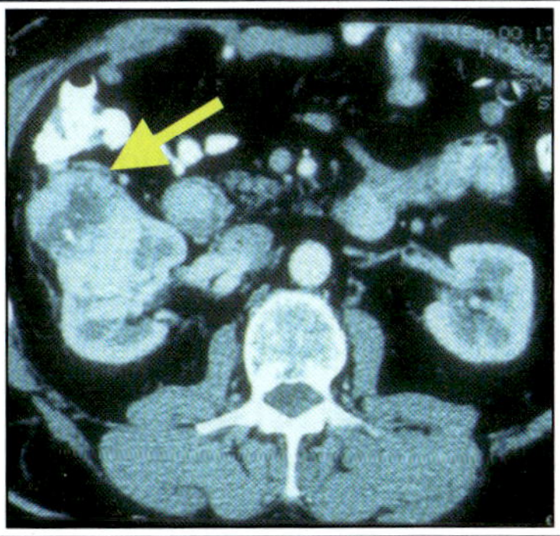	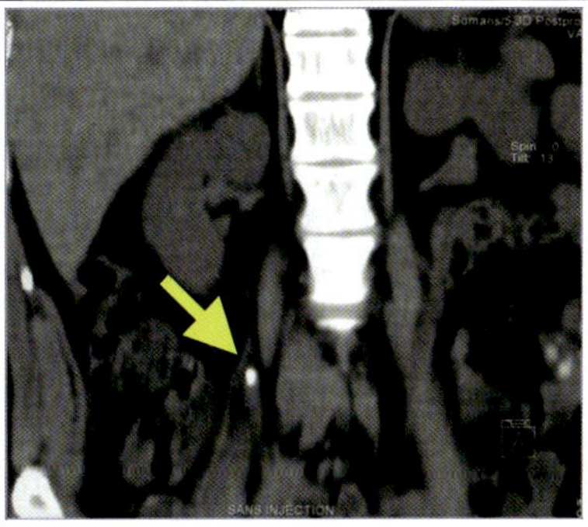
Uroscanner (kyste bosniak IV)	**Uroscanner** (Tumeur du rein)	**Scanner spiralé non injecté** coupe coronale (calcul lombaire)

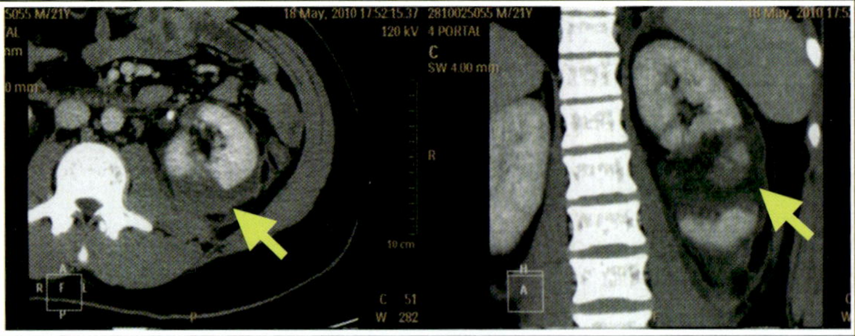	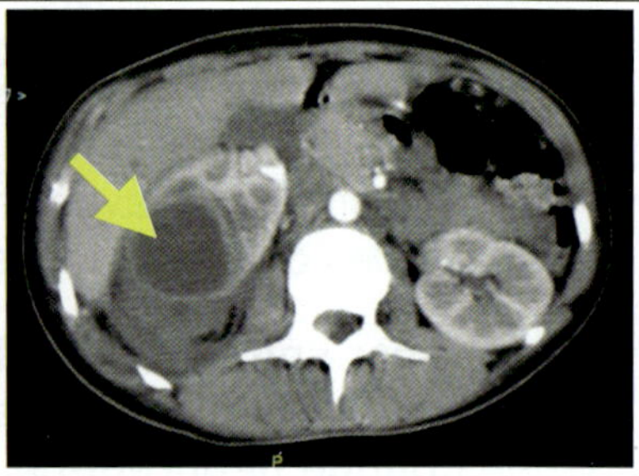
Scanner injecté (fracture du rein coupes axiale et coronale)	**Uroscanner** (abcès rénal)

IV. IMAGERIES D'OPACIFICATION DES VOIES URINAIRES

Ces examens sont invasifs (risques liés au produit de contraste IV, iatrogénie locale et risque infectieux pour les manœuvres endoscopiques), nécessitent des précautions importantes et sont réservés à des indications bien précises.

1/ UIV (avec clichés pré, per et post-mictionnels)

- **En désuétude depuis l'avènement de l'uroscanner**, l'**urographie intraveineuse (UIV)** permet dans un premier temps une évaluation de la sécrétion puis de l'excrétion rénale sur les clichés précoces (1 à 3 minutes puis 3 à 5 minutes après l'injection du produit de contraste iodé à élimination rénale). Les clichés plus tardifs visualisent les voies excrétrices : morphologie des cavités pyélocalicielles (déformation, dilatation, images lacunaires), uretère, vessie et enfin urètre.
- Comme pour le scanner injecté, l'UIV expose aux mêmes risques liés à l'injection du produit de contraste iodé (voir supra).

2/ Cystographie

- Elle consiste à opacifier la vessie par voie rétrograde ou sus-pubienne avec réalisation de clichés permictionnels et post-mictionnels.
- Les clichés permictionnels permettent de démasquer un reflux vésico-urétéral actif, d'étudier l'ouverture du col vésical et de visualiser l'état de l'urètre. Les clichés post-mictionnels permettent de mesurer un éventuel résidu post-mictionnel.
- Les clichés pré-mictionnels permettent d'étudier la morphologie vésicale et de démasquer un reflux passif.
- Nécessité d'un ECBU préalable négatif.

3/ Opacification pyélique et urétérale

- ***La Pyélographie*** percutanée consiste à opacifier directement les cavités excrétrices avec un produit de contraste injecté par une sonde de néphrostomie (mise en place préalablement par ponction cutanée des cavités pyélocalicielles sous contrôle échographique). Cet examen est réservé aux cas d'inaccessibilité de la voie urétrale ou urétérale rétrograde.

- ***L'urétéro-pyélographie rétrograde*** (UPR) est réalisée par l'introduction d'une sonde dans le méat urétéral pour opacifier l'uretère au cours d'une cystoscopie. L'examen est indiqué pour étudier les cavités pyélocalicielles quand le rein ne sécrète plus ou que l'UIV et/ou le scanner montrent des images douteuses. Elle est le plus souvent réalisée sous anesthésie générale.

4/ Urétrocystographie rétrograde et mictionnelle (UCRM)

- Elle consiste à opacifier l'urètre (surtout chez l'homme) par voie rétrograde avec des clichés lors de l'injection du produit de contraste (temps ascendant) étudiant l'urètre antérieur et des clichés au temps mictionnel étudiant l'urètre postérieur et la vidange vésicale.
- L'examen est réservé au bilan des sténoses urétrales et à la recherche de reflux vésical.
- Nécessité d'un ECBU préalable négatif.

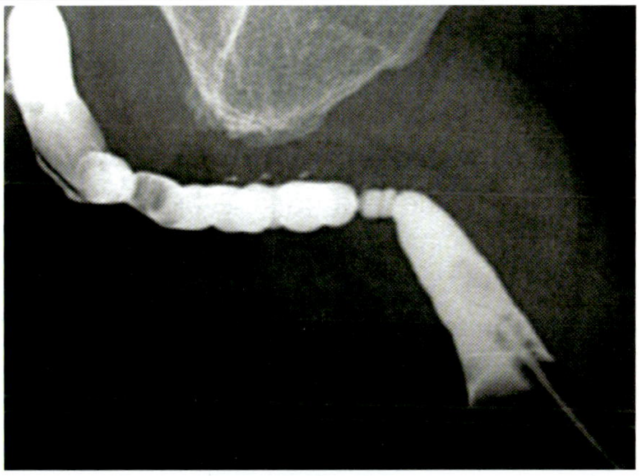

Urétrographie rétrograde

V. Opacifications vasculaires

1/ Artériographie rénale

- Opacification sélective d'une artère rénale, après montée d'une sonde par voie fémorale, dans un but le plus souvent d'embolisation artérielle de tumeur (artériographie interventionnelle) ou de bilan d'une lésion vasculaire traumatique (dissection, rupture sèche).
- Elle est le plus souvent remplacée par l'angioscanner ou l'angio-IRM, mais garde des indications thérapeutiques (embolisation)

2/ Angioscanner

- Examen utile pour la reconstruction des vaisseaux rénaux le plus souvent préopératoire

3/ Angio-IRM

- Remplace la cavographie pour l'étude de la veine cave inférieure et des veines rénales, notamment en cas de cancer du rein.

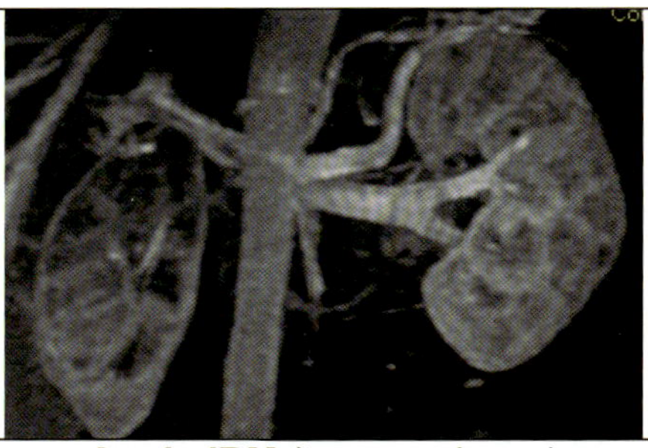

Angio IRM (temps veineux)

VI. Autres imageries

1/ IRM

De plus en plus utilisée, souvent en complément du scanner, ou en cas de contre-indication à l'injection d'iode.

- L'**IRM rénale** : pour le bilan des tumeurs du rein à la recherche d'un thrombus cave inférieur et/ou de la veine rénale et l'identification de certaines lésions à contenu liquide.
- L'**IRM pelvienne et prostatique** :
  - Optionnelle dans le bilan du cancer localisé, elle permet une estimation du volume tumoral, la recherche de l'effraction capsulaire et de l'atteinte des vésicules séminales ;
  - Remplace actuellement le scanner dans le bilan d'un cancer de la prostate nécessitant la recherche d'une atteinte ganglionnaire (aires iliaques internes et externes).

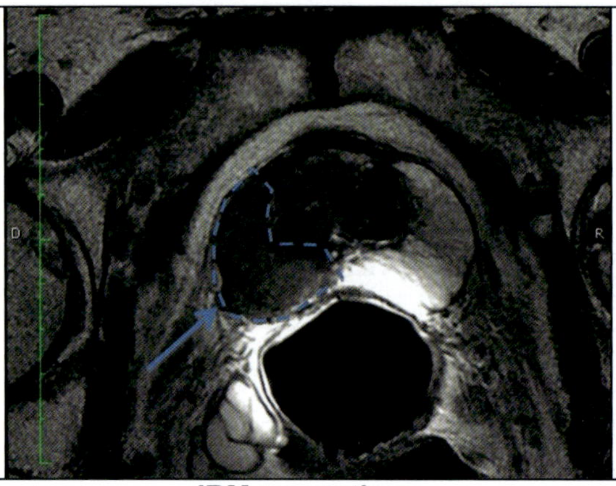	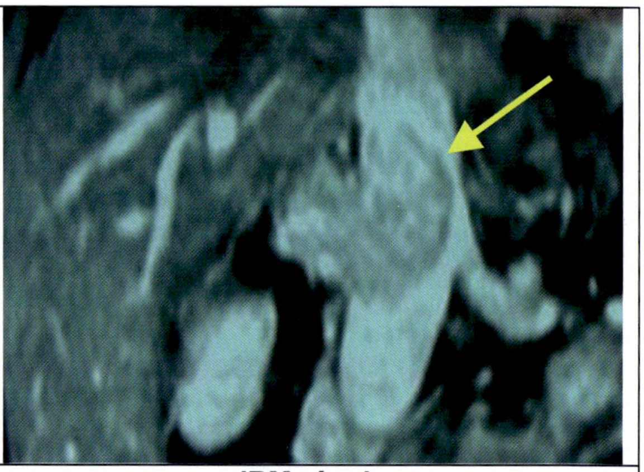
IRM prostatique (tumeur prostatique)	**IRM rénale** (thrombus de la veine rénale et la veine cave)

2/ PETSCAN (tomodensitométrie par émission de positrons)

- C'est une étude « corps entier » couplant scintigraphie et tomodensitométrie. Cet examen permet de préciser la nature de certaines lésions potentiellement métastatiques visibles au scanner ou à l'IRM, voire de rechercher des lésions non visibles par ces examens.
- Intéressant dans les tumeurs germinales testiculaires pour évaluer la réponse au traitement ainsi que dans le cancer de la prostate.

VII. Endoscopies urinaires

Ces manœuvres instrumentales exposent à un risque iatrogène non négligeable, en particulier infectieux et doivent donc être réalisées avec une asepsie rigoureuse. Un ECBU négatif préalable est indispensable.

1/ Cystoscopie

Il s'agit d'une visualisation directe de la cavité vésicale par un cystoscope, souple (fibroscope) ou rigide.

-> Elle peut être réalisée en consultation et a pour but :

- De rechercher une cause vésicale à une hématurie macroscopique ou à des troubles mictionnels ;
- De surveiller les éventuelles récidives après résection de tumeurs de vessie.

-> Elle est réalisée sous anesthésie générale au bloc opératoire et permet de réaliser des gestes chirurgicaux endoscopiques (résection tumorale, montée de sonde urétérale, opacification urétérale).

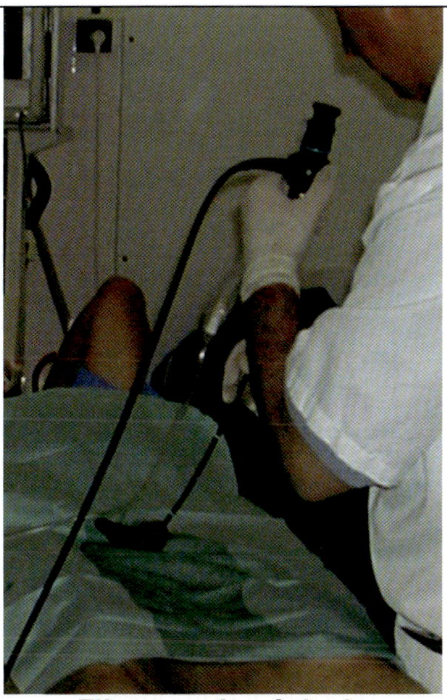

Fibroscopie vésicale

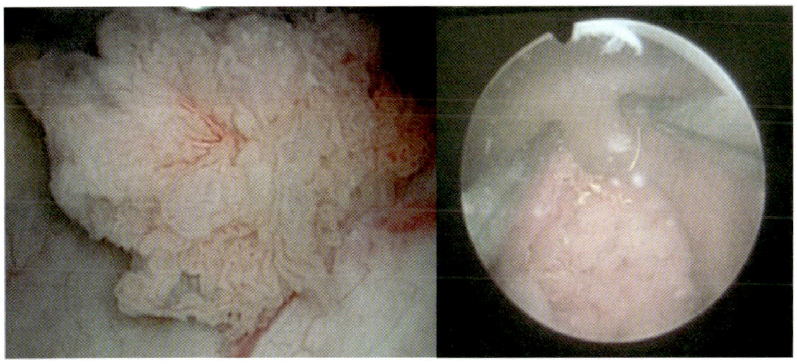

Tumeur vésicale et sa résection endoscopique

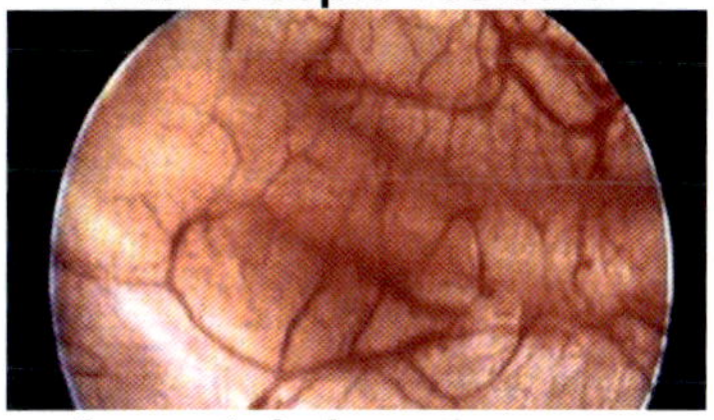

Aspect de la muqueuse vésicale

2/ Urétéroscopie

- Il s'agit d'un acte endoscopique réalisé sous anesthésie générale à visée diagnostique ou dans un but interventionnel (résection tumorale, ablation de calcul). Les urétéroscopes rigides permettent d'explorer l'uretère et parfois le bassinet.
- Les urétéroscopes souples permettent d'explorer en plus les voies urinaires intra-rénales.

EXPLORATIONS URODYNAMIQUES

PLAN
I. DEBITMETRIE **II. CYSTOMANOMETRIE ET SPHINCTEROMETRIE** **III. ELECTROMYOGRAPHIE**

Introduction

Le « **bilan urodynamique** » (BUD) est une exploration du fonctionnement vésico-urétral mise en œuvre le plus souvent après les explorations d'imagerie visant à rechercher une cause curable. L'ECBU systématique avant l'examen doit être stérile.
Complet, il comprend :

- Une débitmétrie
- Une cystomanométrie
- Une sphinctérométrie
- Un électromyogramme du sphincter strié de l'urètre.

Ces différents examens sont retenus en fonction du trouble suspecté et à quantifier. Ainsi, la débitmétrie est un examen couramment utilisé pour l'exploration de l'obstruction sous-vésicale chez l'homme (HBP ++) mais aussi pour la dysurie de la femme.

La cystomanométrie et la sphinctérométrie sont les examens classiques d'exploration de l'incontinence chez la femme et chez l'homme ou des séquelles vésicales de maladies générales ou neurologiques.

I. DEBITMETRIE

La **débimétrie** permet d'évaluer le débit urinaire et donc la puissance du jet urinaire (photo appareil de mesure).
Le résultat s'exprime sous forme d'une courbe qui, dans les conditions normales, a un aspect en cloche. Son interprétation nécessite une miction complète d'au moins 150 ml. Le débit normal est de 20 à 30 ml/sec.
Une chute du débit < 15 ml/sec traduit le plus souvent une affection obstructive urétrale chez la femme ou urétroprostatique chez l'homme, ou, plus rarement, une hypoactivité vésicale (Schéma courbe normale).

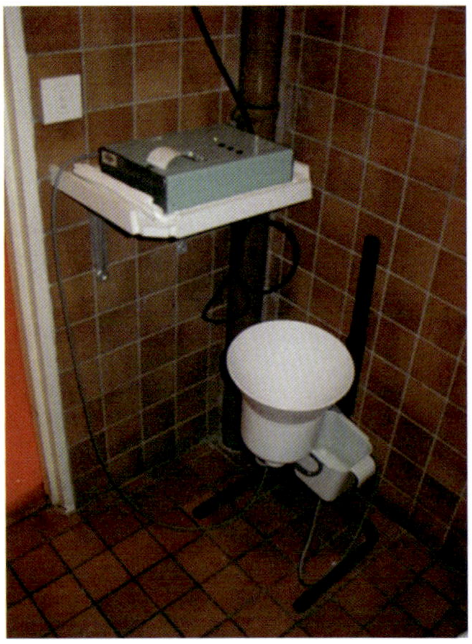

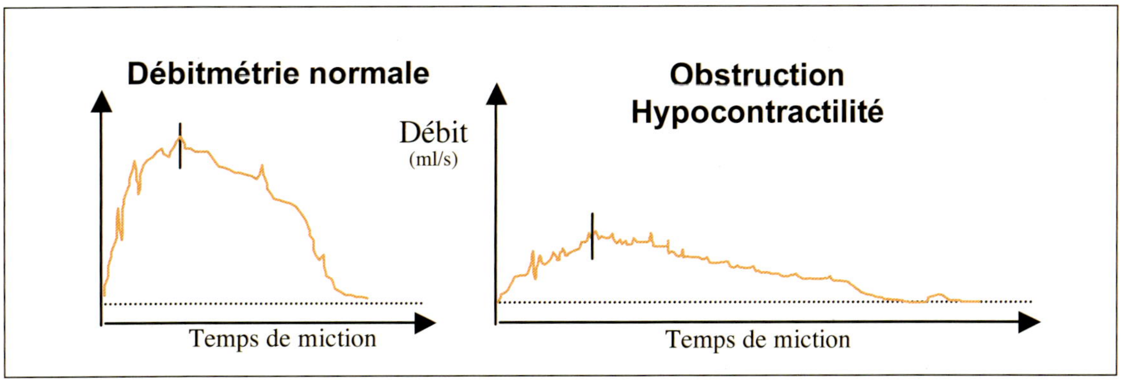

Intérêt et circonstances de recours à cet examen :

- HBP symptomatique : objectivation du caractère obstructif en cas de doute avant une intervention chirurgicale.
- Dysurie chez la femme, spontanée ou après chirurgie de l'incontinence.

II. CYSTOMANOMETRIE ET SPHINCTEROMETRIE

La **cystomanométrie** est l'enregistrement des pressions vésicales pendant le remplissage lent de la vessie jusqu'à la miction. Elle permet d'évaluer la fonction vésicale par différentes mesures :

- Résidu post-mictionnel (1er temps) : évalué par sondage après la débitmétrie ;
- Capacité vésicale (normale de 300 à 500 ml) ;
- Compliance vésicale : capacité de la paroi vésicale à s'adapter aux pressions de remplissage et à se distendre sans provoquer de contraction débordant le tonus sphinctérien urétral (CNI : contraction non inhibée). Le remplissage naturel vésical se fait à basse pression (10-15 cm d'eau) ;
- Sensibilité vésicale : perception normale de réplétion à partir de 100-200 ml et qui va croissant jusqu'à la capacité maximale donnant l'envie d'uriner (400-500 ml) ;
- Contraction vésicale permictionnelle qui est de l'ordre de 20 à 40 cm d'eau pour franchir le tonus sphinctérien qui, de façon synergique, chute lors de la miction.

Au total, la cystomanométrie recherche une hyperactivité vésicale qui se manifeste par des contractions involontaires de la vessie lors de son remplissage progressif (CNI). Cette instabilité est source d'impériosité et d'incontinence pour les patients.

La **sphinctérométrie,** réalisée grâce à un cathéter muni de 2 capteurs (vésical et urétral) qui est progressivement retiré de la vessie, consiste à enregistrer simultanément les pressions vésicale et urétrale pour en déduire la pression de clôture urétrale.
La pression de clôture urétrale est la différence entre la pression urétrale maximale et la pression endo-vésicale à un degré de réplétion donné.

Elle permet de dépister les insuffisances sphinctériennes responsables d'incontinence permanente (sphinctérométrie statique) et/ou d'effort (sphinctérométrie dynamique).
Enfin, une sonde endo-rectale est parfois mise en place pour mesurer la pression abdominale lors des efforts de toux et de miction.
On peut aussi étudier la pression vésicale et la pression urétrale lors d'une miction, la sonde étant en place.

III. Electromyographie

Il s'agit de l'enregistrement de l'activité du sphincter strié urétral par l'application d'une électrode pendant le remplissage vésical au cours d'une cystomanométrie.
L'**électromyographie vésico-sphinctérienne** permet d'évaluer :

- La qualité de la réponse sphinctérienne à l'augmentation de la pression intra-vésicale provoquée par le remplissage de la vessie ;
- La synergie vésico-sphinctérienne pendant l'évacuation vésicale mictionnelle.

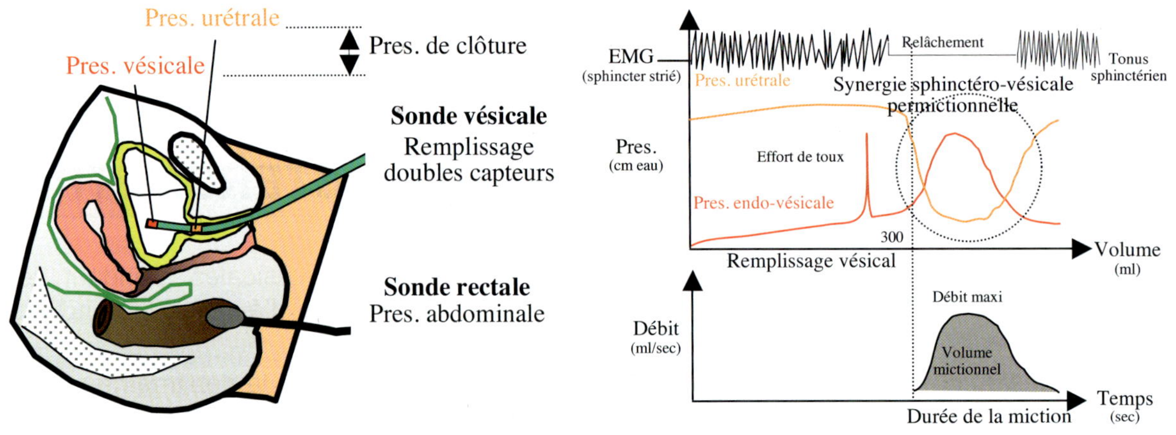

Cystomanométrie-Sphinctérométrie-Débitmétrie

Schéma d'enregistrement d'un bilan urodynamique

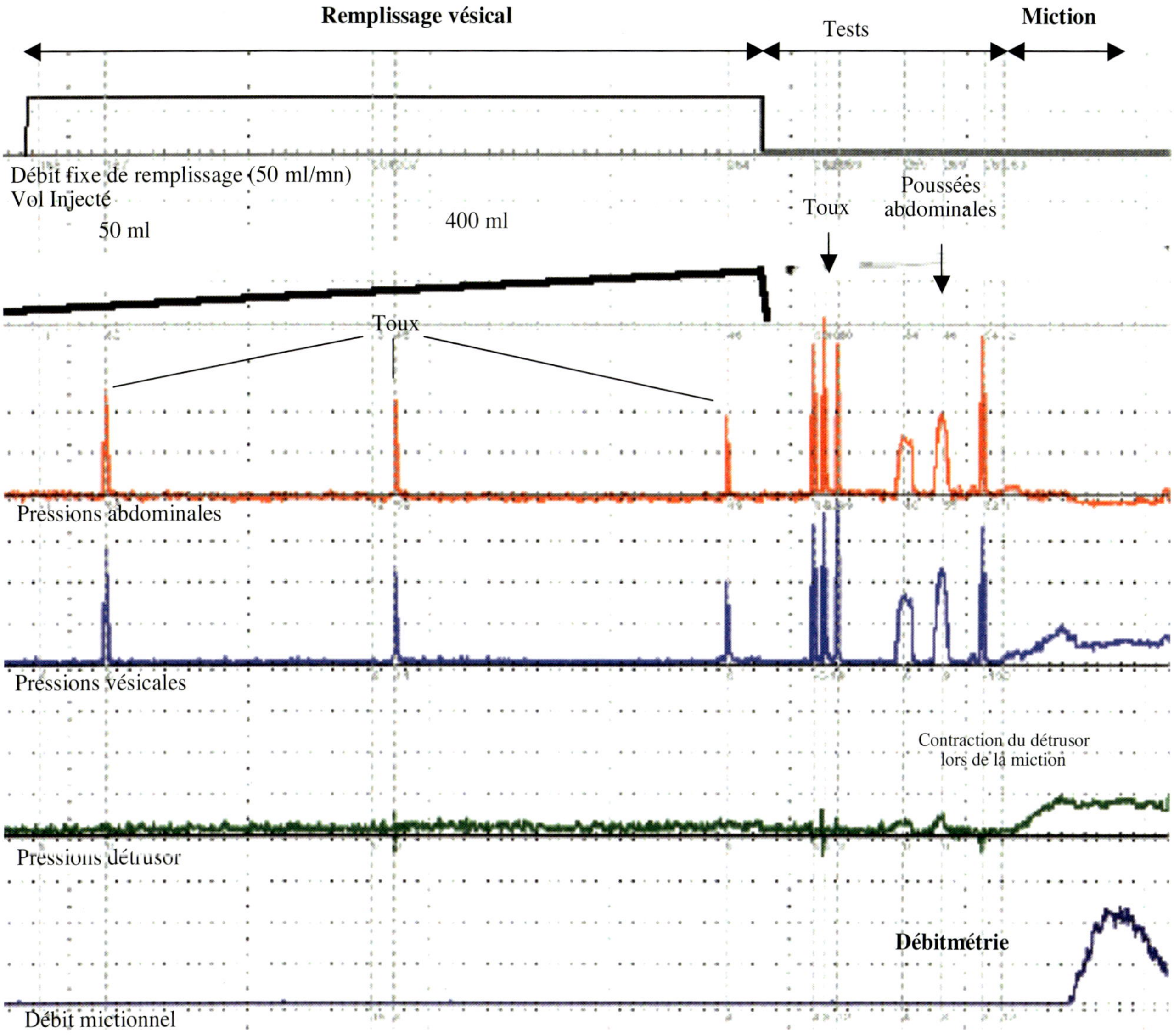

CANCER DE LA PROSTATE

Module 10
Item 156

Objectifs du CNCI

- Diagnostiquer une tumeur de la prostate.
- Argumenter l'attitude thérapeutique et planifier le suivi du patient.

PLAN	MOTS CLES
FICHE FLASH **I. ETIOPATHOGENIE** **II. DIAGNOSTIC** **III. BILAN D'EXTENSION et PRONOSTIC** **IV. TRAITEMENTS et STRATEGIES** **ANNEXES**	**Cancer hormonodépendant, adénocarcinome, toucher rectal, dosage du PSA, dépistage individuel, biopsie prostatique, score de Gleason, IRM prostatique, scintigraphie osseuse, classification TNM, prostatectomie totale, radiothérapie externe, curiethérapie, castration médicale, blocage androgénique, chimiothérapie.**

Introduction

Le cancer de la prostate est une maladie maligne d'évolution lente, longtemps localisée.

*C'est un **cancer hormono-dépendant** (dépendance androgénique initiale) dans la plupart des cas. Son incidence est en augmentation constante, à cause d'une part de l'allongement de la durée de la vie et, d'autre part, de l'utilisation sans cesse croissante et de plus en plus large des outils du diagnostic précoce (dosage du PSA et biopsies prostatiques).*

L'incidence croissante de cette affection pose la question de son dépistage. Cette question est actuellement sans réponse claire.

LES POINTS CLES

- Seules les formes localisées du cancer de la prostate sont accessibles à un traitement réellement curatif qui repose sur la **prostatectomie totale** (traitement de référence), la **radiothérapie externe conformationnelle** ou la **curiethérapie interstitielle**.
- Maladie initialement d'évolution lente, le cancer de la prostate est asymptomatique pendant longtemps. Il peut être suspecté par l'observation d'une élévation du **PSA** et/ou une anomalie au **toucher rectal.**
- Le diagnostic de certitude repose sur **l'examen anatomopathologique des biopsies de prostate** trans-rectales réalisées au cours d'une échographie endo-rectale.
- **Le risque propre de la maladie** est déterminé par les données du **toucher rectal**, le **taux de PSA**, les résultats anatomopathologiques (**grade** et **score de gleason**) et, si nécessaire, l'imagerie pour évaluer l'extension extra-prostatique (**IRM**) ou métastatique (**scintigraphie osseuse**).
- **Pour le cancer localisé**, les options thérapeutiques envisagées sont la **prostatectomie totale,** la **radiothérapie externe conformationnelle** ou la **curiethérapie interstitielle.**
- **Pour le cancer localement avançé** (extension extra-prostatique), l'option thérapeutique de référence est l'association **radiothérapie** + **suppression androgénique** (hormonothérapie).
- **Pour le cancer métastasé**, le traitement est la suppression androgénique (chirurgicale ou médicale). Au stade ultérieur, la résistance à la castration nécessite le recours à la **chimiothérapie**.

FICHE FLASH

(« L'essentiel - Dernier tour »)

I. ETIOPATHOGENIE

Adénocarcinome, cancer initialement dépendant des androgènes

- Incidence en augmentation, prévalence augmentant avec l'âge
- 1er cancer de l'homme de + de 50 ans ; 2e cause de décès par cancer en France après celui du poumon
- Les **2 facteurs de risque identifiés** sont actuellement l'**origine africo-antillaise** et les **antécédents familliaux**.

II. DIAGNOSTIC

Cancer longtemps asymptomatique => découverte des stades précoces localisés par le taux de PSA et le TR au stade localisé.

- **Dépistage** au stade asymptômatique par le **couple toucher rectal/taux de PSA**
  - Il est **individuel** (choix d'un patient informé) ; pas de dépistage de masse systématique
  - **A partir de 50 ans (45 si facteurs de risque), jusqu'à 75 ans ou espérance de vie > 10 ans.**
- **Circonstances de découverte du cancer :**
  - Dosage de PSA suspect ;
  - Anomalie au toucher rectal ;
  - Au cours du bilan d'une insuffisance rénale obstructive (forme évoluée) ;
  - Au cours du bilan de douleurs osseuses ou d'une altération inexpliquée de l'état général (forme évoluée).
- **Indications des biopsies** sous échographie endo-rectale **:**
  - **TR** anormal
  - **PSA** considéré comme élevé par rapport à l'âge du patient (> 4 ng/ml en moyenne).
- **Anatomopathologie :**
  - **Adénocarcinome infiltrant** +/- différencié (score de Gleason de 2 à 10).

III. BILAN D'EXTENSION ET PRONOSTIC

- **TR**, taux du **PSA** et biopsies (**score de Gleason**) sont prédictifs du niveau d'atteinte prostatique et permettent de suspecter l'atteinte extra prostatique.
- **IRM pelvienne** (non systématique, si suspicion d'effraction capsulaire)
- **Scintigraphie osseuse** (non systématique) si PSA > 10, douleurs osseuses)
- **Pronostic** par **Classification TNM** (Annexes 1 et 2) **: Groupes à risques** (formes localisées : risque faible, risque intermédiaire, risque élevé ; formes métastatiques de très mauvais pronostic)

IV. TRAITEMENTS et STRATEGIES

1. Traitements (voir aussi annexe 3)

- ***Prostatectomie totale***
- ***Radiothérapie externe conformationnelle*** et ***curiethérapie***
- ***Castration*** (suppression ou blocage androgénique) : ***chirurgicale*** définitive (pulpectomie), ***médicale*** réversible (agonistes ou antagonistes de la LH-RH). ***Blocage androgénique complet*** : association à la castration d'un traitement par anti-androgènes.

2. Stratégies (voir aussi annexe 4)

- **Cancer localisé à faible risque** : surveillance active ou traitement curatif par prostatectomie (référence) ou radiothérapie
- **Cancer localisé à risque intermédiaire** : prostatectomie ou radiothérapie
- **Cancer localement à haut risque** : radiothérapie + blocage androgénique prolongé (référence)
- **Cancer métastatique** : suppression androgénique
- **Cancer résistant à la suppression androgénique** (PSA élevé à testostéronémie effondrée) : chimiothérapie

3. Surveillance

- TR, taux de PSA (et testostéronémie si élévation du PSA sous blocage androgénique)
- Rythme selon le risque évolutif (groupe pronostique)

Rappel des Mots clés : cancer hormonodépendant, adénocarcinome, toucher rectal, dosage du PSA, dépistage individuel, biopsie prostatique, score de Gleason, IRM prostatique, scintigraphie osseuse, classification TNM, prostatectomie totale, radiothérapie externe, curiethérapie, castration médicale, blocage androgénique, résistance au blocage hormonal, chimiothérapie

I. ETIOPATHOGENIE

A. INCIDENCE ET PREVALENCE

- Dans le monde : 1er cancer de l'homme de plus de 50 ans (5e cause de tumeur masculine tous âges), 2e cause dans les pays industrialisés. Aux Etats-Unis, il est en passe de devenir la première cause de décès par cancer.
- En France, la ***prévalence*** (*nombre de cas dans la population à un instant donné*) augmente progressivement, passant de 8/100.000 autour de la cinquantaine à 480/100 000 à partir de la 9e décennie. La prévalence du cancer clinique, si elle varie selon l'ethnie et augmente avec l'âge, est toujours très largement inférieure à celle du cancer autopsique (qui peut atteindre 100% des hommes âgés de plus de 90 ans).
- En France, ***l'incidence*** (*nombre de nouveaux cas dans une période donnée*) est de plus de 70.000/an (1ère place en termes de nouveaux cas de cancer chez l'homme).
- C'est la 2e cause de décès par cancer après celui du poumon.

B. FACTEURS DE RISQUE

Bien que l'étiologie du cancer de la prostate demeure inconnue, un certain nombre de facteurs favorisants ont été évoqués : raciaux, génétiques et alimentaires. ***L'adénome de la prostate n'est pas un facteur de risque mais il peut être associé à un cancer.***

1/ L'âge

C'est le premier facteur de risque (voir ci-dessus le § sur la prévalence)

2/ Les facteurs ethniques

Ils favorisent le passage du cancer « latent » au cancer cliniquement actif. En effet, si la prévalence du cancer histologique est la même sur toute la surface du globe, la prévalence du cancer clinique est extrêmement variable (3,1 pour 100.000 au Japon, 75 pour 100.000 dans la population Nord Américaine et près de 80 à 90 pour 100.000 chez les Afro-Américains). La prévalence marquée du cancer prostatique chez les noirs d'Amérique du Nord mais aussi d'Amérique Latine et des Caraïbes, en particulier des Antilles, doit conduire à les considérer comme un groupe à risque et comme une cible préférentielle du diagnostic précoce.

3/ Les facteurs génétiques

Il existe des formes familiales de la maladie. Les antécédents familiaux de cancer au premier degré augmentent le risque relatif de l'apparition de ce cancer. Lorsque deux personnes de la fratrie sont atteintes, le risque relatif est de 5. Lorsque 3 membres de la fratrie sont atteints, le risque relatif est de 11. En revanche, les formes héréditaires du cancer (mutation d'un gène transmis de père en fils) restent rares (moins de 3% des cas).

4/ Les facteurs environnementaux

- Ils suscitent un intérêt croissant. Il a été très fortement suggéré sinon démontré que l'abus des graisses saturées d'origine animale, caractéristique de l'alimentation de l'Europe et de l'Amérique du Nord pouvait représenter un facteur favorisant le développement du cancer prostatique. Cela pourrait aussi expliquer que l'incidence du cancer prostatique chez les Japonais migrant aux Etats-unis rejoigne celle des Nord-Américains de souche après une ou deux générations.
- A l'opposé, il a été montré un rôle protecteur pour les lycopènes contenus dans les tomates et, plus récemment, pour le jus de grenade.
- D'autres facteurs ont été incriminés : certains rétrovirus, la concentration en calcium et vitamine D, …

C. HORMONO-DEPENDANCE

Le cancer de la prostate est initialement dépendant des androgènes. La dihydrotestostérone (DHT) issue de la transformation intra-prostatique de la testostérone libre captée du sang est le plus puissant facteur de croissance des cellules épithéliales prostatiques normales et cancéreuses.

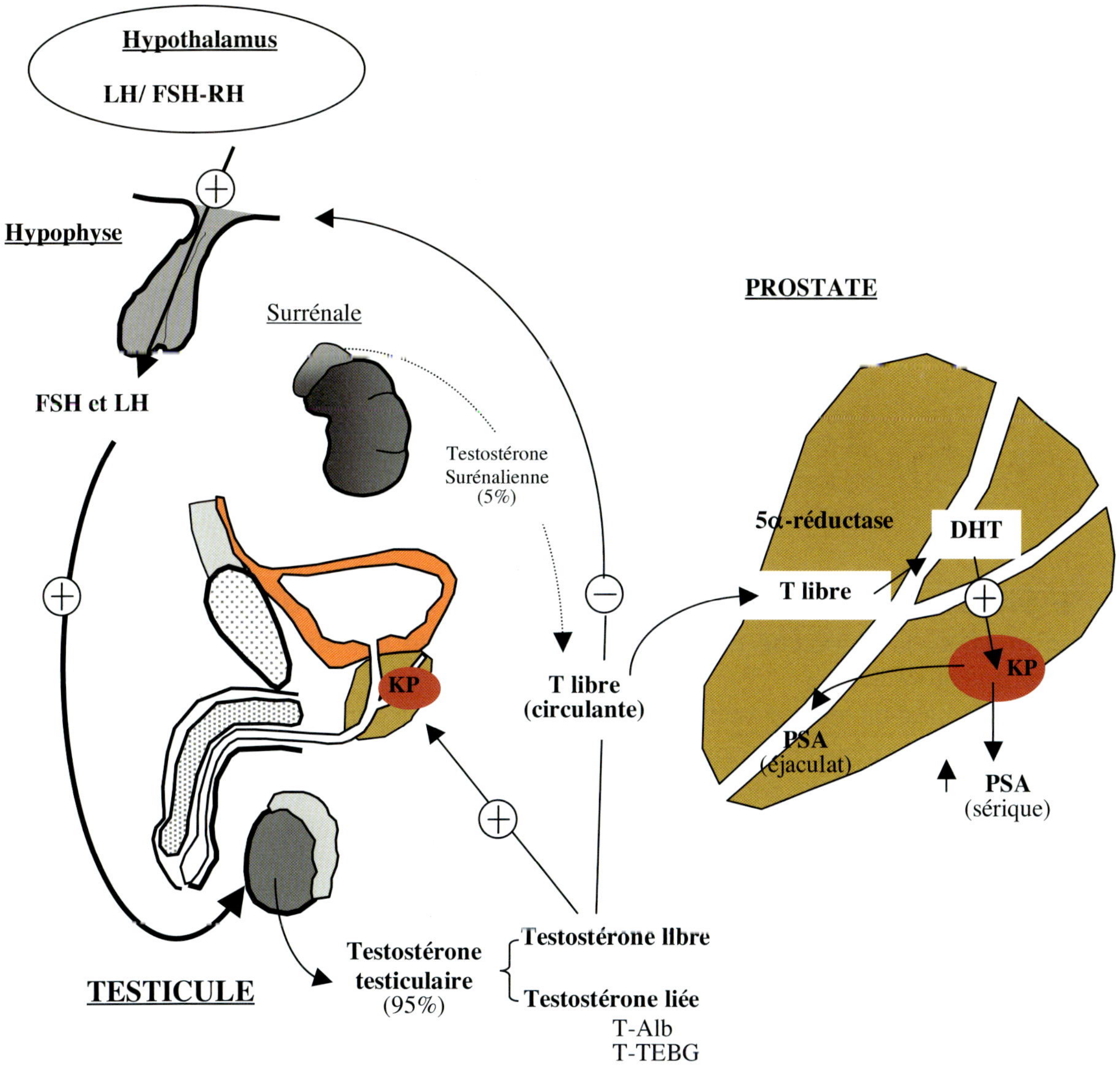

Note : *le PSA est une glycoprotéine dont la fonction contribue à la liquéfaction du sperme après l'éjaculation.*

II. Diagnostic

A. CIRCONSTANCES DIAGNOSTIQUES

Le fait que le cancer de la prostate se développe lentement à distance de l'urètre (prostate périphérique) explique qu'il soit longtemps asymptomatique. Puis, localement, il peut entraîner un syndrome obstructif avec dysurie voire une rétention urinaire (avec un risque d'insuffisance rénale), ainsi qu'une hématurie. Enfin, l'évolution se fait vers l'extension loco-régionale (vésicules séminales, métastases ganglionnaires) et générale (métastases osseuses et viscérales).

1/ Dépistage des formes localisées asymptômatiques

- Le cancer de la prostate a les caractéristiques d'un cancer accessible au **dépistage** : évolution lente, outils relativement performants pour un diagnostic précoce.
- L'objectif du **dépistage de masse** est de diminuer la mortalité spécifique du cancer de la prostate et donc de diagnostiquer des formes précoces, localisées, accessible au traitement curatif. Ce résultat a été récemment démontré, mais reste encore discuté.
- En pratique, l'usage désormais extrèmement répandu du dosage du PSA a conduit à l'équivalent d'un dépistage de masse en dehors de toute recommandation officielle.
- **Les recommandations de l'ANAES-HAS** (Haute Autorité de Santé) et **de l'AFU** (Association Française d'Urologie) sont en effet :

  - **Pas de dépistage de masse.**
  - **Dépistage individuel** par TR et PSA à partir de 50 ans (45 ans en cas de facteur de risque ethnique ou famillial) et jusqu'à 10 ans d'espérance de vie (+/- 75 ans). Nécessité d'expliquer au patient le bénéfice risque des conséquences d'un dépistage positif (possibilité de traitement curatif des stades précoce localisé ; effets secondaires des traitements ; surveillance dans certains cas).

2/ Situations mettant en œuvre le bilan diagnostique

En pratique, la recherche d'un cancer de la prostate doit être entreprise dans les situations suivantes :

- Anomalie du toucher rectal (TR) : nodule ou zone indurée ;
- Bilan de troubles mictionnels ;
- Bilan d'une insuffisance rénale obstructive ou d'un obstacle urétéral ;
- Bilan de douleurs osseuses ou d'une altération de l'état général inexpliqués (stade métastatique)
- Mais aussi chez les patients asymptomatiques **selon les conditions des recommandations ci-dessus citées.**

B. TR ET PSA

1/ Le toucher rectal

- Il doit être considéré comme suspect non seulement lorsqu'il met en évidence une **induration nodulaire** intéressant tout ou une partie d'un ou des deux lobes de la prostate, mais aussi dès lors qu'existe une **asymétrie de consistance** de la glande prostatique.
- Le toucher rectal est cependant un très médiocre test de diagnostic précoce du cancer de la prostate puisqu'il méconnaît environ 1 cancer prostatique sur 2.

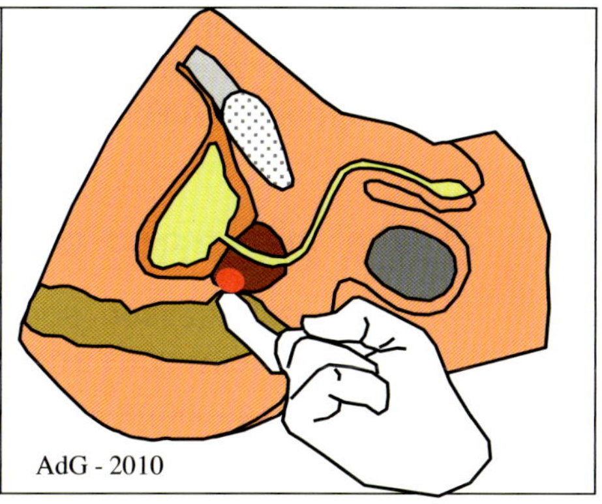

- Les diagnostics différentiels d'un **nodule dur** au toucher sont :
  - La prostatite chronique (antécédents infectieux) ; une calcification.
  - Un nodule adénomateux ou kystique (nodule bien limité élastique)
- Mais au moindre doute, la biopsie est de mise, d'autant qu'un cancer de la prostate peut coexister.

2/ Le dosage sérique du PSA

- Le PSA est une glycoprotéine sécrétée par l'épithélium prostatique normal et qui se retrouve dans l'éjaculat, où il sert alors à la liquéfaction du sperme. Une très faible fraction du PSA passe dans le sang circulant où il est dosé à l'état normal en ng par ml. Il existe trois formes circulantes de PSA : une non dosable liée à une macroglobuline et deux formes dosables : le PSA « libre » et le PSA « lié » à l'alpha1-antichymotrysine. Le PSA libre et le PSA lié sont dosés ensemble dans le PSA total.
- Le P.S.A. (*Prostatic Spécific Antigen*) représente en fait l'élément moteur du diagnostic précoce du cancer, bien qu'il ne soit pas spécifique d'une **tumeur maligne.** Toutes les affections de la prostate (adénome, cancer, prostatite aiguë) peuvent élever le taux du PSA circulant. De plus, les manipulations de la prostate (massage prostatique prononçé, endoscopies, biopsies…) peuvent provoquer une élévation du taux sérique du PSA.
- Un taux de PSA total inférieur à 4 ng/ml est considéré comme non suspect. Mais le TR anormal peut être à l'origine d'un diagnostic de cancer de la prostate, même si le PSA est inférieur à 4.
- Lorsque le PSA total est élevé entre 4 et 10 ng par ml, le risque de cancer de la prostate est de :
  - 45 à 50% en cas d'anomalie concomitante du toucher rectal ;
  - 20 à 25% en l'absence d'anomalie du toucher rectal.
  - Lorsque le PSA total est entre 4 à 10 ng/ml, on peut demander un PSA libre pour porter l'indication de biopsies de prostate (à réserver aux patients ayant déjà eu des biopsies négatives). Statistiquement, un PSA libre faible (en pratique < 15-20% du PSA total) est évocateur de cancer de la prostate.
- Lorsque le PSA total est supérieur à 10, ng/ml, les biopsies sont positives dans 50% des cas.

3/ Au total ++

- La constatation d'une anomalie du toucher rectal ou d'une élévation du taux sérique du PSA peut conduire à la réalisation de biopsies prostatiques.
- Si l'on décide de s'engager dans un diagnostic précoce de cancer de la prostate, il est raisonnable d'envisager la réalisation de biopsies prostatiques dès lors que le PSA dépasse son seuil de 4 ng selon le laboratoire (d'autant plus que le rapport PSA libre/PSA total est < 15-20%).

C. LA BIOPSIE PROSTATIQUE

- Elle est réalisée sous **échographie endo-rectale**, examen qui s'effectue en ambulatoire sous anesthésie locale.
- Les précautions sont : un **ECBU préalable négatif**, **l'arrêt des anticoagulants**, un lavement rectal et une **antibioprophylaxie** (monodose d'une fluoroquinolones) 2 heures avant.
- Un large échantillonnage biopsique est réalisé sur l'ensemble de la prostate (au moins 10 à 12 biopsies faites en même temps et se focalisant sur la prostate périphérique) et sur les zones anormales au toucher rectal.

L'analyse des biopsies prostatiques permet d'affirmer la présence du cancer et de préciser son degré de différenciation.

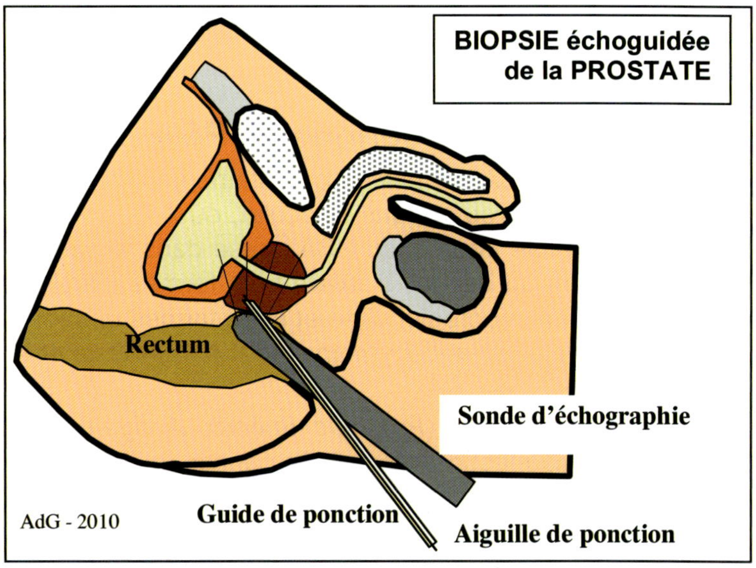

1/ Histologie

- Le cancer de la prostate est un **adénocarcinome infiltrant** qui se développe préférentiellement dans la zone périphérique de la prostate (par opposition à la zone de transition où se développe l'adénome).
- La localisation du cancer est en zone périphérique (ZP) dans 70% des cas, en zone centrale (ZC) et transitionnelle (ZT) dans respectivement 20 et 10% des cas.

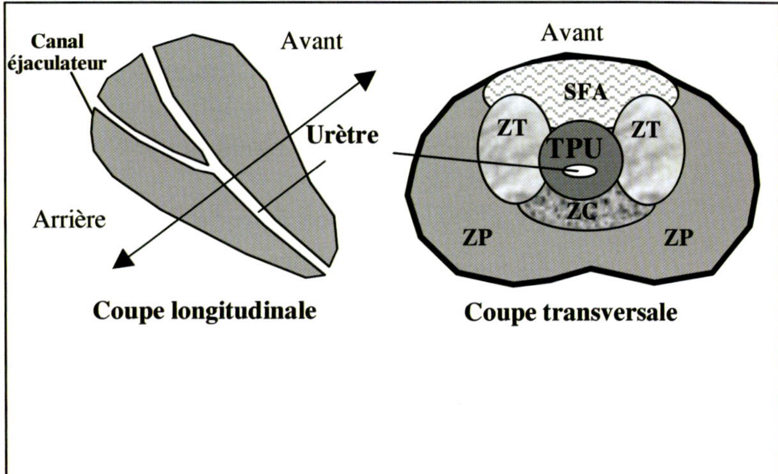

TPU : Tissus Péri-Urétral ; SF : Stroma fibreux antérieur

2/ Degré de différenciation (**Grade** et **Score** de **Gleason**)

- Le **degré de différenciation** est apprécié à l'aide du **Grade de Gleason** : 5 grades, de 1 (tissu pratiquement identique au tissu prostatique normal) à 5 (tissu totalement indifférencié : le plus péjoratif).
- Le cancer prostatique étant trés souvent hétérogène, le **score de Gleason** associe le grade du contingent tumoral le plus représenté au grade le plus élevé (ex : 70% de grade 3, 20 % de grade 4, 10% de grade 5 => score 3+5). S'il existe un seul contingent, on multiplie par 2 (score 3 + 3). **Le score de Gleason est le plus puissant facteur pronostique de la maladie.**

III. BILAN D'EXTENSION ET PRONOSTIC

- **L'appréciation de l'extension intra-prostatique du cancer** est imprécise et repose actuellement essentiellement sur les données initiales du toucher rectal et de l'IRM.
- **L'extension extra prostatique est :**
  - Appréciée par le taux de PSA et l'analyse des biopsies prostatiques qui donnent un reflet de la masse tumorale et évaluent le risque d'effraction capsulaire
  - Précisée au final par l'imagerie (IRM pelvienne, scintigraphie osseuse)
- **La stadification de la maladie** est alors faite par la **classification TNM (Annexe 1).**

A. LE TOUCHER RECTAL

- Il est évocateur d'une lésion qui reste cliniquement localisée à la glande prostatique, dès lors que la prostate est normale au toucher rectal en association avec un PSA élevé (stade T1C), ou s'il existe une induration limitée a un lobe prostatique (T2a ou b).
- Dès lors que l'induration intéresse les deux lobes (T2c), a fortiori si elle semble déborder les limites de la prostate (T3), il est hautement possible qu'il s'agisse d'un cancer localement avancé.

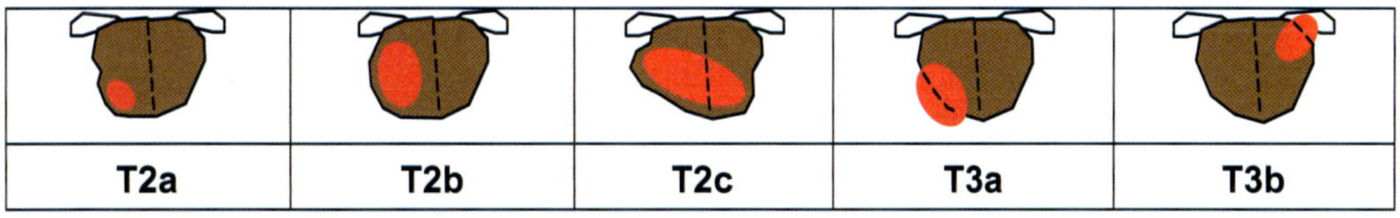

Voir **Annexe** 1 : classification TNM

- En cas de tumeur fixée ou envahissant les structures adjacentes du petit bassin, notamment le rectum, il s'agit d'un stade T4.
- Si le toucher n'est pas un examen très performant pour l'appréciation de l'extension, il permet de suspecter une atteinte des vésicules séminales, ce qui est un facteur de très mauvais pronostic.

B. LE TAUX SERIQUE DU PSA

- C'est un élément d'appréciation fondamental. Au-delà de 10 ng/ml, les risques que la tumeur ait franchi la capsule sont de l'ordre de 20 à 40%.
- Lorsque le PSA est supérieur à 50 ng/ml, la quasi-totalité des cancers est extra-capsulaire et peut s'accompagner de métastases ganglionnaires.
- Lorsque le PSA est supérieur à 100 ng/ml, 100% des patients ont des métastases.

C. L'ANALYSE DES BIOPSIES

- Les renseignements fournis par l'analyse des biopsies prostatiques ont une valeur primordiale.
- Les biopsies prostatiques permettent de poser le diagnostic d'**adénocarcinome prostatique** infiltrant, d'apprécier le volume tumoral (nombre de biopsies positives) et d'en définir le **score de Gleason**, **facteur pronostique principal.**
- **La probabilité que le cancer ait franchi la capsule s'élève avec le score de Gleason et le nombre de biopsies positives. Le nombre de biopsies positives a une forte valeur pronostique.**
- Enfin, les biopsies peuvent montrer de la néoplasie intra-épithéliale (PIN) qui doit faire rechercher un cancer associé de la prostate.

D. LES EXAMENS D'IMAGERIE

- **Les cancers à risque faible ne nécessite aucun bilan d'imagerie (voir § pronostic)**
- L'échographie, le scanner pelvien ne donnent que peu de renseignement sur l'extension locale de la tumeur.
- En revanche, l'**IRM pelvienne** (avec antenne de surface ou endo-rectale) est un bon examen sensible et spécifique pour apprécier l'extension extra-capsulaire et surtout l'envahissement des vésicules séminales. Elle doit être réalisée à distance des biopsies (artéfacts). Elle reste optionnelle et les indications sont :
  - Le doute sur l'envahissement des vésicules séminales ;
  - Ou le franchissement capsulaire (T > ou = 3, PSA > 10, Gleason $\geq$ 7).

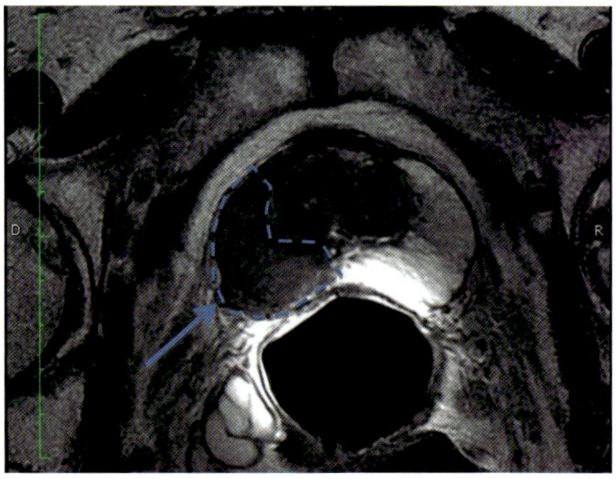

DR : Radiologie hôpital St Louis

- La **scintigraphie osseuse** recherche des métastases osseuses qui sont surtout axiales (rachis, bassin).
- Des **radiographies osseuses** centrées peuvent montrer les lésions classi-quement ostéocondensantes, en « taches de bougies » mais pouvant être aussi ostéolytiques.
- L'IRM osseuse peut aussi être un recours en cas de doute concernant les métastases.

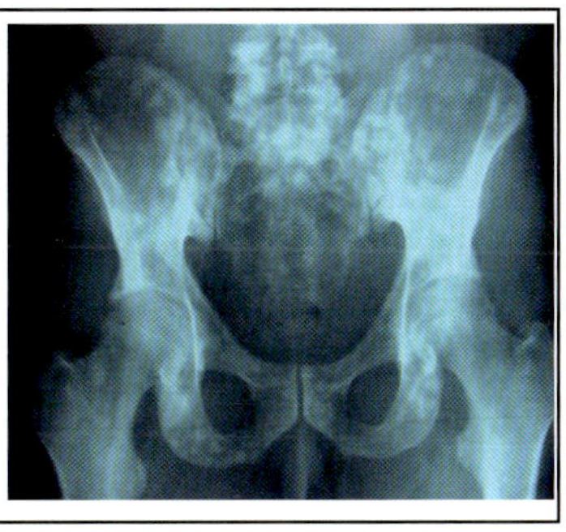

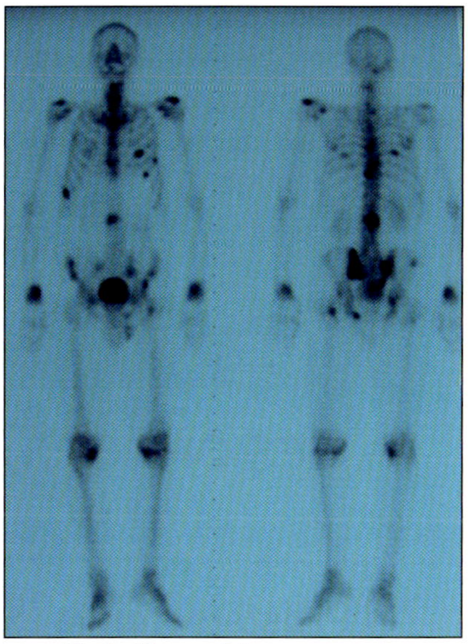

Scintigraphie osseuse
(métastases osseuses diffuses)

- Le **scanner abdomino-pelvien** peut lui aussi être envisagé pour chercher des métastases ganglionnaires ilio-obturatrices, mais il est maintenant remplacé par l'IRM pelvienne. Il n'est donc réalisé que si cette dernière ne peut être faite. Le scanner thoracique n'est pas recommandé.

E. LA CLASSIFICATION TNM

Le TR et l'imagerie permettent d'établir une **classification** dite clinique **cTNM (Annexe 1)** de valeur pronostique :

- **T** indique le niveau d'**évolution locale de la tumeur primitive,**
- **N** indique l'existence ou non et le degré d'atteinte **ganglionnaire,**
- **M** indique la présence ou l'absence de métastases à distance.

Après prostatectomie, une classification dite pathologique pTNM peut être établie (voir Annexe II).

F. PRONOSTIC

Il est déterminé par la classification TNM, le score de Gleason et le taux de PSA. Trois groupes pronostiques sont ainsi définis (classification de d'Amico).

- **Groupe à risque faible** (bon pronostic) :
  - T1-2a au TR
  - **et** PSA < 10
  - **et** Score de Gleason < 7
- **Groupe à risque intermédiaire** (pronostic intermédiaire) :
  - T2b au TR
  - **ou** PSA 10 à 20
  - **ou** Score de Gleason = 7
- **Groupe à haut risque** (mauvais pronostic) :
  - T2c-3-4 au TR
  - **ou** PSA > 20
  - **ou** Score de Gleason > 7

Les patients du groupe à risque faible ne nécessitent aucun bilan complémentaire avant la décision thérapeutique.

Les patients des groupes à risque intermédiaire et à haut risque font l'objet d'un bilan d'extension par imagerie (IRM, Scintigraphie, scanner si IRM impossible).

IV. TRAITEMENTS ET STRATEGIES

A. LES OPTIONS THERAPEUTIQUES

Voir aussi Annexe 3

1/ Prostatectomie totale

- Avec curage ganglionnaire ilio-obturateur, elle est en fait une prostato-vésiculectomie suivie d'anastomose vésico-urétrale.
- Ses effets secondaires sont essentiellement urinaires et génitaux :
  - Complications peropératoires : infection, hémorragie, plaie rectale ;
  - Séquelles postopératoires :
    - Incontinence urinaire transitoire pendant 6 à 12 semaines (exceptionnellement définitive, moins de 5% des cas) ;
    - Sténose de l'anastomose (rare) ;
    - **Troubles de l'érection** (30 à 80% des cas) ; disparition des éjaculations (et donc infertilité).
  - Ces complications peuvent cependant faire l'objet d'un traitement correctif (implantation de sphincter artificiel ou de ballons péri-urétraux en cas d'incontinence définitive, traitement médicamenteux des troubles de l'érection ou prothèse pénienne).
- Le critère de l'efficacité de la prostatectomie totale est l'obtention, de manière durable, d'un taux de PSA dans le sang circulant < 0,2 ng/ml.

2. Radiothérapie

- ***La radiothérapie externe*** utilise des radiations de haute énergie (accélérateur de particules) à la dose de 70 à 80 Grays, dirigées sur la prostate avec ou sans irradiation des aires ganglionnaires. La radiothérapie doit être actuellement de type **conformationnel** ce qui permet de mieux focaliser les rayons délivrés à la prostate et de réduire l'irradiation des organes adjacents. Pour les cancers à haut risque ou localement avançés, elle doit être précédée d'un curage ganglionnaire pelvien et est combinée à une suppression androgénique (radio-hormonothérapie)

  Ce traitement peut néanmoins induire :
  - Des troubles urinaires (cystite avec pollakiurie, dysurie -particulièrement si syndrome obstructif préexistant-, hématurie, incontinence et un risque d'évolution vers la fibrose vésicale) ;
  - Digestifs (rectite avec ténesme, rectorragies) ;
  - De l'érection (30 à 60% à 2 ans).

- ***La radiothérapie interstitielle*** (**curiethérapie**) est une option pour certains cas sélectionnés (PSA < 10 ng/ml ; prostate < 50 g ; Gleason < 7). Elle consiste à introduire par voie transpérinéale (sous contrôle échographique) des particules radioactives dans la prostate, qui seront laissées à demeure.

  Comme pour la chirurgie, elle comporte un risque d'incontinence (faible) et comme pour la radiothérapie un risque de cystite, voire de rectite et de troubles de l'érection.

  Sa complication spécifique est un syndrome obstructif (dysurie) pouvant aller jusqu'à la rétention vésicale.
- Le critère de l'efficacité de la radiothérapie est représenté par la décroissance progressive du taux de PSA (oscillations) qui, 18 mois à 2 ans après la fin du traitement, doit être au moins en dessous de 1 ng voir de 0,5 ng/ml.

  L'échec de l'irradiation est défini par une élévation confirmée du PSA à plus de 2 ng/ml au-dessus du nadir (valeur la plus basse observée).

3/ Traitement « hormonal »

- La prostate est un organe sexuel secondaire dont la trophicité dépend des androgènes. Le cancer de la prostate étant « hormono-sensible » (dépendance androgénique initiale), un traitement hormonal visant à inhiber l'action des androgènes au niveau des cellules cibles est donc possible.

- Cette inhibition peut être assurée de 3 manières :
  - Par suppression des androgènes testiculaires c'est-à-dire par **castration** chirurgicale (pulpectomie testiculaire) ou médicale (agonistes ou antagonistes de la LH-RH) ;
  - Par inhibition de l'action périphérique des androgènes en utilisant des **anti-androgènes** (blocage de l'action des androgènes testiculaires et surrénaliens)
  - Par association des deux modalités thérapeutiques : **blocage androgénique complet.**

a) La castration

Elle constitue le traitement standard du cancer prostatique métastatique.

Elle peut être :

- ***Chirurgicale :*** orchidectomie bilatérale ou pulpectomie bilatérale. Cette intervention assure une suppression définitive des androgènes testiculaires.
- ***Médicale :*** substances agonistes ou antagonistes de la LH-RH. Administrées *en continu*, elles suppriment la sécrétion de LH hypophysaire et par voie de conséquence de testostérone testiculaire. Ces produits sont administrés en injection sous-cutanée ou intramusculaire (tous les 1, 3 ou 6 mois) :
  - Triptoréline (agoniste) : 11,25 mg IM/3 mois ou de 22,5 mg/6 mois ;
  - Goséréline (agoniste) : 10,8 mg SC/3 mois ;
  - Leuproréline (agoniste) : 11,25 mg SC/3 mois ou 300 mg/6 mois.
  - Dégarélix (antagoniste) : 240 mg SC (2 inj. de 120) puis 80 mg/mois.
- Tous ces médicaments ont une efficacité identique et le coût moyen mensuel du traitement est élevé.

- Les agonistes de la LH-RH entraînent un pic initial de la sécrétion de LH responsable d'une élévation plus ou moins importante de la testostérone sérique. Ce phénomène connu sous le nom de « flare-up » peut être particulièrement dangereux dès lors qu'existent des métastases vertébrales susceptibles d'entraîner une compression médullaire. Pour cette dernière raison, l'induction d'un traitement par agoniste de la LH-RH peut être **précédé** d'une prescription pendant 15 jours d'anti-androgène stéroïdien ou non-stéroïdien.

b) Les anti-androgènes

Ils inhibent l'action périphérique des androgènes.

- Anti-androgènes stéroïdiens :
  - Acétate de cyprotérone : 1 comprimé à 100 mg matin et soir ;
- Anti-androgènes non-stéroïdiens :
  - Nilutamide : 1 comprimé à 150 mg par jour ;
  - Flutamide : 3 comprimés à 250 mg par jour ;
  - Bicalutamide : 1 à 3 comprimés à 50 mg par jour.

c) Blocage androgénique complet

L'adjonction **permanente** à la castration médicale ou chirurgicale d'un traitement par anti-androgènes (stéroïdien ou non-stéroïdien) est connue sous le nom de **blocage androgénique complet (BAC),** mais sa supériorité sur le traitement standard (castration seule) est marginale et ne compense pas une moindre tolérance par rapport à la suppression androgénique seule.

Effets secondaires du traitement hormonal

- Les uns sont liés à la suppression des androgènes :
  - Disparition de la libido et impuissance
  - Perte de la masse musculaire
  - Atteinte osseuse par ostéopénie puis ostéoporose
  - Troubles psychiques plus ou moins complexes
  - Diminution des caractères sexuels secondaires
  - Résistance à l'insuline, augmentation de la morbidité cardiovasculaire
- Les autres sont liés au déséquilibre de la balance androgène/œstrogène :
  - Gynécomastie plus ou moins douloureuse (abstention ou anti-œstrogènes) ;
  - Bouffées de chaleur (acétate de cyprotérone : 50 mg tous les 2 jours).

Pour tenter de combattre les effets secondaires de la suppression androgénique, des modalités de traitements alternatifs à la suppression androgénique ont pu être proposés :

-> Suppression androgénique intermittente

Elle consiste à débuter par un BAC, puis, si la réponse est excellente, à ne réaliser les injections que lorsque le PSA s'élève de nouveau. Il permet donc au patient d'avoir des phases plus ou moins prolongées et répétées d'imprégnation androgénique entre 2 injections.

-> Anti-androgènes non-stéroïdiens en monothérapie

S'ils maintiennent un taux normal ou légèrement supranormal de testostérone circulante, ils n'ont que très peu d'indications en monothérapie.

B. STRATEGIES SELON LES SITUATIONS CLINIQUES

(Voir aussi Annexe 4)

1/ Cancer cliniquement localisé (T1-T2)

En présence d'un cancer de la prostate cliniquement localisé, deux stratégies sont envisagées, une surveillance ou un traitement curatif.

a) Surveillance

- Chez le sujet âgé et/ou en cas d'espérance de vie inférieure à 10 ans liée à des comorbidités invalidantes ou de mauvais pronostic à court ou moyen terme, l'absence de symptômes liés au cancer associée à des marqueurs favorables (tumeur est bien différenciée avec Gleason 6, PSA peu élevé) une simple surveillance clinique est une option raisonnable à expliquer.
- Chez les sujets plus jeunes, une **surveillance active** (PSA/3 mois, TR et biopsies annuelles) est une option possible en cas de cancer de très bon pronostic (Gleason 6, moins de 2 biopsies positives avec mois de 3 mm de tissu tumoral par carotte, PSA < 10) ; en cas de modification des critères de surveillance (PSA, TR, évolution histologique), un **traitement curatif dit « différé »** (par rapport au diagnostic) peut alors être proposé.

b) Traitement curatif

- Trois possibilités thérapeutiques principales sont la **prostatectomie totale**, **la radiothérapie externe** ou **la curiethérapie**. Elles sont discutées avec le patient, en fonction de son âge, ses co-morbidités et ses désirs.
- D'autres traitements (cryothérapie, ultrasons focalisés, radiofréquence) sont actuellement en cours d'évaluation.

2/ Cancer localement avancé (T3)

- Dès que la tumeur a franchi les limites de la glande prostatique, en l'absence de métastase, **le traitement de référence**, précédé d'un curage ganglionnaire pelvien (recherche d'adénopathies spécifiques) repose sur la **radiothérapie associée à une supression androgénique adjuvante** (2-3 ans).
- La prostatectomie est une option possible mais avec un risque élevé de marges chirurgicales positives.

3/ Cancer métastatique

- Le traitement du cancer de la prostate avec métastases est palliatif et repose sur la **suppression ou blocage androgénique** qui n'allonge pas la survie mais retarde la survenue des symptômes.
- Ainsi, tôt ou tard, la résistance à la castration se manifestera, de manière biologique par la réascension du PSA dans un premier temps, puis, à plus ou moins brève échéance, par l'apparition de manifestations cliniques où dominent essentiellement les douleurs de métastases osseuses et plus rarement les manifestations loco-régionales.
- **La durée médiane de réponse positive à la suppression androgénique est de 2 ans.**
- Plus le taux de PSA est bas à 6 mois du début du blocage androgénique, meilleure sera la survie.

4/ Cancer résistant à la castration

- **La résistance à la castration médicale est affirmée par la présence concomittante d'une élévation du PSA associé à une testostéronémie effondrée** (attestant de l'efficacité et de la compliance du blocage androgénique), < 0,5 ng/ml.
- Le cancer prostatique résistant au blocage androgénique pose un problème thérapeutique extrêmement difficile, la durée médiane de survie des patients étant alors de 18 mois en moyenne.
- Il reste possible de tester d'autres molécules agoniste ou antagoniste de la LH-RH avant de certifier la résistance à la castration médicale.
- Dés lors, l'option thérapeutique devient la chimiothérapie (par taxane : docétaxel) si l'état du patient le permet. La réponse est en moyenne de 12 à 24 mois.
- De nouveaux traitements sont en cours d'évaluation (taxoter en chimiothérapie de 2e ligne...)

Par ailleurs :

- Les traitements antalgiques non spécifiques doivent être activement poursuivis utilisant (anti-inflammatoires non-stéroïdiens, antalgiques de niveaux 1, 2 ou 3).
- Des traitements antalgiques spécifiques sont possibles : radiothérapie externe (si lésion unique réfractaire, épidurite), radiothérapie métabolique (si lésions multiples ; strontium)
- Les obstacles à l'évacuation des urines seront pris en charge :
  - Résection trans-urétrale prostatique si nécessaire
  - Reperméabilisation d'une obstruction urétéro-vésicale avec mise en place de sonde double J, chaque fois que possible
  - Dérivation urinaire haute par néphrostomie percutanée dont l'indication doit être soigneusement pesée en raison de l'altération de la qualité de vie induite par un drainage urinaire externe permanent.

C. SURVEILLANCE APRES TRAITEMENT CURATIF

- La surveillance repose sur :
  - La clinique : symptômes fonctionnels (troubles mictionnels, douleurs osseuses, altération de l'état général) et données du toucher rectal ;
  - La biologie : le taux de PSA. La testostéronémie n'est utile uniquement en cas d'élévation du PSA sous blocage androgénique (efficace si testostéronémie effondrée). Un testostéronémie non effondrée signifie un mauvais blocage androgénique (injections insuffisantes, oubliée ou mal faites, mauvaise observance le plus souvent ++). L'association ascension du PSA et testostéronémie effondrée signe la résistance au blocage androgénique ;
- Le rythme de la surveillance est fonction du risque évolutif :
  - Semestriel puis annuel après un traitement curatif dans les cas de bon pronostic ;
  - Trimestriel ou semestriel pour si traitement palliatif ou après traitement curatif d'un cancer localisé à haut risque.

D. SURVEILLANCE DU BLOCAGE ANDROGENIQUE

- La surveillance repose sur :
  - La clinique : symptômes fonctionnels (troubles mictionnels, douleurs osseuses, altération de l'état général) et données du toucher rectal ;
  - Le taux de PSA
- Elle est accompagnée du dépistage et de la prévention des effets secondaires du blocage androgénique :
  - Ostéopénie puis ostéoporose (discussion de la densitométrie osseuse et des bi-phosphonates) ;
  - Du risque athéromateux et métabolique : surveillance du poids, de la tension, du profil métabolique (glycémie et lipides) ;
  - Des troubles psychiques (soutien psychothérapique, anti-dépresseurs, anxiolytiques)

ANNEXES

ANNEXE 1. CLASSIFICATION CLINIQUE (cTNM)- 2009

T : Tumeur primitive

Tx : Tumeur primitive non évaluée
T0 : Tumeur primitive non retrouvée
T1 : Tumeur ni palpable au TR ni visible en imagerie
- T1a : Tumeur occupant moins de 5% du tissu réséqué*
- T1b : Tumeur occupant plus de 5% du tissu réséqué*
- T1c : Tumeur découverte sur une biopsie prostatique en raison d'une élévation du PSA

* Découverte sur analyse des tissus prostatiques après cure chirurgicale d'adénome

T2 : Tumeur limitée à la prostate (apex et capsule compris)
- T2a : Tumeur concernant moins de la moitié d'un lobe ou moins
- T2b : Tumeur concernant la moitié d'un lobe mais sans atteindre les deux lobes
- T2c : Tumeur concernant les deux lobes

T3 : Extension au-delà de la capsule
- T3a : Extension extra-capsulaire uni- ou bilatérale
- T3b : Extension aux vésicules séminales uni- ou bilatérale

T4 : Tumeur fixée ou atteignant des organes adjacents (sphincter urétral, rectum) ou tumeur fixée à la paroi pelvienne

N : Ganglions régionaux

Nx : Ganglions régionaux non évalués
N0 : Absence de métastase ganglionnaire régionale
N1 : Atteinte ganglionnaire régionale
N1mi : Métastase ganglionnaire < 0,2 cm (optionnel)

M : Métastases à distance

Mx : Métastases à distance non évaluées
M0 : Absence de métastases à distance
M1 : Métastases à distance
- M1a : atteinte des ganglions non régionaux
- M1b : atteinte osseuse
- M1c : atteinte d'autres sites avec ou sans atteinte osseuse

ANNEXE 2. CLASSIFICATION PATHOLOGIQUE (pTNM)

Après prostatectomie

pT : Tumeur primitive

pT2 : Tumeur limitée à la prostate (apex et capsule compris)
- pT2a : Tumeur limitée à un demi-lobe ou moins
- pT2b : Tumeur unilatérale avec atteinte de plus d'un demi-lobe mais pas des deux lobes
- pT2c : Tumeur bilatérale

pT3 : Extension extra-prostatique
- pT3a : Extension extra-prostatique
- pT3b : Extension aux vésicules séminales

pT4 : Atteinte de la vessie ou du rectum

N.B. : le grade de Gleason n'est pas pris en compte dans la classification de l'UICC. La classification de l'American Joint Committee intègre le score de Gleason pour différencier le T1a du T1b :

R : Reliquat tumoral post-opératoire

L'absence ou la présence d'un reliquat tumoral après prostatectomie totale (statut des marges chirurgicales) est décrite dans la classification UICC à l'aide du symbole R. Son emploi, facultatif, précise le statut tumoral après le traitement pour une meilleure prédiction du pronostic.
Les marges après prostatectomie totale sont identifiées comme suit :

Rx : Présence de résidu tumoral non évaluée
R0 : Absence de reliquat tumoral macroscopique ou microscopique
R1 : Reliquat tumoral microscopique (focal ou étendu)
R2 : Reliquat tumoral macroscopique

ANNEXE 3. SYNTHESE SUR LES TRAITEMENTS

TRAITEMENT CURATIF
Cancer localisé et localement avançé (T1 à 3, N0, M0)

→ PROSTATECTOMIE TOTALE (T1 – T2 – T3a)

→ IRRADIATION
- ↗ CURIETHERAPIE
  (T1 - T2 ; PSA < 10 ; Gleason < 7)
  Volume prostatique < 50 g
- ↘ RADIOTHERAPIE EXTERNE
  (T1 - T2 ; T3 à haut risque)
  + **Suppression androgénique** si T3

TRAITEMENT « PALLIATIF »
Cancer avançé, métastases
Tx N+ ou M+

→ SUPPRESSION ANDROGENIQUE
Analogues et antagonistes de la LH-RH +/- anti-androgènes
Le traitement freine la maladie ; il est « palliatif »

→ CHIMIOTHERAPIE
Lors de l'hormonorésistance

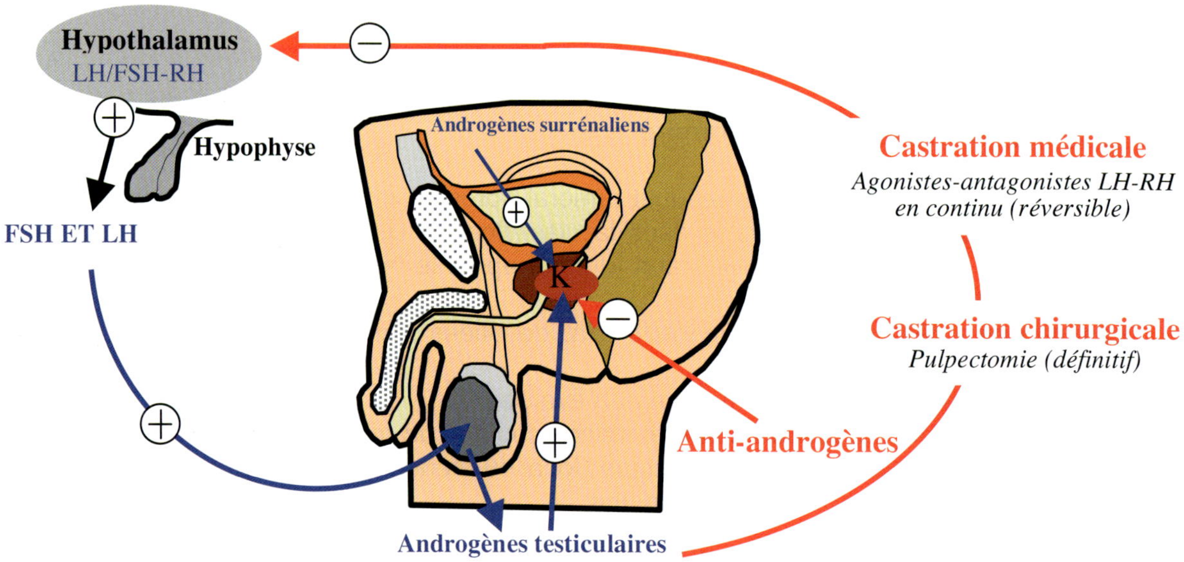

Complications des options thérapeutiques

(CHIFFRES DONNES A TITRE INDICATIF)

		PROSTATECTOMIE TOTALE	RADIOTHERAPIE EXTERNE	CURIETHERAPIE
EFFETS SECONDAIRES	Urologiques	UI d'effort < 10% FdR : âge ; ATCD chir Prévention et traitement (rééduc. Pré et postop.)	UI par impériosité : 5% Tt : anticholinergiques	Impériosités (< 5%) Rétentions (< 5%)
	Sexuelles	DE : 30-80% Immédiate Tt : IPD/IIC	DE : 30-60% Différée sur 2 ans Tt : IPD/IIC	DE : 10-20% Tt : IPD/IIC
	Digestives	Fistule par plaie rectale < 1%	RECTITE : 10% Tt : lavement par corticoïdes locaux Laser Argon	RECTITE < 5% Tt : lavements par corticoïdes locaux
SI ECHEC		Radiothérapie externe si récidive locale (80% de succès) Blocage androgénique si récidive métastatique	Blocage androgénique Si récidive locale ou métastatique	

IU : incontinence urinaire ; DE : dysfonction érectile ; IIC : injections intracaverneuses ; IPD : inhibiteurs de la phosphodiesthérase.

Les complications spécifiques de la **SUPPRESSION ANDROGENIQUE** réalisent au maximum un tableau d'andropause iatrogène (cf question spécifique)

ANNEXE 4. SYNTHESE SUR LES STRATEGIES

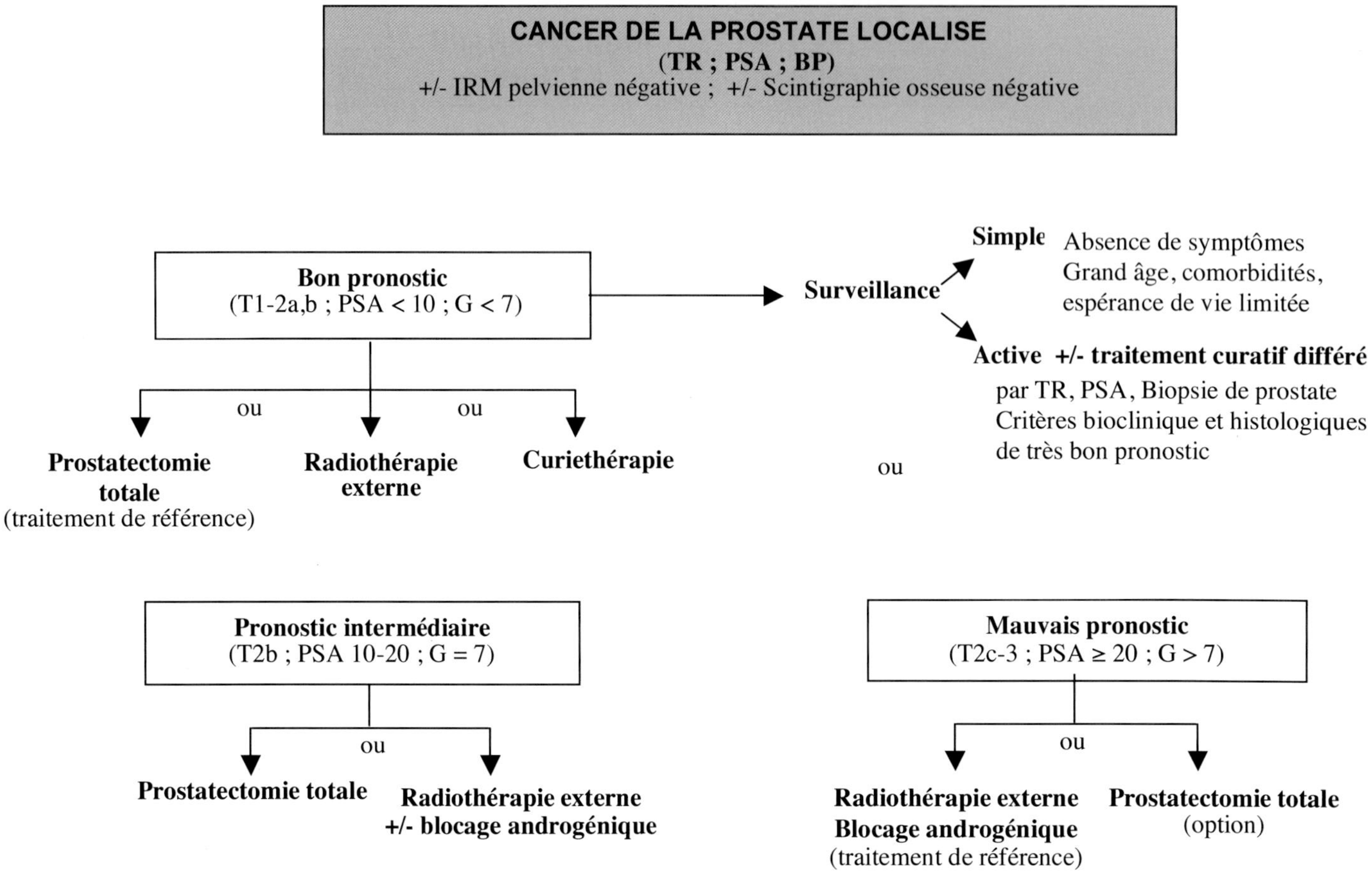

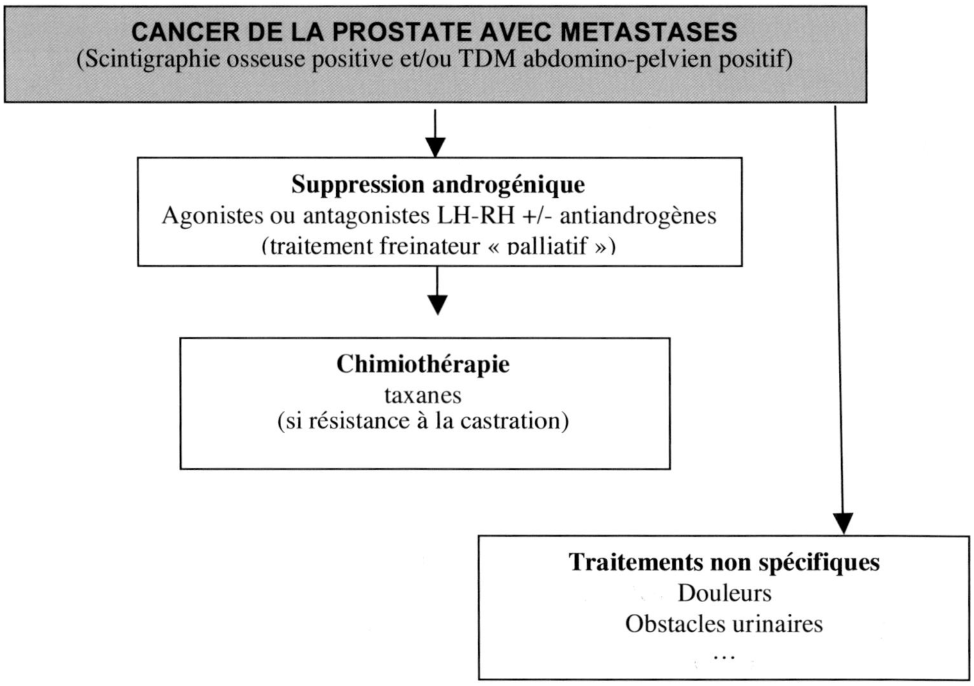

TUMEURS DU REIN

Module 10
Item 158

Objectifs du CNCI

- Diagnostiquer une tumeur du rein

+ Annexe Polykystose rénale - item 277 (Fiche Synthèse)

PLAN	MOTS CLES
FICHE FLASH I. HISTOIRE NATURELLE et EPIDEMIOLOGIE II. DIAGNOSTIC III. ASPECTS ANATHOMOPATHOLOGIQUES IV. PRONOSTIC V. PRINCIPES de TRAITEMENT VI. SURVEILLANCE SCHEMA DE SYNTHESE ANNEXES	**Hématurie, échographie rénale, uroscanner, néphrectomie élargie, biopsie rénale, carcinome à cellules rénales, antiangiogéniques.**

Introduction

- Tout syndrome tumoral rénal chez l'adulte évoque avant tout un cancer du rein qui est une tumeur maligne primitive du parenchyme rénal. Il s'agit alors le plus souvent d'un **carcinome** développé à partir des cellules du tube contourné proximal (90% des cas).
- Ce chapitre est donc axé sur le cancer du rein avec exclusion des métastases rénales de tumeurs primitives d'autres localisations et des tumeurs urothéliales des voies excrétrices.

LES POINTS CLES

- Tout syndrome tumoral du rein évoque un cancer.
- Sa découverte est actuellement le plus souvent fortuite lors d'échographies abdominales ou des voies urinaires faites pour un autre motif. Les formes symptomatiques sont, soit évoluées et de pronostic sombre, soit révélées initialement par une **hématurie** macroscopique.
- Toute hématurie macroscopique, même en cas d'épisode unique, doit faire rechercher un cancer du rein ou des voies excrétrices.
- **L'échographie rénale** et **l'uroscanner** sont les deux examens clés du diagnostic. Ils permettent aussi de faire le diagnostic différentiel avec les autres rares syndromes tumoraux non malins du rein. La **biopsie rénale** sous contrôle scannographique est possible au cas par cas, notamment dans les situations de doute diagnostique.
- Le traitement repose avant tout sur la **néphrectomie élargie** qui permet de confirmer le diagnostic de malignité par l'analyse anatomopathologique de la pièce opératoire (**carcinomes à cellules rénales**).
- Le diagnostic, au stade de tumeur localisée, permet une survie à 5 ans de 90% après néphrectomie élargie.

FICHE FLASH

(« L'essentiel - Dernier tour »)

I. EPIDEMIOLOGIE

- Troisième tumeur urologique après le cancer de la prostate et les tumeurs de la vessie.
- Age moyen de découverte : 60 ans.
- Sexe ratio : 2 hommes pour 1 femme.
- Le carcinome à cellules rénales est le type histologique le plus fréquent.

II. DIAGNOSTIC

- Circonstances

- Découverte fortuite échographique ou scannographique (> 50%) ;
- Hématurie ;
- Douleur et contact lombaire ;
- Varicocèle ;
- Signes généraux : fièvre, altération de l'état général ;
- Syndromes paranéo-plasiques : anémie ou polyglobulie, hypercalcémie, hypertension artérielle…

- Examens complémentaires

- Echographie rénale et uroscanner: diagnostic de syndrome tumoral rénal, critères de malignité probable, degré d'extension loco-régionale, métastases hépatiques.
- Examens biologiques : fonction rénale et recherche de syndromes paranéo-plasiques (NFS, calcémie, bilan hépatique).
- Autres examens d'imagerie : scanner thoracique et autres examens fonction du contexte (scintigraphie osseuse, scanner cérébral, angio-IRM si envahissement VCI).
- Biopsie rénale sous scanner (cas particuliers).

III. ASPECTS ANATOMOPATHOLOGIQUES

- Carcinome à cellules rénales.
- Grade de Fuhrman.

IV. PRONOSTIC

- Survie globale : plus de 60% à 5 ans
- Classification pronostique TNM :
  - T1 (N0, M0) : 95% de survie à 5 ans ;
  - T4 : moins de 10% de survie à 5 ans ;
- Valeur pronostique du grade nucléaire de Fuhrman et du type histologique

V. PRINCIPES DE TRAITEMENT

- **Néphrectomie élargie** ou néphrectomie partielle (si tumeur < 4 cm : T1a).
- Formes métastatique : chirurgie puis traitement anti-angiogénique

VI. SURVEILLANCE

Au moins 10 ans

- Surveillance de la fonction rénale
- Surveillance carcinologique : clinique, uroscanner + scanner thoracique, biologie

Rappel des mots clés : Hématurie, échographie rénale, uroscanner, néphrectomie élargie, biopsie rénale, carcinome à cellules rénales, antiangiogéniques.

I. HISTOIRE NATURELLE ET EPIDEMIOLOGIE

- Représentant 2 à 3% de l'ensemble des cancers, il s'agit de la 3e tumeur urologique après le cancer de la prostate et les tumeurs de la vessie.
- L'âge moyen de découverte est de 60 ans et le sexe ratio est de 2 hommes pour 1 femme.
- En France : 10.000 nouveaux cas/an et 3.500 décès/an.

A. GENESE

- **Plusieurs gènes sont impliqués dans l'apparition des cancers du rein,** en particulier le gène VHL (Von Hippel-Lindau ; situé sur le bras court du chromosome 3) qui est un gène suppresseur de tumeur, dont l'altération est impliquée dans 40% des cancers sporadiques du rein et chez 85% des patients ayant la maladie de VHL.
- **La progression tumorale** se fait par une extension locale intra-rénale avec franchissement ultérieurement de la capsule.
- **L'extension régionale** est à la fois veineuse et lymphatique.
  - L'extension veineuse (très fréquente car cancer veinophile) se fait d'abord par un thrombus veineux cruorique qui sera secondairement colonisé par des cellules tumorales pour former un bourgeon tumoral. Du fait de la brièveté de la veine rénale droite, l'extension cave se fait ensuite rapidement pour les cancers du rein droit.
  - L'autre type d'extension régionale est l'extension lymphatique qui concerne d'abord les ganglions du hile puis les ganglions latéro-caves ou latéro-aortiques.
- **La dissémination métastatique** se fait ensuite par ordre de fréquence vers les poumons (75%), les os (20%), le foie (18%), le cerveau (7%) et les surrénales homo et controlatérales (5%).

B. FACTEURS FAVORISANTS

- Les plus classiques sont :
  - La dysplasie multikystique acquise chez les patients hémodialysés (risque relatif [RR] ≥ 10) ;
  - Le cancer du rein natif chez le transplanté rénal ;
  - Des formes héréditaires telles que la maladie de Von Hippel-Lindau et de Birt-Hogg-Dube ou la sclérose tubéreuse de Bourneville, les syndromes de Sturge-Weber.
- D'autres facteurs favorisants sont évoqués :
  - L'obésité ;
  - Le tabac (RR = 2) ;
  - L'insuffisance rénale terminale et la dialyse
  - L'immunodépression (traitement suppresseur chez les transplantés).
- Autres facteurs favorisants :
  - Habitat urbain, Europe du Nord, Amérique du Nord,
  - Industrie sidérurgique,
  - Amiante,
  - Produits pétrolifères,
  - Abus d'analgésiques (phénacétine, mais n'est plus commercialisé).

II. Diagnostic

A. CIRCONSTANCES REVELATRICES ET EXAMEN CLINIQUE

1/ Les découvertes fortuites (> 50% des cas)

Il s'agit presque toujours d'une découverte échographique ou scannographique.

2/ Les signes urologiques (40% des cas)

- La triade **hématurie** (> 50%), douleur lombaire (10%), contact lombaire (« gros » rein : < 5%) est classique, mais il est rare que les 3 signes soient associés (5% des cas).
- L'**hématurie** est de loin le symptôme le plus fréquent. Elle est classiquement **totale,** isolée, macroscopique indolore et « capricieuse ». **S'il existe bien d'autres causes aux hématuries macroscopiques, toute hématurie doit néanmoins faire rechercher un cancer du rein par une échographie rénale.**
- La varicocèle droite ou gauche d'apparition récente est devenue un signe révélateur exceptionnel traduisant l'obstruction de la veine génitale à gauche et de la veine cave inférieure à droite (schéma de synthèse).

3/ Les signes généraux sont :

- L'asthénie, l'amaigrissement, l'anorexie ;
- La fièvre (présente dans 17% des cas).

4/ Les syndromes para-néoplasiques

Souvent liés à la sécrétion de substances hormonales, ils disparaissent après la néphrectomie s'il n'y a pas de métastases.

Un certain nombre sont classiques, tels que :

- Fièvre au long cours (17%) ;
- Syndrome inflammatoire biologique inexpliqué (40%) : élévation de la vitesse de sédimentation et de la fibrinémie ;
- L'anémie, multifactorielle, (30%) mais également la polyglobulie par hypersécrétion d'érythropoïétine (3%) ;
- L'hypertension artérielle (sécrétion anormale de rénine) ;
- L'hypercalcémie par sécrétion d'hormone « PTH like » (3-15%) à différencier de celle liée à des métastases ostéolytiques ;
- La perturbation du bilan hépatique avec choléstase anictérique et hépatomégalie non-métastatique (syndrome de Stauffer) ;
- La phlébite.
- La polynévrite

5/ Autres circonstances

- Métastases : pulmonaires (+++), osseuses (++) le plus souvent lytiques, ganglionnaires (++), surrénaliennes (++), hépatiques (+), rénales controlatérales et cérébrales.
- Bilan d'une maladie de Von Hippel-Lindau, autre maladie héréditaire favorisante ou suivi de greffé.
- Hématome rétropéritonéal spontané.

6/ L'examen clinique

Il est le plus souvent normal, mais recherchera donc de façon systématique un contact lombaire et des signes de compression veineuse (varicocèle en position debout).

B. EXAMENS COMPLEMENTAIRES

- Leur but est de rechercher le syndrome tumoral rénal, d'apprécier son extension loco-régionale et de visualiser d'éventuelles métastases.
- L'**échographie rénale** et **l'uroscanner (+/- scanner thoracique)** sont les examens essentiels. Les autres examens d'imagerie sont fonction des contextes particuliers.
- En cas de diagnostic de tumeur, un bilan biologique minimal comprendra NFS, créatininémie, ECBU.

1/ Echographie rénale (sensibilité de 60-80%)

- Elle met en évidence le syndrome tumoral et permet de faire une première évaluation : kyste ou tumeur suspecte.
- La tumeur suspecte de malignité est pleine, solide et parenchymateuse.
- Couplée au **doppler,** l'échographie permet de mettre en évidence une vascularisation intra-tumorale et un éventuel thrombus cave.
- Elle permet de s'assurer de la présence et l'intégrité du rein controlatéral

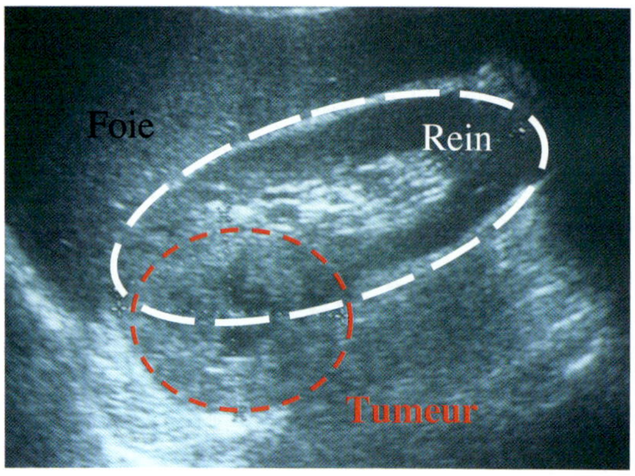

Echographie rénale
(tumeur rénale)

2/ Uroscanner (sensibilité > 95%)

Il permet de confirmer le diagnostic :

- Temps non injecté : tumeur isodense (30-40 UH) +/- calcifiée ;
- Temps artériel (30 sec après injection) et corticomédullaire (1 mn après injection) : réhaussement de densité lié à l'hypervascularisation ;
- Temps tardif (phase excrétoire) : lésion hypodense liée à la vidange rapide de la tumeur.

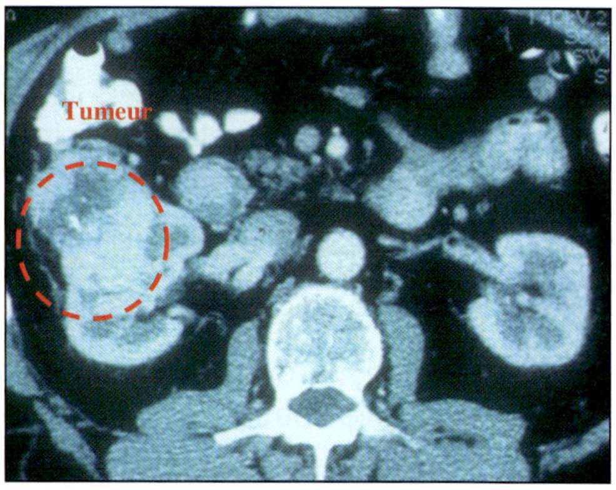

Uroscanner
(tumeur du rein droit)

<u>En pratique, toute tumeur vascularisée du rein est un cancer jusqu'à preuve du contraire.</u> Le scanner permet aussi d'effectuer le bilan d'extension locorégional (graisse péri-rénale, adénopathies, foie, veine rénale et surrénales). La tomodensitométrie permet également de vérifier la présence et l'intégrité du rein adelphe.

3/ Scanner thoracique

Il est recommandé à <u>titre systématique</u> pour diagnostiquer des métastases pulmonaires, de loin les plus fréquentes.

4/ Les autres examens

Le bilan biologique est systématique. En revanche, d'autres examens d'imagerie sont utiles mais non systématiques. L'UIV n'est plus pratiquée. L'artériographie n'a plus d'intérêt et est actuellement remplacée par l'angio-IRM ou l'angioscanner.

a) *L'IRM rénale :* elle n'est pas utile au diagnostic de cancer du rein.

En revanche, lorsqu'une suspicion d'envahissement veineux par thrombus de la veine rénale ou de la veine cave existe, elle est très importante pour préciser la limite supérieure et l'adhérence ou non de ce thrombus à la paroi.

Elle permet également de préciser le diagnostic en cas de kyste atypique

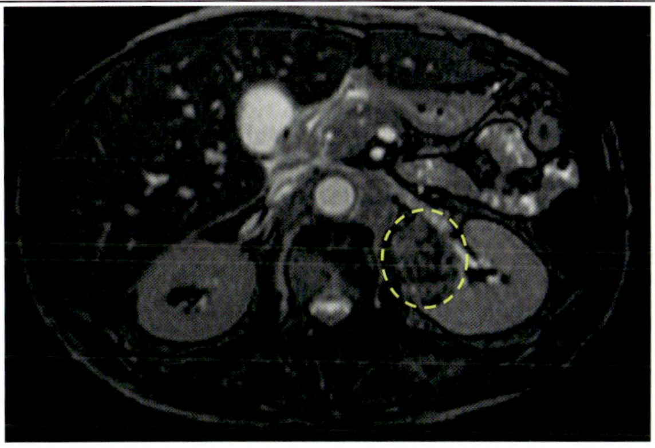

Tumeur rénale gauche (T2)

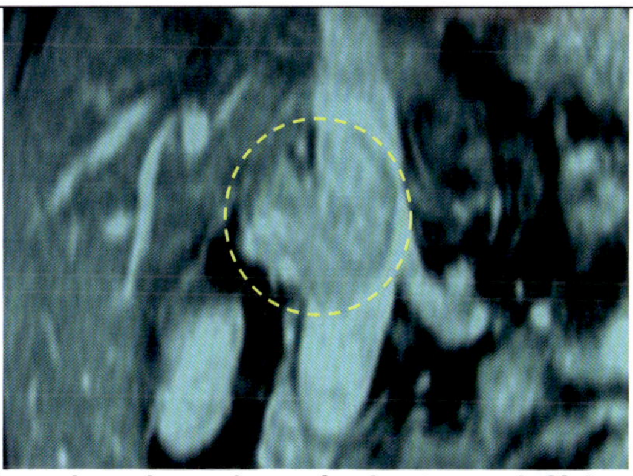

Thrombus des veines rénale et cave inférieure

b) *Le scanner cérébral :* il doit compléter le bilan d'extension en cas de localisations secondaires multiples ou en cas de signe clinique de localisation neurologique.

c) *La scintigraphie osseuse :* elle est indiquée en cas de point d'appel ou de localisations secondaires pulmonaires, cérébrales ou multiples, à la recherche de métastase osseuse.

d) *La biologie*

- Créatininémie avec clairance (systématique +++).
- VS ou CRP augmentée (40% des cas) : facteur de mauvais pronostic
- NFS : anémie ou polyglobulie
- Calcémie : hypercalcémie par ostéolyse et/ou syndrome paranéoplasique
- Bilan hépatique : perturbé en cas de métastases ou de syndrome de Stauffer

5/ La biopsie rénale

Optionnelle, elle est réalisée sous contrôle scannographique, pour des indications dépendantes des équipes, essentiellement en cas de :

- Doute sur la malignité en cas de petite tumeur (< 4 cm).
- Avant traitement ablatif si celui-ci est envisagé (voir plus loin)
- Forte suspicion de métastase rénale d'une autre tumeur primitive ;
- Suspicion d'une localisation rénale d'un lymphome ;
- Tumeurs bilatérales et tumeur sur rein unique ;
- Avant traitement anti-angiogénique si contre indication à la chirurgie.

Elle n'expose pas au risque d'essaimage carcinologique.

Ainsi, dans la grande majorité des cas, l'indication d'une néphrectomie élargie est portée sur les données de l'échographie et du scanner, sans preuve histologique préalable

C. DIAGNOSTIC DIFFERENTIEL

1/ Devant une hématurie (cf. item 315)

Il faut discuter :

- **Une affection urologique :**
  - Calcul ;
  - Tumeur de la vessie ou de la voie excrétrice supérieure ;
  - Tuberculose urinaire ;
  - Affection prostatique.
- **Une affection néphrologique** (maladie de Berger).

Mais le cancer du rein et celui de la voie excrétrice devront être recherchés systématiquement.

2/ Devant une tumeur du rein

Il faut discuter les étiologies suivantes :

- **Kyste du rein** unique ou multiple :
  - Asymptomatique (l'hématurie est possible mais rare) ;
  - Masse liquidienne à l'échographie avec renforcement postérieur, sans végétation intra-kystique et non vascularisé au doppler ;
  - Scanner en cas de doute diagnostique : pas de rehaussement de densité après injection ;
- **Angiomyolipome :**
  - Parfois associé à une phacomatose ;
  - Affection bénigne atteignant parfois les deux reins ;
  - Composante graisseuse => hyperéchogène à l'échographie et hypodense au scanner ;
  - La chirurgie est indiquée pour prévenir les complications hémorragiques des tumeurs de gros volume (> 4 cm), des patients sous anticoagulants, des femmes en âge de procréer (effet pro-angiogéniques des œstrogènes).
- **Kyste hydatique du rein :**
  - Notion de contage ;
  - Lésions associées multiples (foie, poumon) ;
  - Calcifications de la coque à l'ASP.
- **Polykystose rénale (annexe 4) :**
  - Antécédents familiaux ;
  - Polykystose hépatique parfois associée ;
  - Atteinte bilatérale ++.

L'**annexe 1** permet de résumer une conduite à tenir devant la découverte d'une tumeur rénale unilatérale chez l'adulte.

III. ASPECTS ANATOMOPATHOLOGIQUES

L'étude macroscopique et histologique des tumeurs ne se conçoit qu'après obtention de la tumeur au décours de l'intervention chirurgicale. Couplé avec le bilan d'extension, le cancer est classé selon la classification TNM **(Annexe 2)** d'intérêt pronostique.

A. TUMEURS MALIGNES PRIMITIVES DU REIN

Carcinome à cellules rénales (CCR) avant tout (85 à 90% des tumeurs rénales) **(Annexe 3).**

1/ Les carcinomes à cellules claires

- Cette tumeur représente 80% des carcinomes à cellules rénales. Le sexe ratio est de 2 hommes pour 1 femme, avec un pic d'incidence à la sixième décennie.
- Elle se développe à partir des cellules du **tube contourné proximal.**
- On ne connaît pas actuellement de précurseur à cette tumeur.

a) Aspects macroscopiques

Le siège de cette tumeur est réparti uniformément au sein du parenchyme rénal sans localisation préférentielle. Elle peut atteindre la capsule rénale voire envahir la graisse péri-rénale ou encore s'étendre dans la veine rénale, plus rarement dans la veine cave inférieure.

Parfois de taille volumineuse (s'accompagne de néovascularisation et souvent de nécrose), typiquement sphérique, elle peut comporter parfois de petits nodules satellites en contiguïté ou à distance. La surface de la tumeur est lisse, brillante, souvent parcourue par un fin lacis veineux.

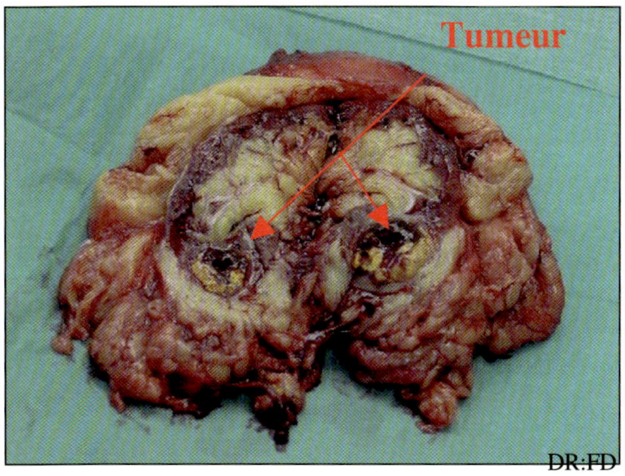

Aspect macroscopique (pièce fraîche)

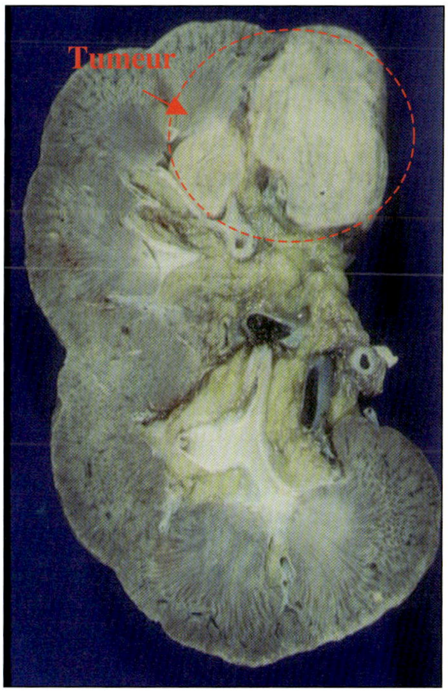

Aspect macroscopique (pièce fixée)

A la coupe, la couleur **jaune chamois** est caractéristique (de tous les CCR). On peut observer des calcifications centrales ou périphériques. Cependant, la tumeur peut être de nature kystique avec un contenu clair ou hémorragique.

b) Aspects microscopiques

Il s'agit d'un **carcinome** constitué d'une prolifération acineuse de cellules au cytoplasme clair, optiquement vide.

Il existe parfois des cellules éosinophiles

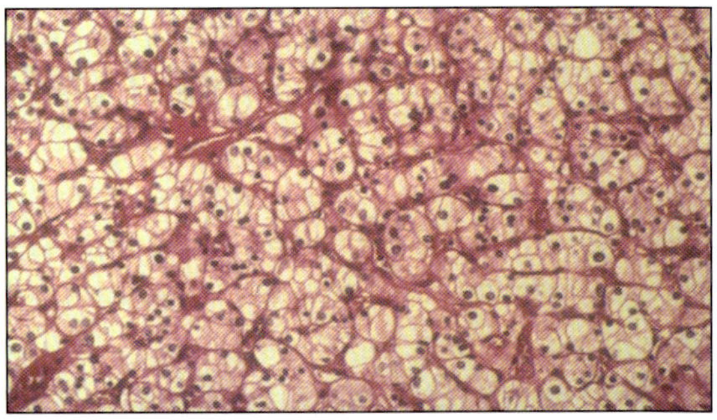

Aspect microscopique DR:D.DROZ

D'autres types architecturaux sont aussi observés : papillaires, kystiques ou sarcomatoïdes.

Les formes kystiques sont une réelle entité anatomoclinique ; elles peuvent poser des problèmes d'interprétation diagnostique car les cellules tumorales peuvent n'être localisées qu'à une petite partie du kyste.

c) Le grade nucléaire

Le **grade nucléaire de Fuhrman cytologique** (valable pour tous les CCR) proposé en 1982, est actuellement un **critère pronostique** puissant :

- Bas grade (I et II)
- Haut grade (III et IV)

d) La génétique

L'identité génétique qui caractérise les carcinomes à cellules claires est la perte de fonction du gène VHL [mutation inactivatrice ou délétion du bras court du chromosome 3 (-3p)], présente dans 95% des cas.

2/ Les carcinomes tubulo-papillaires

- Ces tumeurs représentent 10% des carcinomes à cellules rénales. Elles sont plus fréquentes chez l'homme que chez la femme (sex ratio : 8/1).
- Les cellules tumorales ont pour origine les cellules des **tubes contournés distaux** ou les reliquats métanéphriques.
- Les tumeurs tubulo-papillaires sont souvent multiples et parfois bilatérales (type I : basophile, multifocal et bilatéral ; type II : éosinophile, plus agressives). Elles représentent le type histologique le plus fréquent chez les **hémodialysés ayant développé une dysplasie multikystique acquise.**
- Les types I ont un meilleur pronostic que les carcinomes à cellules claires.

3/ Les carcinomes à cellules chromophobes

- Ces carcinomes représentent 5% des tumeurs à cellules rénales et seraient de malignité atténuée. Ils se développent à partir des cellules intercalaires de type B du tube collecteur, le plus souvent sous la forme d'une tumeur unique.
- Ils sont plus fréquents chez la femme.
- Réputés de meilleur pronostic.

4/ Les carcinomes des tubes collecteurs (Bellini)

- Ces tumeurs sont rares (1%) et d'évolution effroyable. Les cellules tumorales dérivent des cellules principales du tube collecteur au niveau de la médullaire.
- Il existe une nette prédominance masculine.

5/ Les carcinomes sarcomatoïdes

Différenciation sarcomatoïde des autres carcinomes

- Ils représentent moins de 5% des cancers du rein.
- Il s'agit d'un groupe non homogène de tumeurs au pronostic effroyable (survie de quelques semaines à quelques mois) qui se développent à partir des cellules des tubes contournés ou des tubes collecteurs.
- On considère actuellement que ces tumeurs sont indifférenciées et proviennent de l'ensemble des carcinomes à cellules rénales à l'exception de l'oncocytome.

6/ Forme particulière de l'enfant (Néphroblastome)

- Tumeur maligne du rein du jeune enfant, très rapidement évolutive et pouvant être très volumineuse.
- C'est une urgence diagnostique et thérapeutique. Le traitement est pluridisciplinaire associant variablement chimiothérapie, chirurgie et radiothérapie.
- Son pronostic est actuellement très bon avec environ 90% de guérison dans les formes de diagnostic précoce.

B. TUMEURS BENIGNES DU REIN

1/ Tumeurs mono ou multi-kystiques

Les kystes rénaux simples sont de diagnostic échographique. L'uroscanner est indiqué en cas de doute.

Le diagnostic différentiel est simple lorsque le kyste est de densité hydrique ne se rehaussant pas après injection de produit de contraste au scanner, sans aucune anomalie pariétale, ni liquidienne. En revanche, lorsqu'il est cloisonné ou lorsque les parois sont épaisses et irrégulières, le kyste va nécessiter une exploration chirurgicale.

L'uroscanner permet de classer actuellement les kystes selon la **classification de Bosniak** :

- I - II = bénin => pas d'exploration complémentaire mais surveillance
- III - IV = adénocarcinome (> 50 à 80% => nécessité d'une analyse histologique

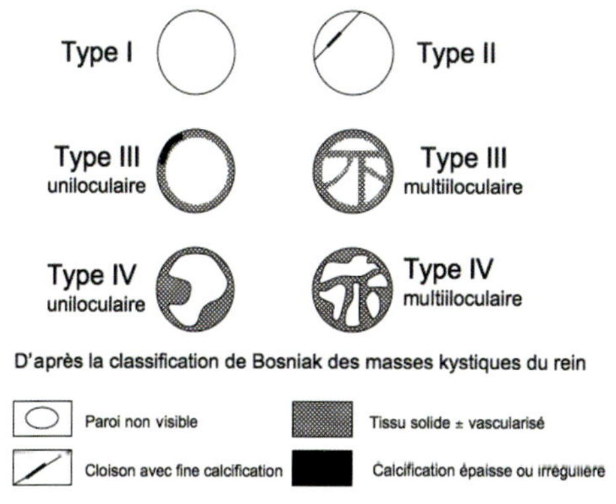

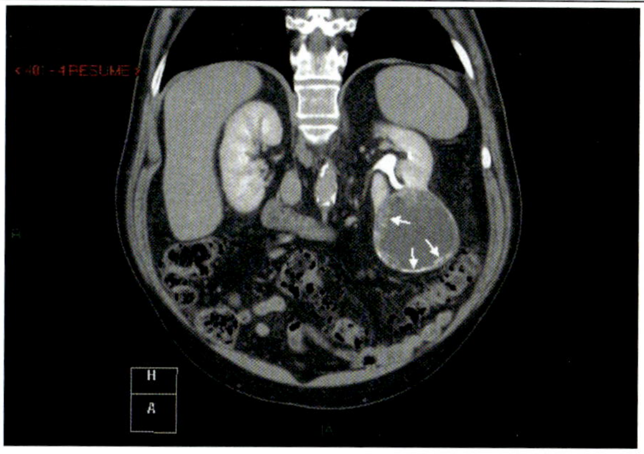

Kyste rénal Bosniak IV

- Les reins peuvent contenir plusieurs kystes. On parle alors de reins multi-kystiques, ce qui ne doit pas être confondu avec la polykystose rénale qui est une affection génétique dont l'évolution naturelle se fait vers l'insuffisance rénale chronique terminale (annexe 4)

2/ Les adénomes oncocytaires (oncocytome)

- Ils représentent 3% des tumeurs rénales. Quelle qu'en soit la taille, l'adénome oncocytaire est une tumeur bénigne mais parfois difficile à différencier du carcinome avant l'analyse histologique, d'autant plus qu'il existe des tumeurs mixtes, volontiers de grande taille. Il est plus fréquent chez la femme et dans le syndrome de Birt-Hogg-Dubé. Une cicatrice centrale stellaire au scanner est évocatrice (50% des cas).
- A la coupe, il s'agit d'une tumeur solide, homogène, avec une surface de couleur brunâtre, acajou, centré par une cicatrice stellaire fibreuse (une fois sur deux).
- En microscopie, la tumeur est composée d'oncocytes ayant un cytoplasme très éosinophile, granuleux, avec de très nombreuses mitochondries. Le développement de l'oncocytome serait associé à une anomalie caractéristique de la structure de l'ADN mitochondrial.

3/ Les angiomyolipomes

- Ils représentent 3% des tumeurs rénales. Il s'agit de tumeurs bénignes à contingent graisseux, vasculaire, parfois musculaire. La présence de graisse au sein de la tumeur est fortement évocatrice en échographie et surtout au scanner. La graisse est hyperéchogène en échographie et a une densité négative en tomodensitométrie.
- Les angiomyolipomes peuvent parfois être intégrés dans le cadre des phacomatoses (sclérose tubéreuse de Bourneville).

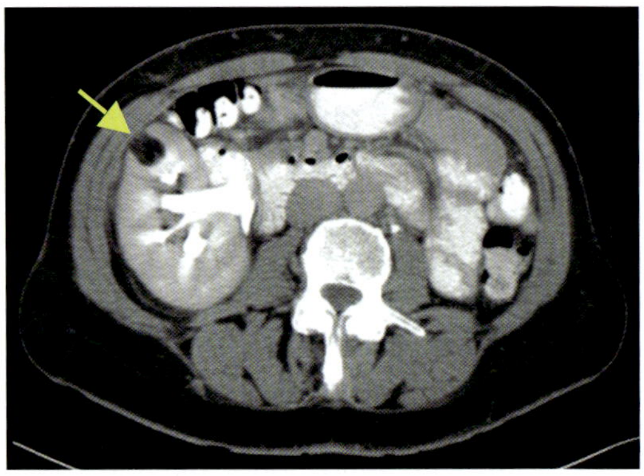

Uroscanner
(angiomyolipome du rein droit)

C. AUTRES TUMEURS DU REIN

- **Les lymphomes :**
  Primitifs, ils sont exceptionnels et souvent il s'agit d'une tumeur peu dense et faiblement rehaussée après injection de produit de contraste en tomodensitométrie. Ils infiltrent le parenchyme rénal et peuvent comprimer la voie excrétrice. Ils coexistent souvent avec de volumineuses masses ganglionnaires. Il est important d'en faire un diagnostic en pré-opératoire car le traitement est purement médical et l'abord rénal n'est pas nécessaire. C'est ici que la biopsie rénale prend toute sa valeur.
- **Les métastases d'autres cancers**
  Toujours à évoquer si cancer connu ou tumeurs bilatérales hilaires.

IV. Pronostic

- Lorsque le cancer du rein est évolué, avec en particulier l'existence de métastases multiples, le pronostic est sombre.
- Lorsqu'il existe une métastase unique, des survies prolongées ont été décrites après ablation de la métastase et de la tumeur primitive.
- **La survie à 5 ans est globalement > 60 -70 %.**

Selon le stade de la classification TNM :

TNM 2002	Survie à 5 ans
T1N0M0	90-95%
T2N0M0	75-80%
T3N0M0	60%
T4N0M0	20-30%
N+M0	7-15%
M+	< 3%

Le grade de Fuhrman est également un critère pronostique.

V. PRINCIPES DE TRAITEMENT

A. TUMEURS LOCALISEES

Le traitement est uniquement chirurgical.

1/ Néphrectomie élargie

- Elle emporte le rein et la graisse péri-rénale jusqu'au fascia de Gérota. Elle peut être faite par voie antérieure trans-péritonéale sous-costale ou par voie rétropéritonéale par lombotomie. Actuellement, la néphrectomie élargie se fait le plus souvent par laparoscopie.
- La mortalité peropératoire est < 1% et la morbidité est aux alentours de 10% : il s'agit principalement d'hématomes rétropéritonéaux, de lymphocèles ou de plaies spléniques nécessitant une splénectomie peropératoire.

2/ Tumorectomie ou Néphrectomie partielle

- La chirurgie conservatrice réalise une tumorectomie ou une néphrectomie partielle, emportant la tumeur et la graisse adjacente, en conservant le reste du parenchyme rénal sain.
- Elle peut s'envisager lorsqu'il s'agit d'une tumeur sur rein unique. C'est alors une chirurgie conservatrice de nécessité.
- Elle peut également s'envisager lorsque la tumeur est techniquement accessible (exorénale ou polaire).
- Les complications possibles sont : saignement et fistules urinaires.

3/ Traitements physiques ablatifs

- Réalisés sous contrôle scannographique, après confirmation biopsique de la nature maligne. Destruction in situ de la tumeur par la chaleur (radiofréquence) ou le froid (cryoablation). Sous anesthésie locale.
- Indiqués pour de petites tumeurs, ils sont en cours d'évaluation et sont réservés actuellement aux patients à haut risque péri-opératoire.

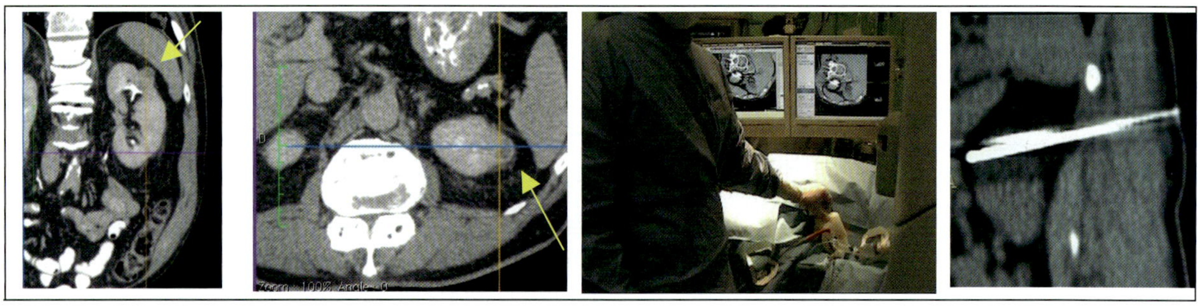

Cryoablation : Destruction par le froid d'une petite tumeur rénale périphérique sous scanner

B. TUMEURS EVOLUEES

- Lorsqu'on peut toutes les retirer, l'ablation chirurgicale des métastases est le traitement de référence. Dans le cas contraire, en l'absence de comorbidité, le patient reçoit un traitement anti-angiogénique (thérapie ciblée). La prise en charge n'est alors plus curative.
- L'immunothérapie n'est plus que rarement utilisée et reste surtout indiquée chez des patients de bon pronostic car il existe, pour ces cas, des réponses complètes.

C. CAS PARTICULIERS

- **Thrombus néoplasique de la veine cave inférieure :** son exérèse est indispensable et peut nécessiter le recours à une circulation extracorporelle.
- **Métastase unique** (foie, poumon) : exérèse si accessible.
- **Cancer sur rein unique** (anatomique ou fonctionel) **ou insuffisance rénale :** chirurgie conservatrice si possible (tumorectomie, néphrectomie partielle), traitement ablatif (petite tumeur accessible) sinon néphrectomie élargie et dialyse.

VI. SURVEILLANCE

En cas de syndrome paranéoplasique biologique pré-opératoire, sa disparition sera vérifiée en post-opératoire par des examens adaptés (calcémie, bilan hépatique).
La surveillance des patients après néphrectomie a pour but :

- **De rechercher une altération de la fonction rénale** après néphrectomie (25% des patients
- **De dépister :**
  - Une possible récidive locale ;
  - Une localisation controlatérale
  - Des métastases (poumon ++, os, foie et cerveau)

La surveillance sera donc assurée par :

- **L'examen clinique** (fosses lombaires et des cicatrices, des aires ganglionnaires)
- **La biologie** (NFS, créatininémie)
- **Uroscanner et scanner thoracique non injecté**

Les modalités et la fréquence de la surveillance à distance de la chirurgie est adaptée aux risques évolutifs de la tumeur primitive (tous les 6 mois puis tous les ans, jusqu'à 5 ans).

SCHEMA DE SYNTHESE

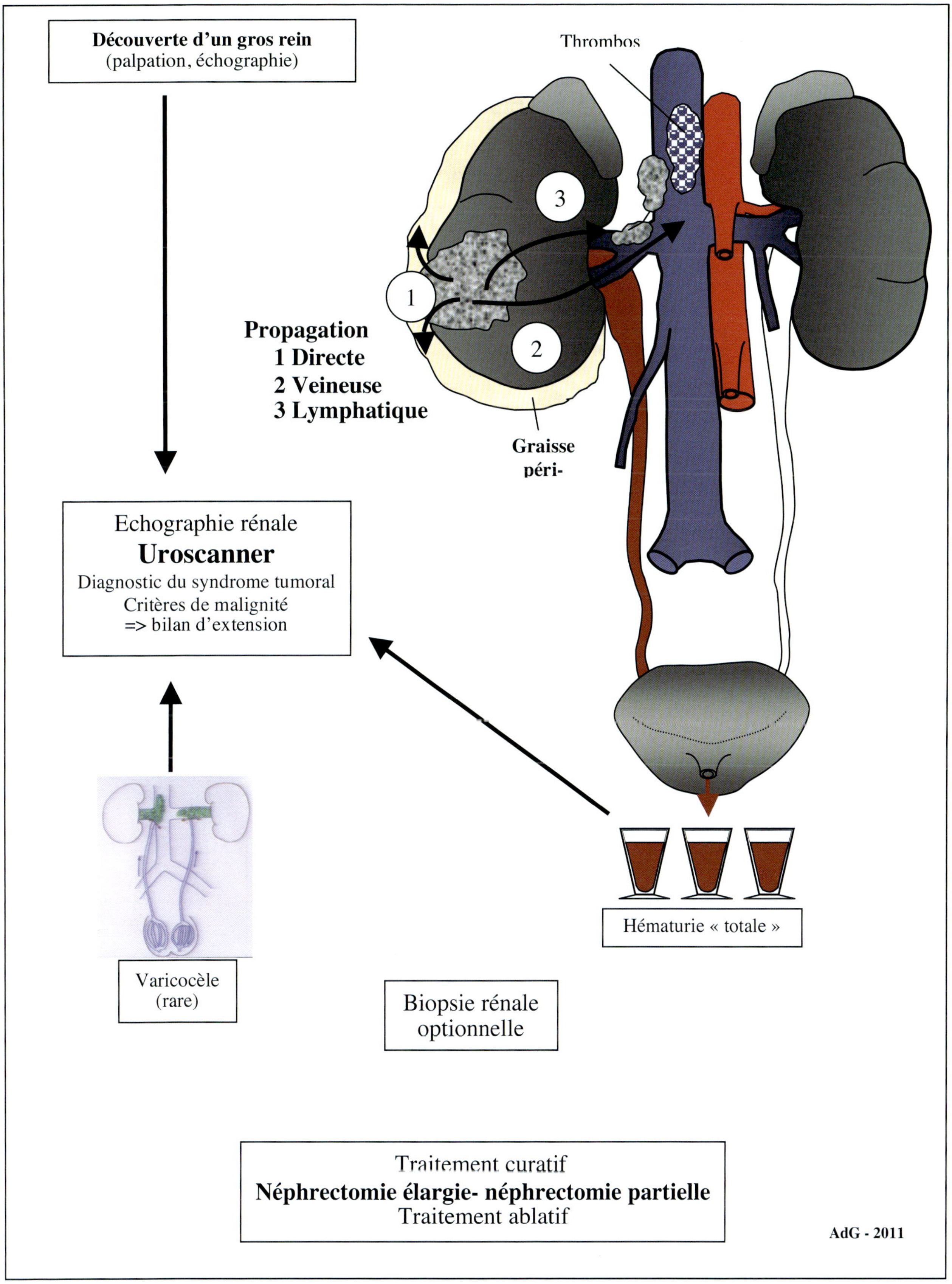

ANNEXES

ANNEXE 1. CONDUITE A TENIR DEVANT UNE TUMEUR RENALE

Echographie rénale

↓

Syndrome tumoral

Tumeur suspecte → **Uroscanner**

Kyste simple du rein → **ABSTENTION parfois surveillance**

Uroscanner :

- **Tumeur avec composante graisseuse** → **Angiomyolipome** → **SURVEILLANCE CHIRURGIE si :** Tumeur volumineuse > 4 cm Douleur ; Hémorragie
- **Kyste Bosniak I et II** → Parfois Scanner → **ABSTENTION parfois surveillance**
- **Kyste Bosniak III et IV** / **Tumeur solide** → **CARCINOME**

Biopsie rénale
(Cas particulier)
petite tumeur
doute sur la malignité
traitement ablatif envisagé

CARCINOME →

BILAN d'EXTENSION
NFS-VS, Ca, Bilan hépatique
Scanner thoracique
Scintigraphie osseuse, IRM
(non systématiques)
BILAN du TERRAIN

↓

NEPHRECTOMIE
(élargie – partielle)
Traitements ablatifs
(cas par cas)
puis
SURVEILLANCE
(selon niveau de risque évolutif et traitement effectué)

ANNEXE 2. CLASSIFICATION TNM (2009) DES TUMEURS DU REIN

T : TUMEUR PRIMITIVE

Tx : tumeur primitive ne pouvant pas être évaluée
T0 : absence de tumeur primitive
T1 : tumeur limitée au rein ≤ 7 cm dans son plus grand axe (T1a : ≤ 4 cm ; T1b : 4 à 7 cm)
T2 : tumeur limitée au rein > 7 cm (T2a de 7-10 cm ; T2b > 10 cm)
T3 : envahissement de la graisse péri-rénale ou des vaisseaux
- T3 a : envahissement de la graisse péri-rénale sans dépasser le fascia de Gérota
- T3 b : envahissement de la veine cave sous-diaphragmatique
- T3 c : envahissement de la veine cave sus-diaphragmatique

T4 : tumeur franchissant le fascia de Gerota avec atteinte de la surrénale homolatérale

N : GANGLIONS LOCOREGIONAUX

Nx : atteinte ne pouvant pas être déterminée
N0 : pas de métastase ganglionnaire
N1 : métastase ganglionnaire

M : METASTASE A DISTANCE

Mx : métastase à distance non déterminé
M0 : absence de métastase à distance
M1 : métastase à distance

ANNEXE 3. FILLIATION HISTOGENIQUE DES CARCINOMES A CELLULES CLAIRES

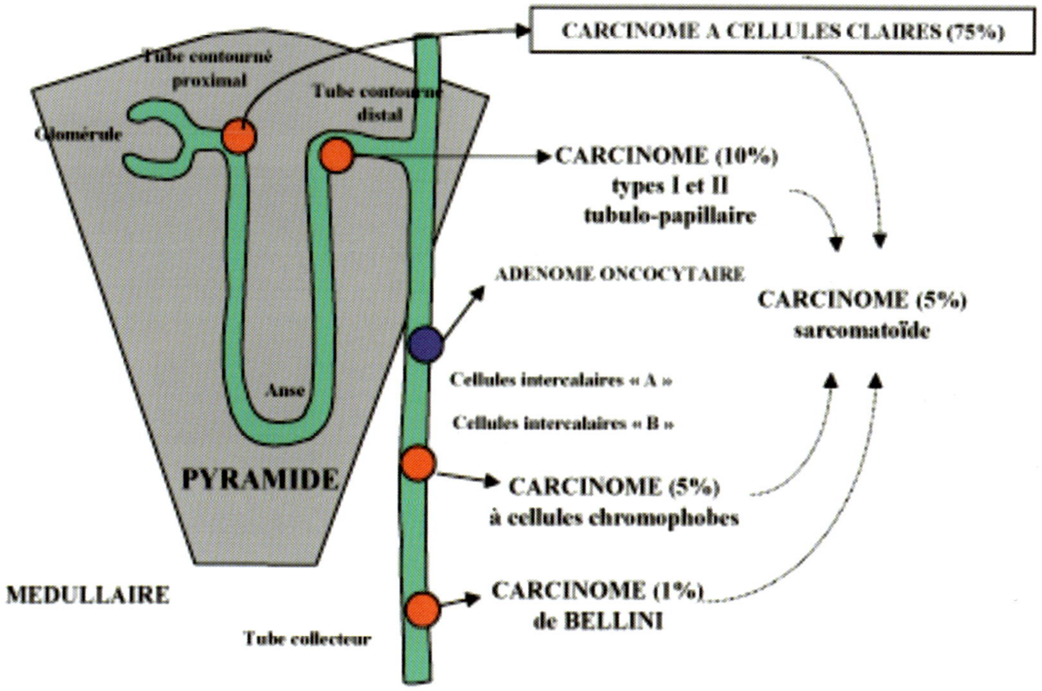

ANNEXE 4. POLYKYSTOSE RENALE

Proposition de fiche de synthèse pour l'Item 277 – M & GS

Maladie génétique caractérisée par la présence de multiples kystes touchant de façon diffuse les deux reins qui entraîne plus ou moins rapidement sur des années une insuffisante rénale chronique terminale.

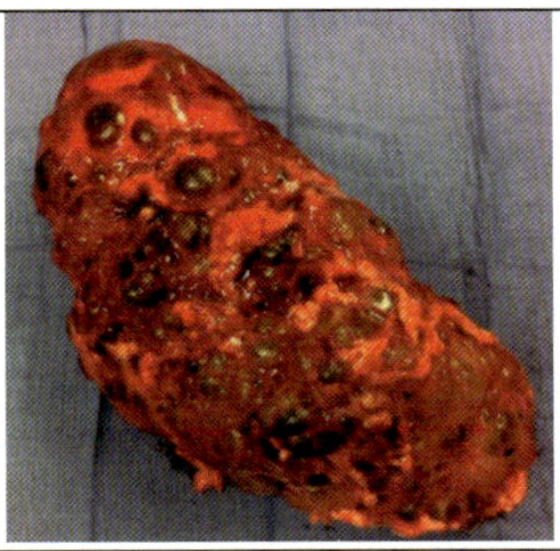

De transmission autosomique, il existe deux formes :

- l'une **dominante**, touche **l'adulte** avec une hétérogénéité génétique dans la transmission (mutation sur 2 gènes identifiés : PKD1 et PKD2) qui explique la variabilité de l'expression plus ou moins rapide des kystes (parfois encore absents à 3 ans) et de l'insuffisance rénale terminale. Elle est impliquée dans 10% des cas des insuffisances rénales terminales. C'est la forme la plus fréquente. Il existe une atteinte kystique d'autres organes (foie ++) ;
- l'autre **récessive**, touche **l'enfant** et ne s'exprime que chez les sujet homozygotes ; il n'existe pas d'autre anomalie d'organe comme dans la forme dominante.

DIAGNOSTIC

Il repose sur l'**échographie rénale** (et abdominale) qui montre deux gros reins avec de multiples kystes bilatéraux
La présence de kystes hépatiques associés étaye le diagnostic.
Elle est demandée dans **diverses circonstances** :

- Bilan d'une hypertension artérielle ou d'une insuffisance rénale ;
- Découverte fortuite (échographie abdominale ; palpation abdominale)
- Complications liées aux kystes : douleur lombaire, hématurie macroscopique, infection d'un kyste, calcul ;

Scanner et IRM abdominales ont une sensibilité supérieure à l'échographie et peuvent permettre un diagnostic plus précoce

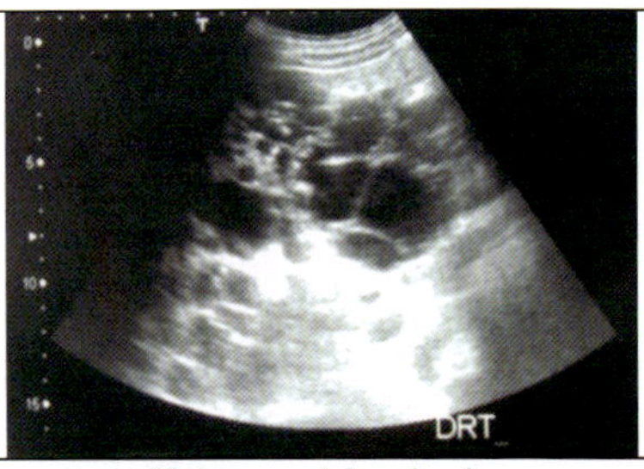

Echographie rénale

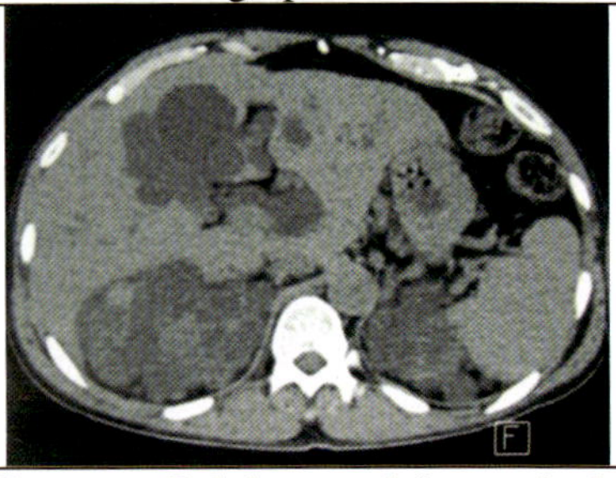
Scanner : Polykystose hépato-rénale

Le diagnostic de la maladie impose le dépistage familial et le conseil génétique.

Les **diagnostics différentiels** sont les autres maladies kystiques du cortex rénal :

- Les kystes simples multiples
- La maladie de Von Hippel-Lindau (transmission autosomique dominante) : tumeurs bénignes et malignes dans de nombreux organes associées à la présence du gène VHL sur le chromosome 3 ; le pronostic est lié à la présence possible d'hémangioblastome du système nerveux central et à l'apparition d'un carcinome rénal ;
- La sclérose tubéreuse de Bourneville (transmission autosomique dominante) : hamartomes multiples touchant la peau, le système nerveux central et les reins dans 60% des cas (kystes et angiomyolipomes bilatéraux)

EVOLUTION ET PRONOSTIC

Le pronostic est surtout lié à l'atteinte rénale

L'insuffisance rénale chronique : l'altération progressive de la fonction rénale est plus ou moins rapide et l'insuffisance terminale touche 70% des patients de plus de 70 ans.
Les autres complications d'origine rénale sont :

- L'hypertension artérielle qui est fréquemment associée et qui aggrave l'insuffisance rénale ;
- L'hématurie, les hémorragies intra- kystiques ;
- Les douleurs lombaires ;
- Les infections rénales (30 à 50% des patients) : pyélonéphrite aiguë, infection kystique ;
- Lithiase avec parfois colique néphrétique ;
- L'anémie (par insuffisance rénale et hématurie).

Les atteintes extra-rénales sont moins fréquentes et moins problématiques :

- Les kystes hépatiques sont le plus souvent sans conséquence, mais il existe de rares formes plus graves : hépatomégalie importante douloureuse et compressive ; maladie de Caroli (dilatation des canaux biliaires intra-hépatiques) ; fibrose hépatique ;
- Anévrysmes artériels (artères cérébrales ++, des coronaires, de l'aorte) ;
- Diverticulose colique ;
- Prolapsus de la valve mitrale.

Prise en charge

Elle consiste principalement à :

- Surveiller la fonction rénale
- Prévenir des autres facteurs de risque d'atteinte rénale classique (tabac, diabète, hypertension, hypercholestérolémie, …) ;
- Dépister et traiter les complications rénales (infection, anémie, douleurs)
- Traiter l'insuffisance rénale avant le stade terminal : restriction protidique, contrôler les troubles phosphocalciques, traiter l'HTA, traiter l'anémie (EPO, transfusions globulaires si besoin), vaccination contre l'hépatite B.
- Recherche de l'atteinte extra-rénale (angioscanner cérébral).

TUMEURS DU TESTICULE

Module 10
Item 160

Objectifs du CNCI

- Diagnostiquer une tumeur du testicule

Introduction

Toute tumeur du testicule doit faire évoquer un cancer du testicule. Même si cette affection est assez rare (1% des cancers chez l'homme quel que soit l'âge), elle touche plus volontiers l'homme jeune et est alors le cancer le plus fréquent entre 20 et 35 ans.
Il s'agit essentiellement de tumeurs germinales très lymphophiles et à croissance rapide avec un potentiel métastatique surtout vers le poumon et le foie.
Cependant, le pronostic est bon en cas de prise en charge thérapeutique précoce.

PLAN	MOTS CLES
FICHE FLASH I. EPIDEMIOLOGIE II. ASPECTS ANATOMOPATHOLOGIQUES III. DIAGNOSTIC IV. BILAN D'EXTENSION V. TRAITEMENT VI. SURVEILLANCE VII. PRONOSTIC SCHEMA DE SYNTHESE ANNEXES	**Cancer du testicule ; tumeur germinale ; carcinome embryonnaire ; tumeur germinale séminomateuses (TGS) ; tumeur germinale non séminomateuse (TGNS) ; orchidectomie ; cryoconservation du sperme CECOS* ; marqueurs sériques ; scanner thoraco-abdomino-pelvien ; chimiothérapie ; radiothérapie ; bon pronostic.**

* **CECOS** : **C**entre d'**E**tude et de **C**onservation des **Œ**ufs et du **S**perme

LES POINTS CLES

- Le diagnostic de tumeur du testicule est clinique. **Toute tumeur testiculaire est un cancer jusqu'à preuve histologique du contraire et impose donc une exploration chirurgicale au moindre doute.**
- L'**orchidectomie** qui permet le diagnostic histologique constitue aussi le premier temps du traitement. Elle impérativement être précédée d'un dosage des **marqueurs sériques** (α-fœtoprotéine, HCG libre et totale, LDH...), de l'accord écrit du patient et d'une **cryoconservation de sperme** (CECOS).
- L'analyse anatomopathologique de la pièce opératoire permet de différencier les **TGS** des **TGNS**.
- Le bilan d'extension comporte un **scanner thoraco-abdomino-pelvien**.
- Le traitement complémentaire dépend des données anatomopathologiques et des résultats du bilan d'extension. Il peut comporter de la **chimiothérapie** et, en cas de séminome, de la **radiothérapie** sur les chaînes ganglionnaires.
- Le pronostic est bon avec une survie globale à 5 ans de 95 à 98 % des formes localisée.
- La surveillance clinique et paraclinique (marqueurs tumoraux sériques et scanner thoraco-abdomino-pelvien) est rapprochée dans les deux premières années où surviennent la majorité des récidives.

FICHE FLASH

(« L'essentiel - Dernier tour »)

I. EPIDEMIOLOGIE

- Tumeur rare et touchant surtout l'homme jeune.
- **Facteurs de risque :**
  - Antécédent de cancer du testicule
  - Antécédent de cryptorchidie.

II. ASPECTS ANATOMOPATHOLOGIQUES

- **Tumeurs germinales (TG : 95%)**
  - Séminome (TGS : 40%)
  - Tumeurs non-séminomateuses (TGNS : 60%) : carcinome embryonnaire, tératome, choriocarcinome…

III. DIAGNOSTIC

- **Circonstances**
  - Augmentation de volume du testicule, grosse bourse, douleur testiculaire
  - A part : gynécomastie, métastase révélatrice.
- **Diagnostic clinique de tumeur du testicule**
  - Masse scrotale dure testiculaire (signe de Chevassu).
- **Echographie**
  - Confirmation de la tumeur testiculaire ; exploration controlatérale ++
- **Exploration chirurgicale et analyse anatomopathologique**
  - Au moindre doute, patient prévenu d'une orchidectomie possible (consentement).
  - CECOS ++
- **Marqueurs sériques**
  - Effectués avant toute orchidectomie ; rôle surtout pour le suivi thérapeutique
  - α-fœtoprotéine, β-HCG (et LDH) : élevés surtout dans les tumeurs germinales non-séminomateuses

IV. BILAN D'EXTENSION

- **Extension locale**
  - Clinique, échographie et exploration chirurgicale.
- **Extension à distance**
  - Scanner thoracique et abdomino-pelvien
  - Atteinte ganglionnaire lombo-aortique (++), métastases (poumon, foie, cerveau, os).
- **Classification TNM et Stade**

V. TRAITEMENT

- **Orchidectomie** (cryoconservation préalable du sperme ; CECOS ++)
  - Par voie inguinale avec ligature première du cordon
  - Avec conservation préalable du sperme et consentement écrit du patient.
- **Chimiothérapie-radiothérapie**
  - Chimiosensibilité de tous les types histologiques mais radiosensibilité uniquement pour les séminomes
  - ***Séminome*** : en fonction du stade, surveillance ou radiothérapie lombo-aortique +/- iliaque homolatérale ou chimiothérapie si N3 ou métastases
  - ***Tumeurs non-séminomateuses*** : en fonction du stade, surveillance ou chimiothérapie. La chirurgie des masses résiduelles est indispensable.

VI. SURVEILLANCE

- **Efficacité du traitement par les marqueurs :** ils doivent chuter s'ils sont positifs avant traitement
- **Rechutes :** elles surviennent dans les 2 ans après traitement dans 80-90% des cas
  => Surveillance rapprochée :
  - Clinique (autre testicule, aires ganglionnaires, abdomen et recherche de douleurs osseuses)
  - Imagerie (scanner thoracique et abdomino-pelvien) et marqueurs biologiques.

VII. PRONOSTIC (Globalement bon)

- 4 à 10% de récidives pour les TGS
- 2 à 20% pour les TGNS

I. EPIDEMIOLOGIE

- Le cancer du testicule est une tumeur rare (2 pour 100 000 habitants/an en France), mais c'est la tumeur solide la plus fréquente de l'homme jeune (première cause de mortalité par cancer entre 20 et 34 ans). En France, il y a environ 2 400 nouveaux cas et 90 décès par an.
- Le cancer du testicule droit est plus fréquent que le gauche, les formes bilatérales sont rares (1 à 3%) et sont alors le plus souvent du même type histologique.

LES FACTEURS DE RISQUE IDENTIFIES SONT LES SUIVANTS

1/ Antécédent de cancer du testicule

Un cancer du testicule dans les antécédents multiplie par 30 le risque de cancer controlatéral.

2/ Cryptorchidie (Testicule non descendu)

- Traité ou pas, un antécédent de cryptorchidie (homo ou controlatérale) est présent dans 10% des cas. Le risque tumoral est alors multiplié par 4,7. L'abaissement thérapeutique ne permet pas de réduire le risque, mais permet un diagnostic plus précoce car le testicule devient facilement palpable après abaissement.

3/ Autres facteurs discutés

- Prise d'œstrogènes par la mère durant la grossesse
- Antécédents familial de cancer testiculaire
- Atrophie testiculaire de toute origine
- Traumatisme testiculaire (cause ou motif de consultation conduisant à la découverte de la tumeur ?).
- Infertilité
- Syndrome de Klinefelter

II. ASPECTS ANATOMOPATHOLOGIQUES

- Le testicule normal est composé de tubes séminifères disposés en 200 à 300 lobules et de tubes collecteurs qui se résolvent en rete testis, cônes efférents et épididyme.
- Les tubes séminifères contiennent 2 populations cellulaires :
  - Les cellules germinales,
  - Les cellules de soutien, cellules de Sertoli, disposées sur la membrane basale des tubes séminifères et qui enveloppent les cellules germinales dans leurs différents stades de différenciation.
- Dans l'interstitium, les cellules de Leydig groupées en amas produisent les androgènes.
- Un cancer du testicule peut se développer à partir de ces différents éléments.

- On distingue (Annexes 1 et 2) :
  - Les tumeurs germinales (90 à 95% des cas) ;
  - Les tumeurs non germinales (5 à 10% des cas), incluant les tumeurs mésenchymateuses et des canaux.

- Le point de départ commun des **tumeurs germinales** (**TG**) est une cellule germinale anormale primitive, la cellule du **carcinome embryonnaire.** Cet équivalent malin de la cellule germinale primitive garde la possibilité de se différencier :
  - soit en tissu ressemblant aux cellules germinales : **séminome (TGS : 40%)**
  - soit dans des formes plus avancées de l'embryogenèse, en ressemblant à des cellules d'un autre type **(TGNS : 60%)** :
    - extra-embryonnaire : **choriocarcinome**, tumeur du sac vitellin (Yolk sac)
    - intra-embryonnaire : tératomes.

En pratique on distingue les tumeurs **germinales séminomateuses** (**TGS**) ne contenant que du séminome et les **tumeurs germinales non séminomateuses** (**TGNS**) pouvant contenir une seule composante non séminomateuse, ou plusieurs types histologiques, y compris de séminome (une TG contenant 95% de séminome et 5% de type non séminomateux est une TGNS).

Cas particulier : carcinome in situ (CIS)

- Le CIS est une anomalie des cellules germinales de l'épithélium séminifère. Ces cellules ont un grand noyau et un DNA aneuploïde. Elles sont reconnues par différents anticorps.
- Une simple biopsie testiculaire suffit compte tenu de la dispersion du CIS dans le testicule.
- L'évolution du CIS se fait vers le carcinome invasif dans 50% des cas à 5 ans.

III. Diagnostic

- La clinique évoque le diagnostic de tumeur ;
- L'imagerie et l'exploration chirurgicale confirment la tumeur ;
- L'anatomopathologie confirme le cancer et précise son type (TCS ou TGNS)
- La survie du patient étant directement liée à la précocité du diagnostic, le **cancer du testicule est une urgence diagnostique**.

A. CIRCONSTANCES DE DECOUVERTE

- Nodule dur au sein d'un testicule ;
- Grosse bourse chronique ;
- Grosse bourse aiguë douloureuse (plus rare), par hémorragie et nécrose intra-tumorale ;
- Métastases (révélatrices dans 10% des cas) notamment adénopathie sus-claviculaire ou rétropéritonéale compressive ;
- Gynécomastie (5% des cas).

B. EXAMEN PHYSIQUE

- Examen des organes génitaux externes : masse intra-scrotale dure, avec conservation du sillon épididymo-testiculaire (signe de Chevassu) signant sa nature testiculaire. Recherche de l'atteinte controlatérale et de l'albuginée.
- Rarement, la palpation des bourses peut être normale.
- Recherche d'extension possible à l'épididyme, au cordon ou aux enveloppes scrotales en cas de tumeur volumineuse.
- Recherche de gynécomastie, masse abdominale, hépatomégalie (les adénopathies inguinales sont exceptionnelles, uniquement rencontrées en cas d'envahissement scrotal).

C. IMAGERIE DES BOURSES

1/ L'écho-doppler testiculaire

- Il affirme le diagnostic de tumeur testiculaire (lésion solide intra-testiculaire, hétérogène) hypervascularisée. Il permet aussi le diagnostic des tumeurs non-palpables du testicule, c'est-à-dire des tumeurs métastasées dont la lésion primitive, testiculaire s'est réduite à une cicatrice. Cet examen n'est pas indispensable lorsque le diagnostic clinique de tumeur testiculaire est évident, mais il est nécessaire pour rechercher une tumeur infra-clinique controlatérale (5% des cas).

2/ L'IRM testiculaire

- Elle peut apporter des arguments pour le diagnostic positif dans les cas douteux.

D. EXPLORATION CHIRURGICALE - ANATOMO-PATHOLOGIE

- Finalement, l'exploration par voie inguinale après clampage premier du cordon sera toujours indiquée si un doute persiste. Le patient sera averti d'une possible orchidectomie et des prélèvements sanguins, dans le but de doser les marqueurs, seront effectués. L'exploration permet d'éliminer une orchi-épididymite chronique, une tuberculose génitale, une pachyvaginalite.
- L'analyse anatomopathologique de la pièce opératoire affirme le diagnostic et précise son type (TGS ou TGNS, autre type)

E. MARQUEURS SERIQUES

1/ Marqueurs sériques tumoraux

- **α-fœtoprotéine** et **HCG** sont les deux glycoprotéines oncofœtales utiles dans le cancer du testicule. Elles ne servent pas directement au diagnostic de la maladie mais plutôt à la surveillance sous traitement. Elles seront donc faites systématiquement avant traitement.
- Cependant, le dosage d'un de ces deux marqueurs sera élevé dans 90% des cas de tumeurs germinales non-séminomateuses.
- A l'inverse, seulement 5 à 10% des tumeurs germinales séminomateuses entraînent une élévation d'un marqueur (HCG totale et libre) et habituellement à des taux modérés (< 500 ng/ml), sans que leur pronostic n'en soit affecté.

	α-fœtoprotéine	HCG
Demi-vie	4-6 jours	24 heures
Source fœtale	Foie, Tractus gastro-intestinal	Placenta
Autres sources tumorales en dehors du cancer du testicule	Hépatocarcinome, Cancer du pancréas, Cancer bronchique	Cancer du pancréas, Cancer bronchique, Cancer de la vessie et du rein
Causes bénignes d'élévation	Ataxie télengiectasie, Tyrosinémie, Maladies hépatiques bénignes	Elévations de la LH (sous-unité α commune), Marijuana
Séminome	-	+ 5 à 10% des cas
Tératome	-	-
Carcinome embryonnaire	+ 70% des cas	+ 60% des cas
Tumeur vitelline	+	-
Choriocarcinome	-	+

2/ Autres marqueurs

Il s'agit d'enzymes. Demandées de principe avant traitement, elles n'ont pas de valeur diagnostique formelle.

a) LDH : Lacticodeshydrogénase

- Enzyme ubiquitaire (muscle-foie-cœur) et donc peu spécifique.
- Elle est élevée dans les tumeurs germinales non séminomateuses. Son intérêt est surtout d'être un marqueur possible de tumeurs germinales séminomateuses, où elle est élevée dans 80% des cas. Les LDH ont une valeur pronostique importante dans les formes métastatique et leur dosage est indispensable.

b) PLAP : Placentalike Alkaline Phosphatase et γ-Glutamyl transpeptidase (γGT).

- Les PLAP sont élevées dans 70 à 90% des cas de récidive ou de tumeur germinale séminomateuse disséminée.

IV. BILAN D'EXTENSION

- Il repose sur :
  - La **clinique,** l'**échographie** et l'**exploration chirurgicale** pour l'évaluation de l'extension locale.
  - Le **scanner thoracique** et **abdomino-pelvien** est **systématique** pour rechercher l'extension ganglionnaire (détection des adénopathies de plus de 1 cm de diamètre) et les métastases pulmonaires.
  - L'**échographie abdominale** pour les métastases hépatiques en cas de doute sur le scanner.
  - Le **dosage <u>préopératoire</u> des marqueurs sériques** (HCG, α-FP, LDH) accompagne systématiquement le bilan d'extension.

- Un scanner cérébral sera demandé uniquement en cas de signes cliniques neurologiques.
- La lymphographie bipédieuse n'est plus utilisée.

- **L'extension locale** reste rare car l'albuginée est difficile à franchir. Lorsqu'elle existe, elle se fait par le hile, vers l'épididyme ou le cordon.

- **L'extension ganglionnaire** concerne avant tout les chaînes lombo-aortiques.
  - Les ganglions lombo-aortiques sont les premiers relais atteints. A gauche, il s'agit de la chaîne latéro-aortique, en particulier les relais sous-veineux rénal gauche. A droite, il s'agit des ganglions inter-aortico-caves, mais des envahissements pré- ou latéro-caves sont possibles. Des anastomoses lymphatiques droite-gauche sont possibles et l'ensemble des ganglions lombo-aortiques peut être envahi.
  - L'extension aux ganglions inguinaux est exceptionnelle et se voit en cas d'envahissement des enveloppes scrotales et/ou de chirurgie scrotale ou inguinale antérieure.
  - Une extension sus-diaphragmatique (médiastin et sus-claviculaire gauche) est possible.

- **Les métastases** se font par ordre de fréquence vers : le poumon, le foie, le cerveau et l'os.

- Au terme du bilan sérique et d'extension, une **classification TNM** et une **stadification pronostique** de la tumeur est proposée. On distingue :
  - **Les formes localisées : stade I,** subdivisé selon la caractéristique de la tumeur (classification T de la classification TNM : voir **annexe 3**)
  - **Les formes diffuses** : **stades II** et **III**

CLASSIFICATION DES TG

Stade	***Description***
Stade I (T1-T4)	Atteinte limitée au testicule sans atteinte des ganglions rétropéritonéaux
Stade II	Atteinte des ganglions rétropéritonéaux
	A : Ganglion(s) de moins de 2 cm de diamètre
	B : Ganglion(s) de 2 à 5 cm de diamètre
	C : Ganglion(s) de plus de 5 cm de diamètre
Stade III	Atteinte des ganglions sus-diaphragmatiques Métastases extra-ganglionnaires (poumons, foie, cerveau, os)

RECOMMANDATIONS DIAGNOSTIQUES et STADIFICATION (AFU 2011)

- **L'échographie testiculaire** est systématique pour l'exploration du testis tumorale et du testis contro-latéral.
- **Les marqueurs sériques** (αFP, hCG, LDH) doivent être dosés avant et après orchidectomie, à visée de stadification et pronostique en tenant compte de la vitesse de décroissance (demi-vie).
- **Les ganglions rétropéritonéaux** doivent être évalués par la tomodensitométrie abdomino-pelvienne.
- **Les ganglions médiastinaux, supra-claviculaires** ainsi que le statut viscéral doivent être évalués par la tomodensitométrie thoracique (impérative en cas de tumeur germinale non-séminomateuse (TGNS). En cas de tumeur germinale séminomateuse (TGS), la tomodensitométrie thoracique est optionnelle, si le scanner abdomino-pelvien est normal (remplacée par la radiographie pulmonaire).
- **L'orchidectomie** et l'examen histologique du testicule confirment le diagnostic et définissent l'extension locale et le pronostique. En cas de menace vitale par une maladie métastatique avancée, la chimiothérapie doit être débutée avant l'orchidectomie. Celle-ci doit toujours être réalisée par voie inguinale avec ligature première des vaisseaux.
- Dans des cas particuliers, une orchidectomie partielle peut être discutée.
- Un prélèvement de sperme au CECOS est systématique et médico-légal.

V. TRAITEMENT

La cryoconservation du sperme sera proposée systématiquement avant l'orchidectomie (au moins un prélèvement, et les autres, en post-opératoire, avant les traitements complémentaires). La consultation au CECOS est médicolégale.

A. ORCHIDECTOMIE PAR VOIE INGUINALE AVEC LIGATURE PREMIERE DU CORDON

- Elle a pour but d'éviter la dissémination vasculaire tumorale et constitue le premier temps thérapeutique indispensable **(Annexe 5).** Elle est réalisée après **consentement écrit** du patient.
- **La voie d'abord chirurgicale est inguinale** car il ne faut pas faire d'ouverture scrotale qui risque d'entraîner une dissémination tumorale à la paroi du scrotum.
- Il est utile de faire un prélèvement de sang veineux du cordon pour doser l'α-FP car, si l'histologie de la tumeur se révèle être un séminome, la présence d'un taux élevé d'α-FP doit faire recouper la pièce d'exérèse pour rechercher un contingent de carcinome embryonnaire associé passé inaperçu.
- La mise en place d'une prothèse testiculaire à visée esthétique peut être proposée.

B. TRAITEMENTS COMPLEMENTAIRES

- Chimiothérapie, radiothérapie et curage ganglionnaire lombo-aortique sont proposés en fonction de l'extension ganglionnaire et du type histologique de la tumeur.
- Tous les cancers du testicule sont chimiosensible (cisplatine) et les séminomes sont en plus radio-sensibles.

1/ En cas de séminome (TGS)

- ***Tous stades tumoraux (T1 à T4) sans extension ganglionnaire*** (stade I), trois possibilités sont envisageables : surveillance, radiothérapie adjuvante de 25 Gy lombo-aortique +/- iliaque homolatérale ou chimiothérapie adjuvante par un cycle de carboplatine AUC7. Compte tenu de l'excellent pronostic spontané de ces patients après la chirurgie, la balance bénéfice-risque (effets secondaires à long terme) doit être évaluée au cas par cas.
- ***Tous stades tumoraux avec une extension ganglionnaire de moins de 5 cm*** (N1-N2) : radiothérapie de 30 Gy lombo-aortique + iliaque homolatérale. Une chimiothérapie par 3 cycles de BEP (Bléomycine-Etoposide-Cisplatine) peut se discuter à la place de la radiothérapie pour les adénopathies > 3 cm. Tous stades tumoraux (T1 à T4) avec une extension ganglionnaire importante (N3) et/ou des métastases viscérales : chimiothérapie de 3 cycles de BEP ou 4 cycles d'EP (Etoposide-Cisplatine).

En fonction de la réponse : surveillance si rémission complète, chirurgie d'exérèse des masses résiduelles > 3 cm si réponse partielle (sauf masses résiduelles < 3 cm hypermétaboliques en TEP qu'il convient de réséquer).

2/ En cas de tumeurs non-séminomateuses (TGNS)

- ***Tous stades tumoraux (T1 à T4) sans extension ganglionnaire*** (stade I), trois possibilités se discutent : chimiothérapie avec 2 cycles de BEP ou surveillance ou curage unilatéral lombo-aortique qui est peu utilisé actuellement en Europe. Il s'agit d'un curage enlevant les ganglions rétro-péritonéaux lombo-aortiques. Son intérêt est de pouvoir éviter une chimiothérapie en cas de petite tumeur non-séminomateuse s'il est négatif. La complication possible est l'anéjaculation définitive par lésion des plexus sympathiques rétro-péritonéaux. Une simple surveillance sans traitement complémentaire peut être discutée dans certains cas sélectionnés de petites tumeurs (T1) afin d'éviter le sur-traitement et les toxicités des traitements adjuvants chez ces patients avec un excellent pronostic postopératoire spontané.
- ***Tous stades tumoraux (T1 à T4) avec une extension ganglionnaire*** et/ou des ***métastases viscérales*** : chimiothérapie avec 3 ou 4 cycles de BEP ou d'EP en fonction du pronostic.

Après la chimiothérapie des formes métastatiques, une chirurgie d'exérèse des masses résiduelles est indispensable en cas de réponse biologique complète et de réponse partielle radiologique.

RECOMMANDATIONS THERAPEUTIQUES (AFU 2011)

- **L'orchidectomie** par voie inguinale est systématiquement recommandée en première intention. Exceptée en cas de menace vitale des métastases, une chimiothérapie peut être réalisée avant l'orchidectomie.
- **Pour les tumeurs germinales séminomateuses** (TGS) de stade I, se discute soit une surveillance, soit un traitement adjuvant radiothérapie ou chimiothérapie (1 carboplatine (hors AMM)). Le choix se fait en fonction du patient et éventuellement des facteurs pronostiques (taille > 4 cm et invasion du rete testis).
- **Pour les tumeurs germinales non-séminomateuses** (TGNS) de stade I, se discute soit une surveillance, soit un traitement adjuvant chimiothérapie (2BEP) ou lymphadénectomie rétropéritonéale. Le choix se fait en fonction du patient et éventuellement du facteur pronostique (emboles vasculaires et lymphatiques).
- Dans les cas des TGS de stade IIA/IIB, une radiothérapie lombo-aortique est recommandée.
- Pour les autres tumeurs métastatiques, une chimiothérapie (3 ou 4 BEP) est recommandée en fonction du groupe pronostic.
- **Une évaluation des masses résiduelles** doit être réalisée à 4 semaines après la chimiothérapie. Le TEP-Scan a une place uniquement pour les TGS (pas pour les TGNS).
- **En cas de masse résiduelle après chimiothérapie pour une TGS**, une lymphadénectomie rétropéritonéale (bilatérale modifiée) est recommandée en cas de masse > 3 cm, dans les autres cas une surveillance est recommandée.
- **En cas de masse résiduelle après chimiothérapie pour une TGNS**, une lymphadénectomie rétropéritonéale (bilatérale modifiée) est recommandée en cas de masse > 1 cm avec des marqueurs normaux.
- En cas de progression sous chimiothérapie, les patients doivent être orientés dans des centres experts pour une intensification de chimiothérapie

VI. Surveillance

1/ Efficacité du traitement

- Si les marqueurs sont élevés avant le traitement, ils doivent chuter après un traitement efficace dans un délai en rapport avec leur demi-vie.
- Un taux élevé persistant signifie toujours la présence de tumeur résiduelle, mais un taux normal n'élimine pas une métastase ou une rechute.

2/ Rechute

- La majorité des récidives (80 à 90%) survenant dans les 2 ans après orchidectomie, des contrôles répétés seront effectués avec :
  - Examen clinique (testicule controlatéral, aires ganglionnaires, masse abdominale, recherche de douleurs osseuses => radio/scintigraphie si présentes) ;
  - Dosage des marqueurs ;
  - Scanners thoraco-abdominaux.

- En cas de reprise évolutive, une chimiothérapie de « rattrapage » est proposée.
- Un cancer du testicule expose à un risque de cancer controlatéral. Celui-ci peut être apprécié par une biopsie du testicule sain à la recherche d'un carcinome in situ, mais, dans tous les cas, le patient doit apprendre l'auto-palpation du testicule pour permettre un diagnostic précoce.

3/ Problème de l'infertilité

- En général, 30 à 40% des patients souhaiteront un enfant après le traitement de leur cancer du testicule. Parmi eux, seulement 50% pourront en avoir. C'est dire toute l'importance de la **conservation du sperme** avant de débuter le traitement.
- Les facteurs d'infertilité sont :
  - La radiothérapie, qui peut léser le testicule controlatéral. L'azoospermie induite étant réversible, une récupération est possible ;
  - La chimiothérapie : 1 an après chimiothérapie, 43% des patients sont azoospermes, mais les chances de récupération sont élevées (80% à 2 ans) ;
  - L'anéjaculation après curage ganglionnaire.

VII. Pronostic

Le pronostic après traitement est globalement bon. La survie globale à 5 ans des formes localisées est de 95 à 98 % et de 60 à 98% pour les formes métastatiques selon la classification pronostique initiale (voir aussi **Annexe 4**).

1/ Pour les séminomes

- Sans extension ganglionnaire : 4% de récidive.
- Avec extension ganglionnaire : 10% de récidive.

Il n'y a pas de séminomes de mauvais pronostic.

2/ Pour les tumeurs non-séminomateuses

- En cas de surveillance simple : 5 à 20% de récidives qui sont « rattrapées » par la chimiothérapie ;
- En cas de curage ganglionnaire sans chimiothérapie : 10% de récidive ;
- En cas de chimiothérapie : 2% de récidive.

3/ Classification pronostique des TG métastatiques

Le pronostic est habituellement bon. Le nombre de cycles de chimiothérapie dépend d'une classification pronostique simple.

SCHEMA DE SYNTHESE

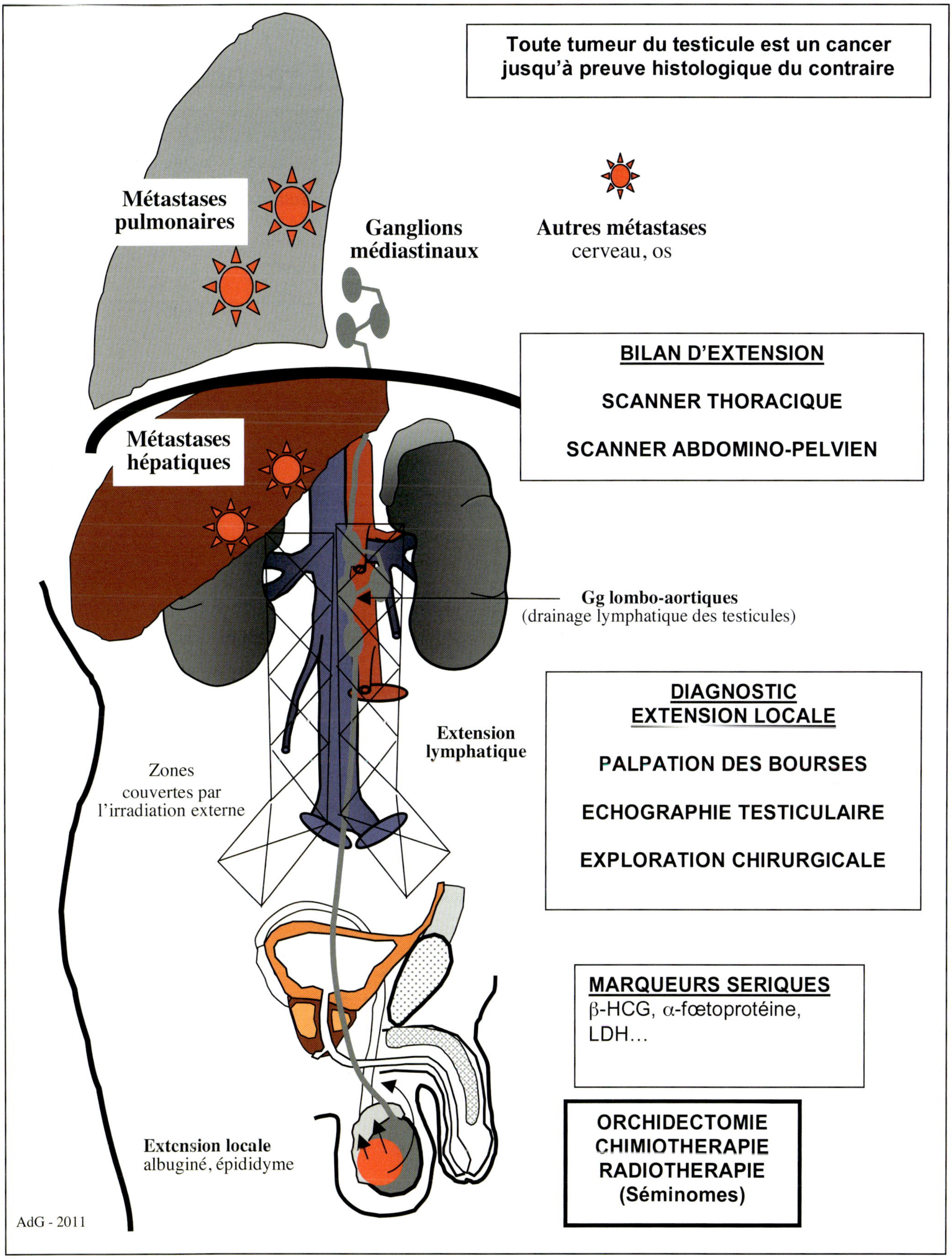

ANNEXES

ANNEXE 1 : CLASSIFICATION DES TUMEURS MALIGNES TESTICULAIRES

Tumeurs Primitives	
Tumeurs germinales (90 à 95% des cas)	**Tumeurs non germinales** (5 à 10% des cas)
Séminomes (40%) **Tumeurs non-séminomateuses** (60%) - Carcinome embryonnaire (20 à 25%) - Carc. Emb. + Choriocarc. (25 à 30%) - Tératome (5 à 10%) - Choriocarcinome (1%) - Tumeur du sac vitellin (2% ; pic de fréquence à 18 mois)	**Stroma gonadique spécialisé** - Tumeurs à cellules de Leydig (bénignes dans 90% des cas) - Tumeur à cellules de Sertoli **Gonadoblastome** **Diverses** - Adénocarcinome du rete testis…
Tumeurs Secondaires	
Lymphomes (5% des cas, médiane à 60 ans) Leucémie aiguë lymphoblastique Métastases : prostate, poumon, mélanome, rein…	

ANNEXE 2 : HISTOGENESE DU CANCER DU TESTICULE

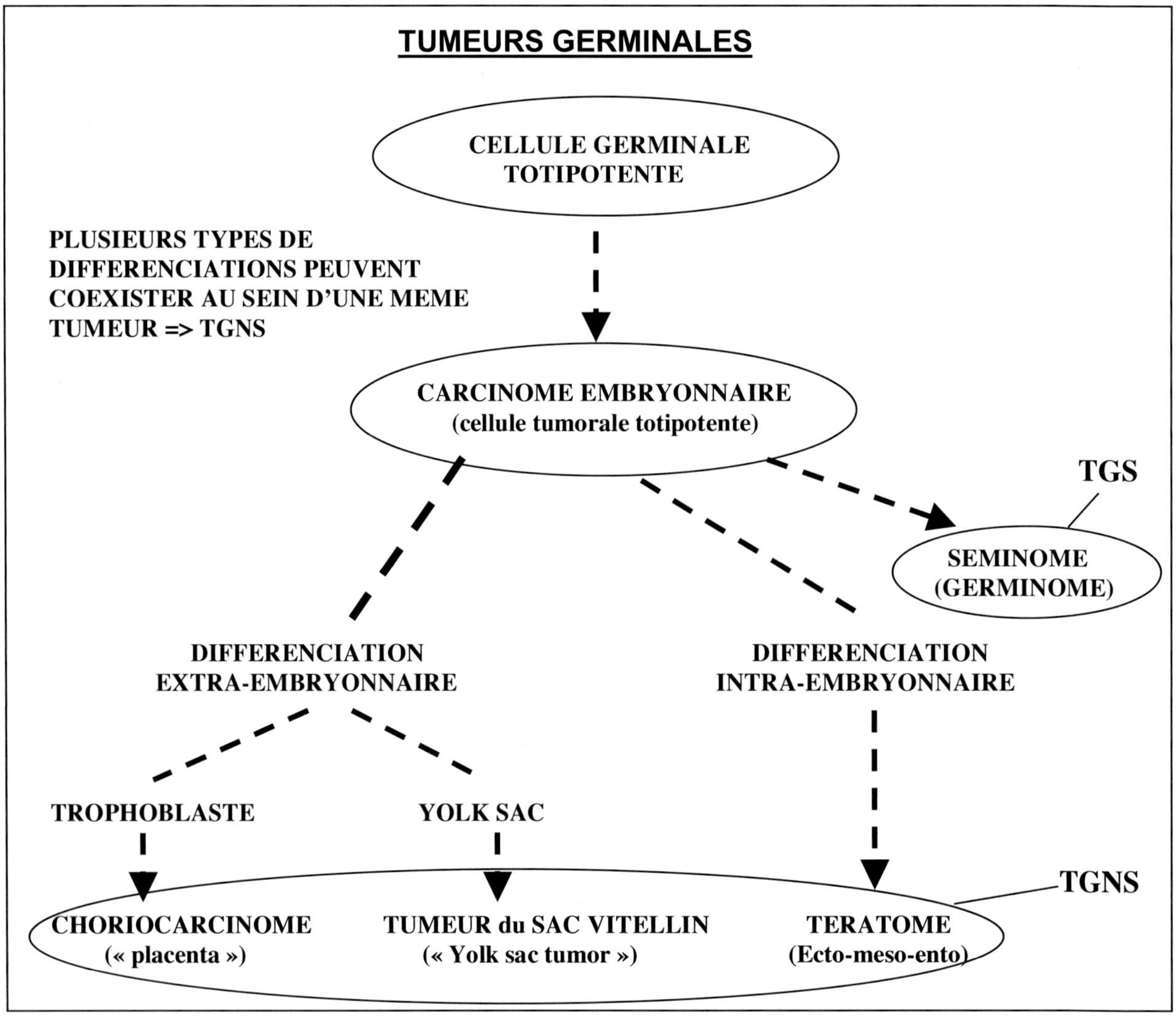

ANNEXE 3 : CLASSIFICATION TNM 2002 DES TUMEURS MALIGNES TESTICULAIRES

pT : TUMEUR PRIMITIVE

pTx : Tumeur non évaluable (en l'absence d'orchidectomie, Tx est utilisé).

pT0 : Absence de tumeur primitive évidente (exemple : simple cicatrice résiduelle).

pTis : Carcinome in situ.

pT1 : Tumeur limitée au testicule et à l'épididyme, sans invasion vasculaire ni lymphatique. La tumeur peut envahir l'albuginée, mais pas la vaginale.

pT2 : Tumeur limitée au testicule et à l'épididyme, avec invasion vasculaire ou lymphatique, ou tumeur étendue à l'albuginée avec envahissement de la vaginale.

pT3 : Tumeur envahissant le cordon spermatique, avec ou sans invasion vasculaire ou lymphatique.

pT4 : Tumeur envahissant le scrotum, avec ou sans invasion vasculaire ou lymphatique.

N : GANGLIONS REGIONAUX (pN si anatomapathologie sur curage)

Nx : Ganglions régionaux non évaluables.

N0 : Absence d'adénopathie métastatique régionale.

N1 : Métastase ganglionnaire unique < 2 cm de plus grande dimension, ou multiples ganglions métastatiques < 2 cm de plus grande dimension.

N2 : Métastase unique de 2 à 5 cm de plus grande dimension, ou multiples ganglions positifs < 5 cm de plus grande dimension.

N3 : Métastase > 5 cm de plus grande dimension.

M : METASTASES A DISTANCE

Mx : Métastases non évaluables.

M0 : Absence de métastase à distance.

M1 : Métastases à distance.

M1a : Métastase ganglionnaire non-régionale ou pulmonaire.

M1b : Métastase à distance autre que ganglionnaire non régionale et pulmonaire.

S : MARQUEURS SERIQUES

Sx : Marqueurs non évalués.

S0 : Marqueurs normaux.

	LDH		β-HCG (mUI/ml)		α FP (ng/ml)
S1 :	< 1,5 x N	et	< 5 000	et	< 1 000
S2 :	1,5 à 10 x N	ou	5 000 à 50 000	ou	1 000 à 10 000
S3 :	> 10 x N	ou	> 50 000	ou	> 10 000

ANNEXE 4 : CLASSIFICATION PRONOSTIQUE

Pronostic	T. Germinale non Séminomateuse (TGNS)	T. Germinale Séminomateuse (TGS)	Survie à 5 ans
Bon	Primitif : testicule ou lésion rétropéritonéale ET pas de métastases viscérales non pulmonaires ET LDH < 1.5 N ET HCG < 5000 ET AFP < 1000 **(56 %)**	Primitif : toutes localisations ET pas de métastases viscérales non pulmonaires. Marqueurs indifférents **(90 %)**	**91%**
Intermédiaire	Primitif : testicule ou lésion rétropéritonéale ET pas de métastases viscérales non pulmonaires ET 1,5 < LDH < 10N ET 1000 < AFP < 10000 ET 5000 < HCG < 50000 **(28 %)**	Primitif : toutes localisations ET métastases viscérales non pulmonaires. Marqueurs indifférents **(10 %)**	**75%**
Mauvais	Primitif : toutes localisations (médiastin) Ou métastases viscérales non pulmonaires Ou LDH > 10N Ou AFP > 10000 Ou HCG > 50000 **(16 %)**	N'existe pas **(0 %)**	**48%**
LDH : lactate dehydrogenase ; AFP : α-fœto protein ; HCG : Human chorionic gonadotrophin.			

D'après International Germ Cell Consensus Classification: a prognostic factor-based staging system for metastatic germ cell cancers. International Germ Cell Cancer Collaborative Group. J Clin Oncol 1997 : 15:594-603.

ANNEXE 5 : ORCHIDECTOMIE PAR VOIE INGUINALE

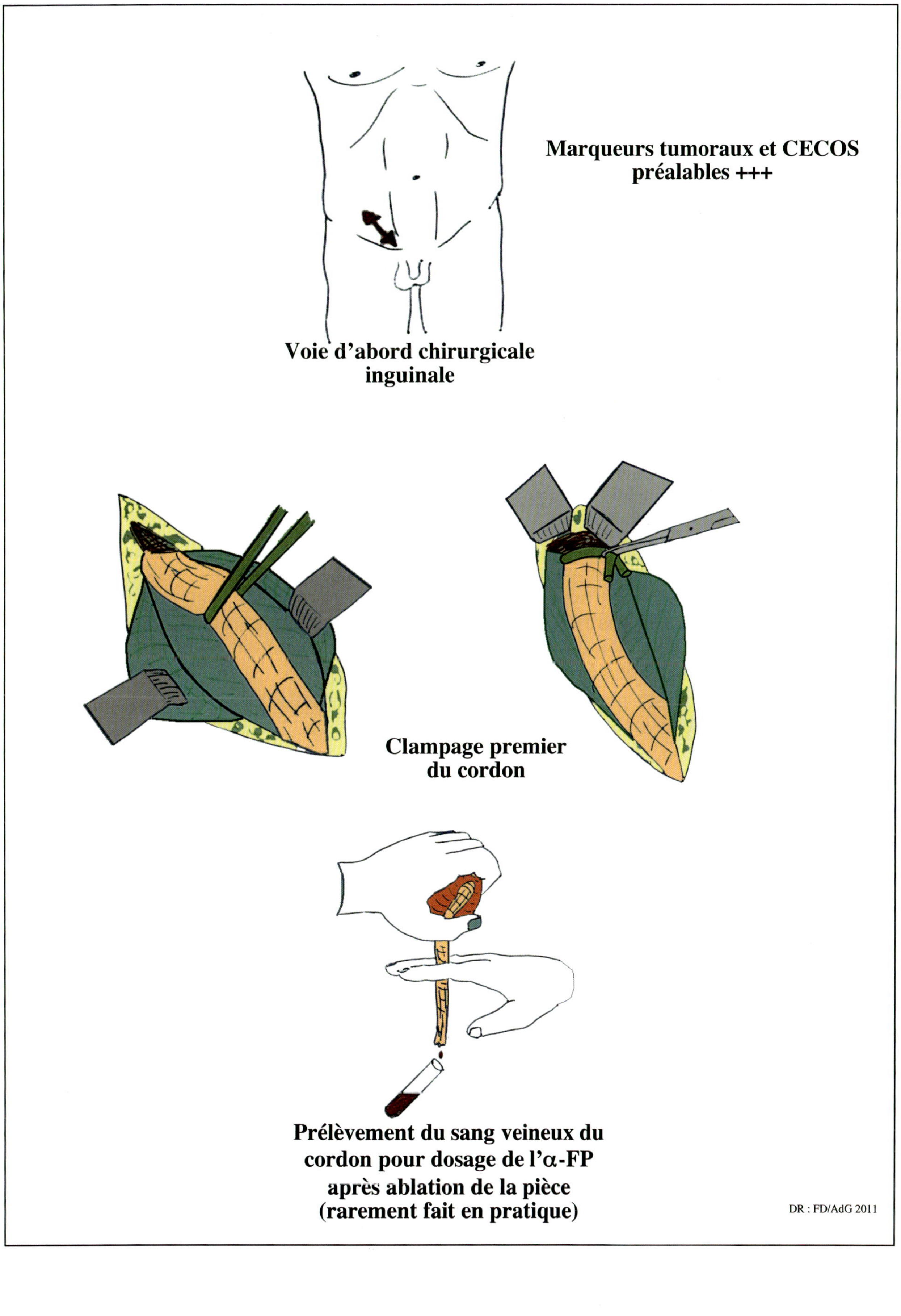

HYPERTROPHIE BENIGNE DE LA PROSTATE

Module 11
Item 247

Objectifs du CNCI

- Diagnostiquer une hypertrophie bénigne de la prostate.
- Argumenter l'attitude thérapeutique et planifier le suivi du patient.

PLAN	MOTS CLES
FICHE FLASH I. PHYSIOPATHOLOGIE II. ETIOPATHOGENIE III. DIAGNOSTIC IV. TRAITEMENT SCHEMA DE SYNTHESE	**Hypertrophie bénigne de la prostate, adénome prostatique, troubles mictionnels (pollakiurie, impériosité, dysurie) rétention d'urine, toucher rectal, échographie, résidu post mictionnel, débimétrie, traitement médical, résection endoscopique, adénomectomie**

Introduction

L'hypertrophie bénigne de la prostate (HBP) ou adénome de la prostate est une tumeur bénigne associant hypertrophie des glandes prostatiques et du tissu fibreux et musculaire (adéno-fibro-myome). Il s'agit d'une affection très courante dont la fréquence augmente avec l'âge. Le risque évolutif est dominé par les conséquences de l'obstruction qu'elle provoque sur l'évacuation vésicale et son retentissement sur le haut appareil urinaire.

POINTS CLES

Le risque évolutif de l'hypertrophie bénigne de la prostate est dominé par les **conséquences de l'obstruction vésicale** aiguë ou chronique (rétention d'urine, calcul de la vessie, obstruction du haut appareil urinaire et finalement insuffisance rénale et **les complications locales** (infections et/ou hémorragies).

L'HBP se manifeste par des troubles de la retenue (**pollakiurie, impériosité**) et des troubles de l'évacuation (**dysurie**).

Le diagnostic repose essentiellement sur **l'interrogatoire**, le **toucher rectal** (hypertrophie homogène non douloureuse de la prostate) et l'échographie prostatique (volume prostatique). L'échographie vésicale et rénale est systématique pour rechercher un retentissement d'amont (**résidu post mictionnel** et dilatation bilatérale des cavités pyélocalicielles).

Le PSA peut être dosé pour ne pas méconnaître un cancer associé.

La mesure du débit urinaire (**débitmétrie**) objective l'obstruction et peut orienter les choix thérapeutiques.

Le **traitement médical** (phytothérapie, alphabloquant ou inhibiteurs de la 5α-réductase) est indiqué en cas de signes fonctionnels associés ou non à une débitmétrie anormale et/ou à un résidu post-mictionnel modéré.

La chirurgie est proposée surtout en cas d'échec du traitement médical (3 mois minimum), en cas de débitmétrie < 10 ml/sec, de résidu post-mictionnel > 100-150 ml, de rétention aiguë ou chronique (vessie de lutte, calcul de la vessie), de dilatation du haut appareil, d'infections urinaires ou d'hématuries à répétition. Les moyens chirurgicaux sont multiples, conventionnels ou endoscopiques et sont fonction du volume de l'hypertrophie prostatique et des habitudes de l'opérateur. L'éjaculation rétrograde est la séquelle post-opératoire la plus fréquente et doit être signalée au patient avant toute intervention.

FICHE FLASH

(« L'essentiel - Dernier tour »)

I. ASPECTS PHYSIOPATHOLOGIQUES

- L'âge moyen de découverte est de 65 ans.
- Toute modification du volume peut retentir sur l'écoulement des urines avec troubles de l'évacuation vésicale et de la retenue des urines.

II. ASPECTS ETIOPATHOGENIQUES

- Rôle possible mais non prouvé de la DHT sur la croissance de l'adénome.
- Théorie stromale : rôle de facteurs de croissance sur des clones de cellules stromales.

III. DIAGNOSTIC

- **Les signes fonctionnels d'appel :**
  - Dysurie
  - Pollakiurie et impériosités.
- **Les scores symptômes** (I-PPS et Qualité de vie) : sévérité des symptômes et la gêne ++
- **Les complications révélatrices :**
  - La rétention aiguë d'urine
  - Les infections urinaires (prostatite, épidydimite…).
- **Le toucher rectal :** hypertrophie prostatique homogène et non douloureuse
- **Les examens complémentaires :**
  - L'échographie vésico-prostatique : résidu post-mictionnel et volume prostatique
  - L'échographie rénale : distension du haut appareil urinaire
  - Débitmétrie urinaire : objective l'obstacle et son importance
  - Le PSA : recherche du cancer de la prostate associé ++
  - **Autres examens fonction du contexte :** ECBU, Créatininémie, calendrier mictionnel

- **Le diagnostic différentiel :**
  - *En cas de troubles de l'évacuation des urines :* rétrécissement urétral, prostatite, cancer de la prostate, vessie neurologique

En cas de troubles de la retenue des urines : tumeur vésicale, infection chronique, calcul de la vessie, vessie neurologique, excès d'apports liquidiens.

IV. TRAITEMENT

- Est fonction de la symptomatologie, du résidu post-mictionnel et de la débitmétrie.
- **Traitement médical :**
  - Pour les HBP symptomatiques non compliquées
  - extraits de plantes, alphabloquants, inhibiteurs de la 5α-réductase.
- **Chirurgie/endoscopie :**
  - Si débit maximal < 10 ml/sec et/ou résidu post-mictionnel > 150 ml et/ou complication (infections, rétention aiguë, distension vésico-urétérale).
  - Types d'intervention : en fonction de la taille de la prostate et de l'opérateur :
    - → Chirurgie endoscopique (VP < 60 g) : électro-incision cervico-prostatique ou résection endoscopique transurétrale de prostate
    - → Chirurgie ouverte (VP > 60 g) : adénomectomie.
  - Principales complications de la chirurgie :
    - → Saignement post-opératoire ; chute d'escarre vers J15-J21/opération
    - → Ejaculation rétrograde (prévenir le patient +++).

Rappel des mots clés : Hypertrophie bénigne de la prostate, adénome prostatique, troubles mictionnels (pollakiurie, impériosité, dysurie) rétention d'urine, toucher rectal, échographie, résidu post mictionnel, débimétrie, traitement médical, résection endoscopique, adénomectomie

I. Aspects physiopathologiques

- Trois phases sont individualisées dans l'histoire naturelle de l'adénome prostatique : microscopique, macroscopique et phase symptomatique.
- La fréquence des lésions microscopiques d'hyperplasie et stromale augmente avec le vieillissement et celles-ci sont observées dès l'âge de 30 à 40 ans chez 8% des sujets et jusqu'à 70 à 80% des patients de 70 ans. Ces lésions évoluent vers des lésions macroscopiques dans environ 50% des cas.
- L'âge moyen de découverte clinique de l'adénome est de 65 ans chez le sujet caucasien. On estime qu'un homme de 40 ans a une chance sur dix d'être opéré d'une HBP avant l'âge de 80 ans.

A. ASPECTS DESCRIPTIFS

- La prostate est composée de trois zones principales, *centrale*, *périphérique* et *de transition* auxquelles sont associés le stroma fibreux antérieur et la zone péri-urétrale.
- La zone de transition est située de part et d'autre de l'urètre et correspond à environ 5% du volume de la glande. C'est préférentiellement à partir de cette zone que l'adénome va se développer.
- D'un poids de quelques grammes à la naissance, la croissance de la prostate reste faible jusqu'à la puberté, où elle s'accélère pour atteindre son poids normal qui est de 15 à 25 grammes entre 25 et 40 ans. A partir de cet âge, le tissu prostatique peut s'hypertrophier.
- Une fois constitué, l'adénome prostatique se présente habituellement sous la forme d'une tumeur faite d'un lobe médian et de deux lobes latéraux. Le volume de ces lobes est variable d'un sujet à l'autre. Les deux lobes latéraux peuvent être volumineux et le lobe médian réduit, voire inexistant. A l'inverse, l'hypertrophie peut porter presque uniquement sur le lobe médian.
- Enfin, il existe un plan de clivage anatomique entre l'adénome qui a une position centrale autour de l'urètre et la prostate (saine) refoulée en périphérie.

B. ASPECTS FONCTIONNELS

- La prostate est une glande dont la partie centrale creuse forme l'urètre proximal. Quelle que soit sa forme, l'hypertrophie bénigne de la prostate peut entraîner finalement deux grands groupes de troubles mictionnels :
  - Ceux liés à un trouble de l'évacuation (ou « vidange ») des urines (signes obstructifs) ;
  - Ceux liés à un trouble de la retenue (ou « stockage ») des urines (signes irritatifs).

1/ Les troubles de l'évacuation vésicale

- Ils se traduisent cliniquement par **l'attente du jet** et la **nécessité de pousser pour uriner** (**dysurie**) associée à une **réduction de la force du jet** d'urine et des **gouttes retardataires** en fin de miction.
- Ces troubles sont dus, à la fois à l'obstacle statique lié à l'augmentation de volume de la prostate comprimant l'urètre et à un obstacle dynamique en rapport avec une augmentation de volume du tissu musculaire lisse, partie intégrante du tissu adénomateux

- Dans un premier temps, l'obstacle entraîne un retentissement sur la vessie avec hypertrophie de sa musculature pour faciliter le franchissement de l'obstacle. La paroi vésicale s'épaissit avec apparition de colonnes (ou « travées ») et parfois de diverticules dans les zones de faiblesse entre les colonnes. C'est le stade de la vessie bien compensée et adaptée à l'effort supplémentaire demandé. Il n'y a pas encore de résidu post-mictionnel.
- Dans un deuxième temps, la décompensation vésicale se fait par épuisement de la contraction du détrusor. Le résidu se majore et la vessie se vidange incomplètement. Le patient apprend à compenser ce déficit en poussant avec la sangle abdominale et le diaphragme avec parfois apparition de ***hernie inguinale***, de ***prolapsus rectal*** *ou* ***hémorroïdaire.*** L'augmentation progressive du résidu vésical aboutit à la distension de la vessie. A ce stade, la sensation du besoin s'altère avec perte du tonus vésical. Au maximum, la vessie peut devenir acontractile (vessie « claquée »).
- A un stade ultérieur, la distension vésicale s'accompagne d'une distension du haut appareil, qui peut aboutir à une **insuffisance rénale.** Cette insuffisance rénale peut être réversible à la suppression de l'obstacle.

2/ Les troubles de la retenue vésicale

- Ils associent pollakiurie (diurne et nocturne) et impériosités (ou urgenturies), parfois accompagnés de fuites urinaires. Il s'agit de signes « irritatifs ».
- Au stade de vessie bien compensée, la pression augmente précocement dans la vessie, avec une sensation de besoin pour un volume d'urines minime. A ce stade, la vessie est hypertonique avec des contractions vésicales non inhibées. Certains stimuli (croisement des jambes, marche au froid, introduction de la clé dans la porte en rentrant le soir,...) provoquent des contractions transitoires du détrusor, qui augmentent la pression intra-vésicale et donnent des besoins urgents d'uriner qui peuvent provoquer des fuites d'urine.
- Ce sont les troubles de la retenue qui amènent le plus souvent le patient à consulter, mais au bout du compte, ce sont les troubles de l'évacuation qui sont les plus graves pour l'intégrité de l'appareil urinaire.

II. Aspects etiopathogeniques

La pathogénie de l'adénome prostatique est multifactorielle et plusieurs théories non exclusives sont proposées.

A. THEORIE HORMONALE

Il faut une stimulation androgénique, notamment par la déhydrotestostérone (DHT), pour que la croissance de l'adénome se fasse. La DHT provient de la double hydroxylation de la testostérone sous l'action d'une enzyme microsomiale, la 5 alpha-réductase. Le rôle de la DHT dans la pathogénie de l'adénome est suggéré par les modèles animaux. En effet, chez le chien, l'adénome s'accompagne d'une augmentation des taux intra-cellulaires de DHT. Dans la majorité des espèces animales, la capacité à transformer la testostérone en DHT diminue avec l'âge, sauf chez l'homme et chez le chien, qui sont les deux seules espèces à développer un adénome prostatique. Néanmoins, les expérimentations chez l'homme ne montrent pas de taux très différents de DHT dans la prostate saine et adénomateuse des sujets étudiés. Le rôle des autres hormones, notamment œstrogènes et prolactine, n'est pas prouvé.

B. THEORIE STROMALE

Les premiers nodules d'adénome apparaissent dans la région sus-montanale, riche en cellules mésenchymateuses qui, durant l'embryogenèse, induisent et régulent les différentes phases de différenciation. On suggère le retour spontané d'un ou de plusieurs clones de ces cellules stromales vers un état embryonnaire, qui leur fait retrouver un potentiel inductif médié par des facteurs de croissance et notamment le facteur de croissance fibroblastique basique (bFGF).

III. DIAGNOSTIC

- **Il est essentiellement clinique**, reposant sur la mise en évidence à l'**interrogatoire** de **troubles de l'évacuation et de la retenue des urines**, associés à une **augmentation de volume de la prostate** mise en évidence au **toucher rectal**.
- **Les examens complémentaires**, échographie (prostatique, vésicale et rénale) et débitmétrie, **ont plus pour but d'orienter la thérapeutique** que de confirmer le diagnostic. Le dosage du PSA peut permettre d'évoquer un cancer associé.

A. INTERROGATOIRE

Les signes fonctionnels sont les suivants :

- **Dysurie** (troubles de la vidange vésicale) : attente du jet, poussée abdominale, allongement du temps de la miction, diminution de la force du jet et gouttes retardataires.
- **Pollakiurie** et **impériosités** (troubles de la retenue vésicale) : la pollakiurie nocturne (plus de 2 mictions par nuit) précède habituellement la pollakiurie diurne qui est définie par un nombre de mictions supérieur à 6 par jour. La pollakiurie nocturne ne doit prendre en compte que le nombre de levers motivés par l'envie d'uriner.
- Autres signes possibles à l'interrogatoire :
  - **Hématurie** habituellement initiale mais exceptionnelle (cf. question Hématurie) ;
  - **Infections** (prostatite, épididymite) ;
  - Mictions par regorgement (« fausse incontinence », surtout nocturne), les urines étant émises en dehors de tout contrôle alors qu'il existe une rétention vésicale chronique (la pression vésicale est par moment supérieure à la pression de clôture du sphincter urétral).
- **Rétention aiguë :** accident paroxystique favorisé par la survenue d'une infection urinaire, de prise d'alcool ou de médicaments contre-indiqués (anticholinergiques).

La gêne fonctionnelle est appréciée par :

- Le **score I-PSS** (score international symptomatique de la prostate) allant de 0 (asymptomatique) à 35 (symptôme de sévérité maximale). **Tableau 1.**
- Un score de qualité de vie (lié à la gêne) allant de 0 (très heureux) à 6 (insupportable). **Tableau 2.**

B. EXAMEN PHYSIQUE

1/ Le toucher rectal

Classiquement, en cas d'hypertrophie bénigne, la prostate est augmentée de volume, souple avec, au maximum, perte du sillon médian séparant les deux lobes. Il n'existe pas de nodule palpable et aucune sensibilité particulière. Le toucher rectal permet d'évaluer très approximativement le volume prostatique.

2/ Le reste de l'examen clinique

- Il a pour but de rechercher une complication liée à l'adénome : globe vésical, épididymite, prostatite, ou hernie inguinale (favorisée par les efforts de poussée mictionnelle augmentant la pression intra-abdominale).
- Il cherche aussi des arguments pour un diagnostic différentiel surtout si le volume de la prostate n'est que modérément augmenté :
  - Aspect du méat (sténose ?), tumeur du gland, phimosis serré ;
  - Tonus du sphincter anal (atonie ?) et sensibilité de la face interne des cuisses (hypoesthésie ?).

C. EXAMENS COMPLEMENTAIRES

Ils sont prescrits, selon l'importance des troubles, plus pour évaluer l'indication thérapeutique que pour confirmer le diagnostic.

1/ Echographie prostatique, vésicale et rénale

- **L'échographie vésicale** permet de mesurer le résidu après miction et peut mettre en évidence la présence d'un ou plusieurs diverticules et/ou calculs vésicaux ;
- **L'échographie prostatique** permet :
  - De mesurer l'hypertrophie de la prostate en sachant que la gêne fonctionnelle n'est pas en relation directe avec le volume. L'évaluation volumétrique est surtout utile pour choisir, lorsque l'indication est posée, le type de chirurgie adéquate.
  - De noter l'existence ou non d'une hypertrophie du lobe médian faisant saillie dans la vessie, inappréciable par le toucher rectal.
- **Rl'échographie rénale,** elle visualise une éventuelle dilatation urétérale et des cavités pyélocalicielles, classiquement bilatérale.

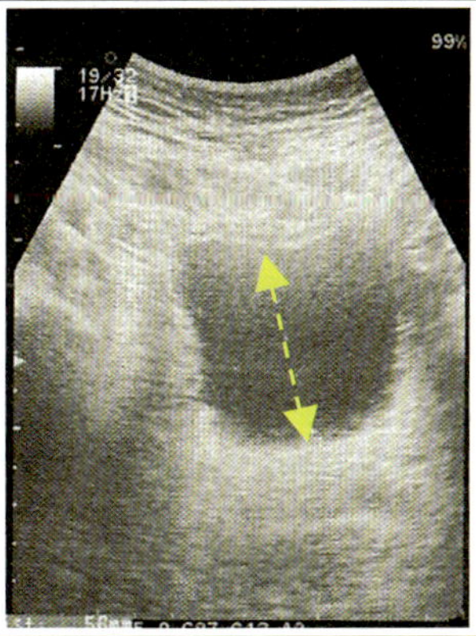

Echographie prostatique suspubienne
Mesure du volume résiduel post mictionnel

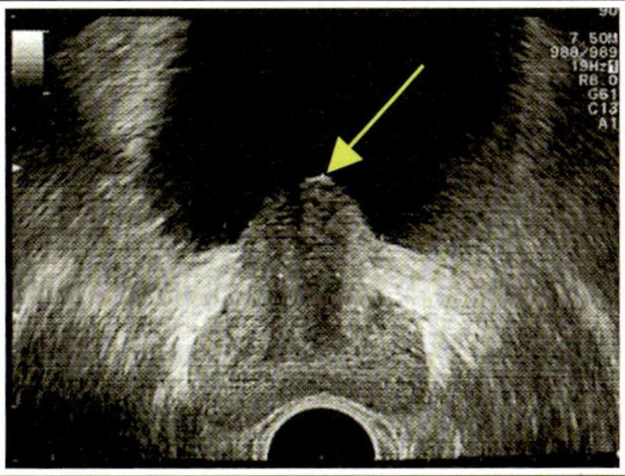

Echographie prostatlque endorectale
Adénome du lobe médian faisant saillie dans la vessie

2/ Débitmétrie mictionnelle

Elle objective les troubles de l'évacuation. Le débit maximal normal est ≥ 15 ml/sec. Un débit < 10 ml/sec. signe une obstruction.

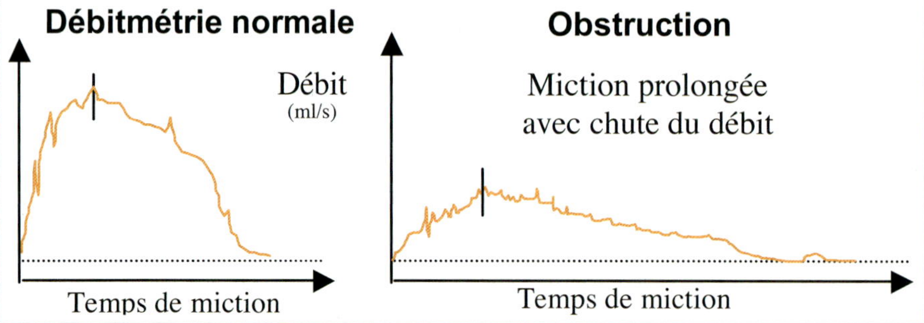

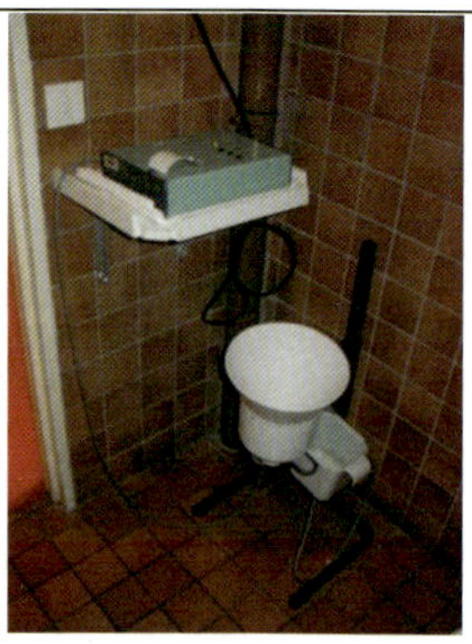

3/ Antigène spécifique de prostate (PSA)

Le taux de PSA peut être augmenté en cas d'adénome, puisque ce marqueur n'est pas spécifique du cancer. Néanmoins, lorsque le taux du PSA est supérieur à la normale (> 4 ng/ml), on peut suspecter la coexistence d'un cancer de la prostate associé, même lorsque les données du toucher rectal sont en faveur d'une HBP.

4/ Les autres examens complémentaires

Sont utiles selon le contexte et prescrits au cas par cas :

- ***Bandelette urinaire*** *et/ou* ***Examen cytobactériologique des urines (ECBU)*** pour rechercher une infection urinaire associée ;

- ***Ionogramme sanguin avec dosage de l'urée et de la créatininémie***. A un stade avancé, l'HBP peut entraîner une insuffisance rénale chronique par retentissement d'amont (hyperpression, infections).

- ***Calendrier mictionnel rempli par le patient*** *;* il consiste à relever sur 24h, le nombre, l'heure et le volume des mictions ; le total du volume uriné supérieur à 2 litres par 24h évoque un excès d'apport liquidien.

- ***Endoscopie urétrovésicale :*** d'indication rare, elle est réalisée en consultation sous anesthésie locale avec urines stériles. Elle permet :
  - D'éliminer une sténose de l'urètre ;
  - D'apprécier l'obstacle prostatique (lobes latéraux jointifs ; lobe médian) ;
  - D'éliminer une tumeur de la vessie associée
  - D'évaluer le retentissement de l'obstacle sur la vessie (colonnes et diverticules) ;

- **Bilan urodynamique** (**BUD**) avec étude pression/débit pour faire la part entre l'obstacle prostatique et d'éventuelles anomalies neurologiques ou du contrôle vésical propre (vessie hypo ou hyperactive). Ses indications sont rares.

D. DIAGNOSTIC DIFFERENTIEL

1/ En cas de troubles de l'évacuation des urines

a) Rétrécissement urétral

Il doit être suspecté sur les antécédents infectieux ou traumatiques et la discordance entre les troubles urinaires et la normalité du toucher rectal. Il peut être confirmé par une fibroscopie urétro-vésicale ou la réalisation d'une urétrocystographie rétrograde et mictionnelle. L'inspection attentive du méat peut mettre en évidence une sténose du méat.

b) Prostatite

Elle peut provoquer des troubles de l'évacuation des urines, mais la présentation clinique est très différente : brûlures mictionnelles, fièvre et prostate douloureuse au toucher rectal. Par ailleurs, l'ECBU révèle la présence d'une infection (> 10^5 bact/mm^3).

c) Cancer de la prostate *(voir question)*

d) Vessie neurologique

Défaut de contraction vésicale ou hypertonie urétrale peuvent être à l'origine de dysurie, mais là encore le contexte de présentation des patients est différent (antécédents de traumatisme neurologique, maladie à tropisme nerveux., diabète…). Des anomalies neurologiques associées (hypoesthésie ou anesthésie en selle, baisse du tonus anal) seront recherchées.

En cas de doute, un bilan urodynamique sera effectué.

2/ En cas de troubles de la retenue des urines

- **Toutes les causes d'irritation vésicale** :
  - Infection (l'ECBU révèle l'infection) ;
  - Tumeur vésicale (contexte fumeur – hématurie) ;
  - Calcul de la vessie ou autre corps étranger (mis en évidence par l'échographie)
- **Un excès d'apport liquidien** : montré par le calendrier mictionnel

IV. TRAITEMENT

A. MOYENS THERAPEUTIQUES

Les différentes modalités thérapeutiques sont les traitements médicamenteux, la chirurgie, et les nouvelles techniques mini-invasives.

1/ Traitements médicamenteux

a) Phytothérapie (dérivés de plantes)

- *Pygeum Africanum :* 1 cp. à 50 milligrammes matin et soir.
- *Serenoa repens :* 1 gél. à 160 milligrammes deux fois par jour.

De mécanisme d'action non précisément élucidé, ils n'entraînent pas d'effet secondaire.

b) Alphabloquants

- *Alfuzosine :* 1 cp à 10 mg par jour ;
- *Tamsulosine :* 1 cp à 0,4 mg par jour ;
- *Silodosine :* 1 cp à 8 mg par jour

Les alpha-bloquants réduisent le tonus des fibres musculaires prostatiques et réduisent l'obstacle dynamique.

- Cette classe de médicaments est la plus utilisée en France. Indiqués préférentiellement en cas de dysurie, ils ont une efficacité comparable de classe avec un gain sur le débit maximal uriné d'environ 2 à 4 ml/sec. Ils ont aussi un effet sur les troubles irritatifs.
- Les molécules sont de plus en plus ciblées sur les récepteurs alpha-1a, prédominant au niveau de la prostate et du col vésical et donnent ainsi moins d'effets secondaires cardiovasculaires qui sont principalement l'hypotension orthostatique et les céphalées.

c) Inhibiteurs de la 5α -réductase

- Ces produits inhibent l'enzyme qui permet la transformation de la testostérone en DHT.
- Leur effet sur la débitmétrie maximale est en moyenne moins important que celui des alphabloquants.
- Le *Finastéride* et le *Dutastéride* sont les deux molécules de cette classe commercialisées en France. La posologie est de 1 cp par jour. Les effets secondaires potentiels sont des troubles de la fonction sexuelle, une diminution de la libido, une diminution du volume de l'éjaculat, une gynécomastie, des réactions allergiques.
- Il faut noter que ces produits provoquent une diminution des taux sériques du PSA (- 50%) par un effet de réduction sur le volume prostatique et peuvent faire ainsi méconnaître certains cancers de la prostate. Ils doivent être réservés aux **grosses prostates** (> 50 ml).

d) Association

L'association α-bloquant à inhibiteur de la 5 α-réductase est possible en cas d'échec d'une monothérapie.

2/ Le traitement chirurgical

a) Traitements endoscopiques

- *Electro-incision cervico-prostatique* :
  - Elle consiste à inciser, à l'aide d'une électrode à pointe, le col de la vessie depuis la sortie de la vessie jusqu'au *veru montanum*, en ouvrant la prostate.
  - Elle est réservée à des patients jeunes ayant un volume prostatique faible (20-30 ml). Elle peut permettre de conserver une éjaculation antérograde, mais le patient doit être informé du risque d'éjaculation rétrograde partielle ou totale et des conséquences sur la fertilité.
- *Résection endoscopique de prostate (cf. schéma de synthèse) :*
  - Cette technique permet d'enlever la prostate adénomateuse par copeaux. L'intervention dure de 30 mn à 1 heure. Les copeaux prostatiques sont évacués et analysés histologiquement. Une sonde vésicale à double courant pour laver la vessie est maintenue pendant 24 à 48 heures.

- On considère qu'il ne faut pas réséquer la prostate pendant plus de 1 heure à 1 h 30, en raison du risque de **syndrome de réabsorption des produits glycocollés**, qui provoque une hyponatrémie de dilution.

Note : *les résections endoscopiques se font sous un courant d'irrigation au sérum glycollé, le glycocolle permettant la bonne conductivité du courant. Lorsque l'intervention dure plus d'une heure, le glycocolle passe dans la circulation sanguine et provoque des désordres hydro-électrolytiques qui peuvent mener à des troubles neurologiques (hyponatrémie et toxicité propre : somnolence, confusion, agitation, coma, convulsions), spécialement chez les personnes âgées. Pour rester dans ce délai maximum de 1 h d'intervention, on considère qu'en moyenne, on peut proposer une résection endoscopique pour des volumes de prostate ≤ 50-60 ml.*

Résection endoscopique transurétrale d'adénome de prostate

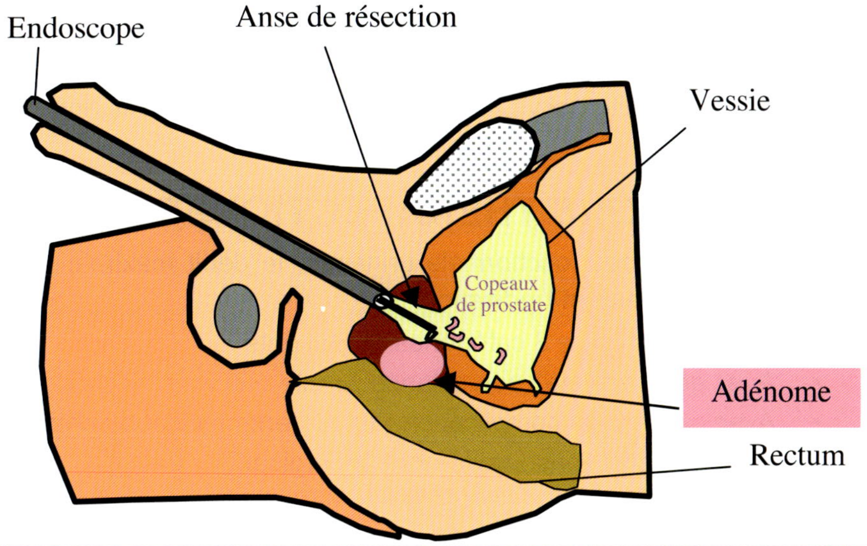

b) Chirurgie ouverte

- Elle est réservée aux très gros adénomes (> 60 ml).
- Elle consiste à enlever l'adénome dans sa totalité (**adénomectomie**) en le séparant de la prostate périphérique. Cette énucléation se fait selon différentes techniques :
  - ***Enucléations par voie trans-vésicale*** (Interventions de Denis ou de Hryntschak). Ces interventions, en raison de l'ouverture de la vessie, nécessitent un drainage vésical par sonde pendant 5 à 6 jours.
  - ***Enucléation par voie trans-capsulaire*** (Intervention de Millin). La capsule prostatique est ouverte pour permettre l'énucléation de l'adénome au doigt. Le drainage vésical est alors moins long, de l'ordre de 2 à 3 jours.
- La pièce d'adénomectomie est toujours envoyée à l'analyse histologique.

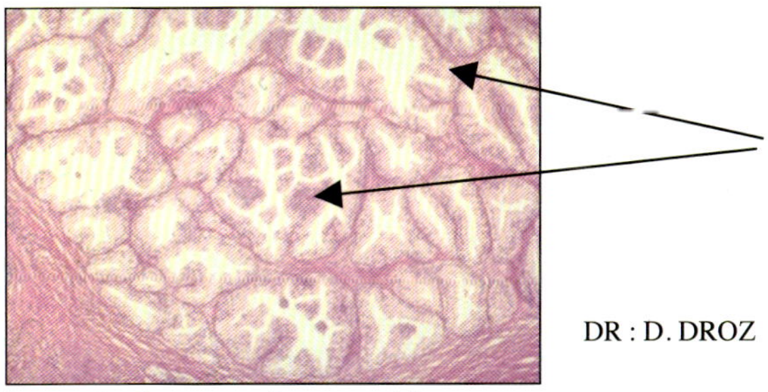

Aspect microscopique : adénome

La principale complication de l'ablation de l'adénome est l'**éjaculation rétrograde** (avertir le patient ++). Elle survient chez 80 à 90% des patients après énucléation prostatique par voie conventionnelle ou résection endoscopique transurétrale et chez 20 à 30% des patients après électro-incision cervico-prostatique.

3/ Nouvelles techniques mini-invasives

De nouvelles techniques, moins invasives que la chirurgie, sont **en cours d'évaluation.**

a) La thermothérapie trans-urétrale par micro-ondes de haute énergie

Les micro-ondes sont délivrées par l'intermédiaire d'une antenne située dans une sonde, placée par voie endo-urétrale. L'intervention est faite en ambulatoire, dure 1 à 2 heures et ne nécessite pas d'anesthésie.

b) La vaporisation laser

Elle est une alternative indiquée pour les patients sous anti-coagulants.

B. INDICATIONS THERAPEUTIQUES

L'intensité des signes fonctionnels urinaires, le débit maximal mictionnel et le résidu post-mictionnel orientent l'indication.

En pratique, on distingue 3 catégories de patients :

- Avec gêne minime : surveillance simple
- Avec gêne, sans complication : traitement médical ou chirurgical.
- Avec complications : traitement chirurgical

Indications du traitement chirurgical/endoscopique :

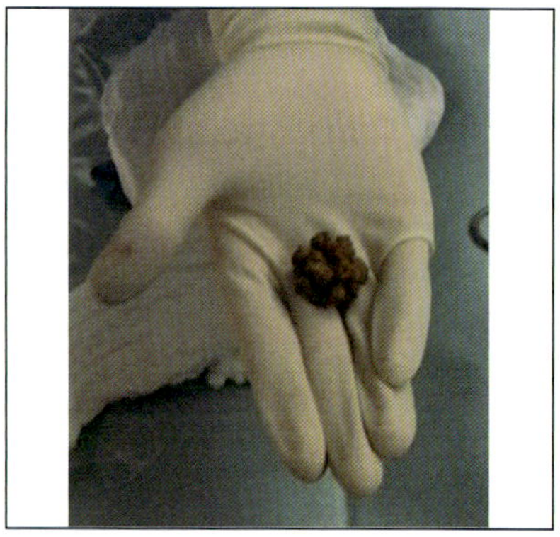

- La chirurgie est proposée pour un débit maximal mictionnel < 10 ml/sec. et/ou :
  - Un résidu post-mictionnel > 150 ml ;
  - L'existence d'épisodes infectieux à répétition ;
  - L'existence de diverticules vésicaux et/ou de calculs de la vessie associés (photo) ;
  - Un retentissement sur le haut appareil urinaire (dilatation, reflux vésico-urétéral) ;
  - Une rétention aiguë d'urines.
- Le choix entre les procédés endoscopiques et la chirurgie conventionnelle dépend de la taille de la prostate et de l'expérience de l'opérateur :
  - L'électro-incision cervico-prostatique est réservée aux prostates de petit volume < 20-30 ml;
  - La résection endoscopique s'applique aux prostates de moins de 50-60 ml ;
  - La chirurgie ouverte est réservée aux prostates plus volumineuses.

COMPLICATIONS DU TRAITEMENT CHIRURGICAL/ENDOSCOPIQUE

1) Complications générales immédiates :

- Décès (≈ 1%) en peropératoire ou post-opératoire immédiat (défaillance cardio-respiratoire)
- Hémorragie (4 à 5% nécessitant transfusion)
- Phlébite, embolie pulmonaire .

2) Complications urologiques immédiates :

- Infections urinaires (++) et épidydimite
- Hématurie et caillotage vésical.

3) Complications urologiques à distance :

- Ejaculation rétrograde (>80%)
- Incontinence (<0,5%)
- Sténose de l'urètre ou du col vésical (< 2%).

SCHEMA DE SYNTHESE

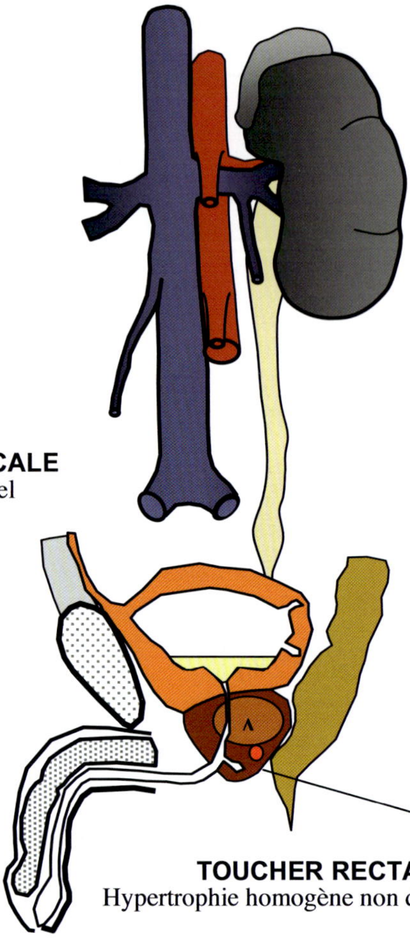

COMPLICATIONS :
- **Insuffisance rénale**
- **Dilatation du haut appareil urinaire**
- **Infections urinaires**
- **Rétention aiguë d'urine**
- **Vessie de lutte : hypertrophie, diverticules**
- **Complication par augmentation de la pression intra-abdominale :**
  - **. Prolapsus rectal ou hémorroïdaire**
  - **. Hernie inguinale**

ECHOGRAPHIE VESICALE
Résidu post-mictionnel

SIGNES FONCTIONNELS :
<u>Signes irritatifs</u> (les plus fréquents)
ou troubles de la retenue
Pollakiurie, impériosités, fuites urinaires

<u>Signes obstructifs :</u>
ou troubles de la vidange vésicale
Dysurie avec :
- **Diminution de la force du jet**
- **Augmentation de la durée de la miction**

DEBITMETRIE
Chute du débit urinaire

TOUCHER RECTAL
Hypertrophie homogène non douloureuse

PSA
Attention au cancer de la prostate

HBP

→ Symptomatique non compliquée

↓

Traitement médical
Alphabloquant
Inhibiteurs de 5α-réductase
Extraits de plantes

→ Symptomatique avec :
-> échec du traitement médical
-> complications
Vessie de lutte, calcul vésical
Accidents de rétention
Dilatation des VU
IU ou Hématurie à répétition
SF et/ou débitmétrie < 10-12 ml/sec

↓

Traitement chirurgical
Endoscopiques (VP < 60 g)
Chirurgie ouverte (VP > 60 g)

TABLEAU 1 : Score I-PSS (score international symptomatique d'HBP)
(Pour information)

Signes fonctionnels	Durant le mois passé	0 fois	< 1 fois sur 5	< 1 fois sur 2	1 fois sur 2	> 1 fois sur 2	Presque toujours	Total
Vidange incomplète	Combien de fois avez-vous eu l'impression de ne pas avoir vidé complètement la vessie après avoir uriné ?	0	1	2	3	4	5	0 à 5
Pollakiurie diurne	Combien de fois avez-vous eu besoin d'uriner à nouveau moins de 2 heures après avoir fini d'uriner ?	0	1	2	3	4	5	0 à 5
Interruption du jet	Avec quelle fréquence avez-vous eu l'impression qu'il était nécessaire d'uriner en plusieurs temps ?	0	1	2	3	4	5	0 à 5
Mictions impérieuses	Avec quelle fréquence avez-vous trouvé difficile d'attendre pour uriner ?	0	1	2	3	4	5	0 à 5
Dysurie	Avec quelle fréquence avez-vous eu une faiblesse du jet ?	0	1	2	3	4	5	0 à 5
Dysurie	Avec quelle fréquence avez-vous eu besoin de pousser pour commencer à uriner ?	0	1	2	3	4	5	0 à 5
	Durant le mois passé	**0 fois**	**1 fois**	**2 fois**	**3 fois**	**4 fois**	**> 5 fois**	
Pollakiurie nocturne	Entre le coucher et le lever, combien de fois avez-vous dû vous lever pour uriner ?	0	1	2	3	4	5	0 à 5
							TOTAL	0 à 35

Gêne faible : 0 à 7 ; Gêne modérée : 8 à 19 ; Gêne sévère : 20 à 35

TABLEAU 2 : Score de qualité de vie lié à la gêne
(Pour information)

	Trés heureux	Heureux	Plutôt satisfait	Moyennement satisfait	Insatisfait	Malheureux	Insupportable
Si vous deviez passer le reste de votre vie avec vos symptômes actuels, vous seriez :	0	1	2	3	4	5	6

TUMEURS DE LA VESSIE ET AUTRES TUMEURS UROTHELIALES

Module 10
Item 156

Objectifs du CNCI

- Diagnostiquer une tumeur de la vessie.
- Argumenter l'attitude thérapeutique et planifier le suivi du patient.

PLAN	MOTS CLES
FICHE FLASH I. EPIDEMIOLOGIE II. DIAGNOSTIC III. ANATOMOPATHOLOGIE IV. BILAN D'EXTENSION V. PRONOSTIC VI. TRAITEMENT ANNEXES	**Tumeur vésicale non infiltrante du muscle (TVNIM), tumeur vésicale infiltrante du muscle (TVIM), hématurie, endoscopie vésicale, résection endoscopique complète, uroscanner, cytologie urinaire, récidive, progression, instillations endovésicales, cystectomie.**

Introduction

- Les tumeurs de la vessie ne sont pas des tumeurs d'organe mais du tissu urothélial. Elles peuvent donc siéger sur l'urothélium du fond des calices à l'urètre. La localisation vésicale est la plus fréquente, probablement en raison du temps de contact prolongé entre les carcinogènes urinaires et l'urothélium vésical. Il s'agit dans 90% des cas de carcinomes à cellules transitionnelles.
- Les tumeurs vésicales peuvent s'étendre en surface ou pénétrer en profondeur pour atteindre le muscle vésical (détrusor). La tumeur est dite non infiltrante si elle n'infiltre pas le muscle vésical (**TVNIM**) et reste donc limitée à la muqueuse et au chorion vésical ce qui est le cas dans 70 à 80% des cas. La tumeur est dite infiltrante si elle infiltre le muscle vésical (**TVIM**).

POINTS CLES

- Le pronostic des tumeurs de la vessie est fonction du stade TNM et du grade tumoral au moment du diagnostic.
- Le pronostic des **TVNIM** est dominé par le risque de récidive locale et d'une progression vers une **TVIM**. En revanche, les TVIM engagent d'emblée le pronostic vital qui reste sombre malgré le traitement adapté.
- Les circonstances de découverte n'ont rien de spécifique et exposent donc à un risque de découverte à un stade avancé. L'**hématurie** macroscopique est le signe d'appel le plus fréquent. Elle doit de principe faire rechercher une tumeur de tout l'appareil urinaire. La surveillance des personnels professionnellement exposés (carcinogènes industriels) est indispensable.
- L'**endoscopie vésicale** (couplée à la **cytologie urinaire**) est l'examen clé du diagnostic de tumeur vésicale.
- L'**analyse histologique** des copeaux de tumeur obtenus par **résection endoscopique** apporte le diagnostic de malignité et du degré d'infiltration.
- **L'uroscanner** (et le scanner thoracique) est l'examen clé du bilan d'extension.
- Le traitement des tumeurs superficielles (TVNIM) passe par la résection endoscopique complète et éventuellement les instillations endo-vésicales. Le traitement curatif des tumeurs infiltrantes (TVIM) nécessite la cystectomie radicale ou la radiochimiothérapie.

FICHE FLASH

(« L'essentiel - Dernier tour »)

I. EPIDEMIOLOGIE

- Surtout l'homme après 50 ans
- Facteurs de risque reconnus (tumeurs urothéliales) : tabac, cannabis, carcinogènes industriels …
- Autres facteurs (tumeurs épidermoïdes) : bilharziose, infections chroniques, sondage prolongé…

II. DIAGNOSTIC : endoscopie vésicale et résection endoscopique complète

- **Circonstances :**
  - Pas de signes cliniques d'appel spécifiques
  - Hématurie macroscopique (classiquement de type terminale) ++
  - Surveillance cytologique des personnels à risque professionnel ++
  - Autres circonstances : troubles mictionnels de type irritatif, complications pour les formes évoluées… découverte fortuite (sur échographie, ~~UIV~~).
- **Diagnostic de tumeur :**
  - Endoscopie vésicale ++
  - Intérêt relatif des autres examens : échographie vésicale sus-pubienne, cytologie urinaire
  - Uroscanner systématique (tumeur associée du haut appareil).
- **Diagnostic de malignité :**
  - Résection endoscopique complète ++
  - Analyse histologique des copeaux de tumeur.

Toute hématurie impose la recherche d'une tumeur de la vessie par fibroscopie en l'absence d'une autre cause certaine.

III. ANATOMOPATHOLOGIE

- **Type histologique** (carcinome à cellules transitionnelles ou urothéliales ++).
- **Stade tumoral T** (degré d'infiltration : envahissement ou non du muscle détrusor) : tumeur $\leq$ T1 (80% des cas) ou infiltrant le muscle $\geq$ T2 (20%).
- A part le CIS (valeur pronostique ++).
- **Grade tumoral** (bas et haut selon le degré de différenciation tumoral) de valeur pronostique.

IV. BILAN d'EXTENSION

- **L'uroscanner** recherche une dilatation du haut appareil, une atteinte ganglionnaire ilio-obturatrice, des organes de voisinage et le **scanner thoracique** des métastases pulmonaires.
- Lymphadénectomie avec analyse histologique (en premier temps d'une cystectomie) uniquement lorsqu'un traitement curatif de tumeur infiltrant le muscle détrusor est décidé.
- Autres examens : scintigraphie osseuse si appel.

V. PRONOSTIC

Avant tout le stade TDM, le Grade et l'existence du CIS

- **Stade** : connaissance de la classification TNM ++ :
  - Tumeur non infiltrant le muscle : risque principal = récidive locale et progression lors d'une récidive
  - Tumeur infiltrant le muscle ($\geq$ T2) : engagement du pronostic vital par métastases
- **Grade** : couplé au stade TNM, il est prédictif de la survie, de la récidive et de la progression.

VI. TRAITEMENT

- **Tumeurs vésicales non infiltrantes** (TVNIM) : résection endoscopique complète et possibles instillations vésicales adjuvantes (Mitomycine C et BCG) ;
- **Tumeurs vesicales infiltrantes** (TVIM) ou échec du traitement local : cystectomie totale avec dérivation des urines ou radio-chimiothérapie (contre-indication ou refus de l'opération).

Rappel des mots clés : Tumeur vésicale non infiltrante du muscle (TVNIM), tumeur vésicale infiltrante du muscle (TVIM), hématurie, endoscopie vésicale, résection endoscopique complète, uroscanner, cytologie urinaire, récidive, progression, instillations endovésicales, cystectomie.

I. EPIDEMIOLOGIE

Les tumeurs de la vessie sont la seconde cause de cancer urologique et représentent 3 à 4% de l'ensemble des cancers, soit environ 10.000 nouveaux cas par an.

L'homme est plus fréquemment touché que la femme (ratio de 3 à 5/1), le plus souvent après 50 ans.

La **fumée de cigarette** et les **carcinogènes industriels** sont les deux principaux facteurs de risque.

- **Le tabac :** l'inhalation de fumée de cigarette est directement impliquée dans 30 à 40% des cas ;
- **Le cannabis** est également impliqué (cancer de la vessie chez le sujet jeune +++)
- **Les carcinogènes industriels** seraient responsables de 27% des cancers de la vessie. Plus de 200 substances suspectes ont été répertoriées. L'absorption se fait surtout par voie trans-dermique et concerne les amines aromatiques et leurs dérivés (benzidine, alanine, toluidine...). Les professions exposées sont les métiers de la teinture, du caoutchouc, du goudron et de la métallurgie, les tanneurs et les coiffeurs. Les salariés exposés sont surveillés par des cytologies urinaires tous les six mois pendant une durée de 20 ans. Les tumeurs de la vessie sont alors classées en Maladie Professionnelle.
- Les autres causes sont :
  - La bilharziose urinaire (*Shistosoma hæmatobium*) qui prédispose au cancer de la vessie de type épidermoïde ;
  - L'irritation chronique (en particulier la sonde à demeure prolongée) et les infections vésicales prédisposent aussi au cancer de la vessie de type épidermoïde ;
  - Certains médicaments : abus d'analgésiques type phénacétine, cyclophosphamide ;
  - L'irradiation pelvienne ;

II. DIAGNOSTIC

- Il est endoscopique et histologique :
  - Visualisation de la tumeur par l'**endoscopie vésicale ou cystoscopie** (fibroscopie) qui est faite sous anesthésie locale avec ECBU préalable stérile.
  - Détermination de sa nature par **analyse anatomopathologique** de fragments de tumeur obtenus par **résection endoscopique,** geste chirurgical sous anesthésie générale.
- Les signes cliniques ne sont pas spécifiques, mais ont valeur d'appel.
- L'échographie vésicale sus-pubienne permet souvent le diagnostic de tumeur de la vessie, mais elle ne permet pas de visualiser les lésions de moins de 5 mm.
- La cytologie urinaire peut permettre d'évoquer le diagnostic dans un certain nombre de cas, mais sa négativité n'élimine pas le diagnostic.
- L'uroscanner est toujours indispensable pour la recherche d'une possible tumeur urothéliale associée du haut-appareil.

A. CIRCONSTANCES REVELATRICES

1/ Hématurie

- Elle est classiquement macroscopique et de type **terminal.**
- Cependant, elle peut être uniquement microscopique (dépistage par bandelette urinaire).
- Il n'existe pas de corrélation entre le type d'hématurie et le caractère superficiel ou profond de la tumeur vésicale.
- Ce symptôme impose la recherche d'une tumeur urothéliale de l'appareil urinaire.

2/ Troubles mictionnels

- Non spécifiques d'une tumeur vésicale, ils peuvent être à l'origine de sa découverte.
- Il s'agit avant tout de signes d'irritation vésicale : pollakiurie, impériosités.
- Cystites récidivantes infectieuses ou dysurie peuvent parfois être révélatrices.

3/ Signes tardifs

- Manifestations cliniques de l'extension loco-régionale : il s'agit essentiellement de douleur lombaire par compression urétérale ganglionnaire ou par envahissement direct du méat urétéral ;
- Manifestations cliniques de l'extension à distance : métastases osseuses, pulmonaires…
- Insuffisance rénale par envahissement des deux méats urétéraux.

4/ Découverte fortuite ou « provoquée »

- Sur un examen cytologique réalisé dans le cadre de la médecine du travail pour la surveillance des sujets à risque professionnel ;
- Lors d'examens radiologiques réalisés dans un autre but :
  - Uroscanner (recherche de malformation après infection urinaire…) ;
  - Echographie vésicale (bilan d'une maladie prostatique).

B. SIGNES CLINIQUES D'EXAMEN

- L'examen clinique à la recherche de signes physiques est en général normal.
- Seul le toucher pelvien (rectal ou vaginal) combiné à la palpation de l'hypogastre peut permettre de palper certaines tumeurs de la vessie suffisamment volumineuses.
- Néanmoins, l'examen clinique sera complet en :
  - Recherchant les facteurs de risque ;
  - Datant l'ancienneté des troubles ;
  - Recherchant des signes d'extension loco-régionale (douleurs lombaires) et métastatique (douleurs osseuses…).

C. LA CYTOLOGIE URINAIRE

- C'est un examen anatomopathologique (frottis de cyto-détection) réalisé sur un échantillon d'urine prélevé en l'absence d'infection urinaire.
- Il recherche les cellules urothéliales desquamées dans l'urine et permet un classement en 5 classes différentes (selon l'aspect inflammatoire et la cellule tumorale).
- La cytologie est anormale surtout en cas de tumeur de haut grade (GII et GIII) et en cas de carcinome in situ. La normalité n'élimine pas le diagnostic car il existe un grand nombre de faux négatifs. Ainsi, la cytologie n'a de valeur que si elle est positive.
- La cytologie peut donc avoir un intérêt dans le diagnostic initial, mais son intérêt réside surtout dans le suivi des tumeurs superficielles de la vessie traitées, afin de dépister leur récidive. Si cet examen n'est pas très sensible, il est très spécifique

D. L'ECHOGRAPHIE VESICALE SUS-PUBIENNE

- Elle permet souvent de faire le diagnostic de tumeur de la vessie : lésion tissulaire appendue à la paroi de la vessie.
- Sa normalité n'élimine pas le diagnostic, car elle peut méconnaître de petites tumeurs et les tumeurs du dôme vésical (limite de détectabilité : 5 mm).
- La fixité de la masse à l'échographie et l'absence de cône postérieur permettent d'éliminer d'autres diagnostics (caillot, calcul)

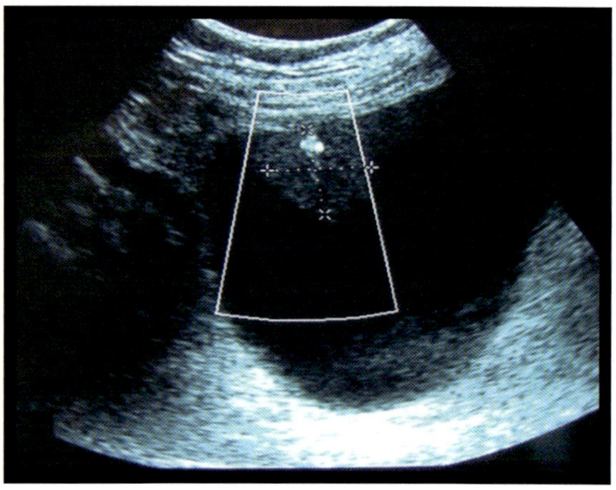

Echographie sus-pubienne
(tumeur vésicale)

E. L'UROSCANNER

- L'uroscanner peut mettre en évidence la tumeur sous la forme d'une lacune sur les temps de cystographie, mais sa normalité n'élimine pas le diagnostic.
- Il est néanmoins indispensable dans le bilan d'une tumeur de la vessie à la recherche d'une tumeur associée du haut appareil et pour rechercher une dilatation pyélocalicielle (envahissement d'un méat urétéral ou compression urétérale par une adénopathie).

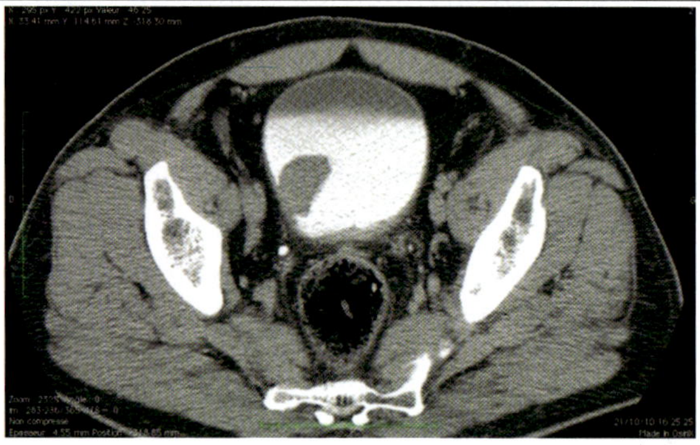

uroscanner (tumeur vésicale)

- L'uroscanner participe donc au bilan d'extension.

F. L'ENDOSCOPIE VESICALE (CYSTOSCOPIE)

- Examen clef du diagnostic de tumeur vésicale qui permet de voir directement et de localiser la ou les tumeurs, le siège le plus fréquent étant la base de la vessie (trigone).
- L'endoscopie vésicale initiale est réalisée le plus souvent en consultation à l'aide d'un endoscope souple (fibroscopie), sous anesthésie locale et avec ECBU préalable stérile. L'endoscopie rigide est rarement utilisée actuellement.

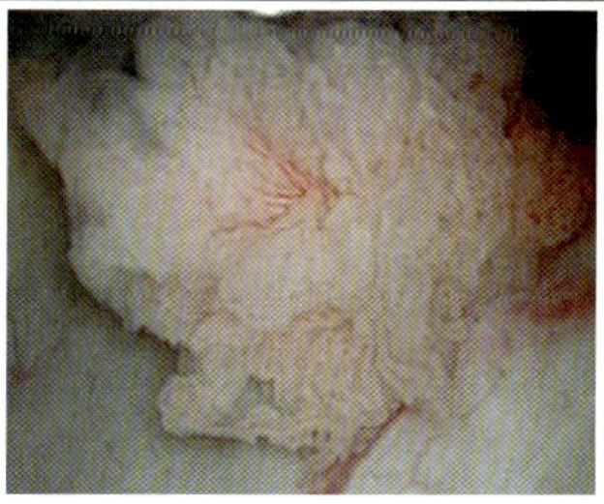

(tumeur vésicale)

G. LA RESECTION ENDOSCOPIQUE

- La résection endoscopique de tumeur de la vessie est un acte chirurgical mené sous anesthésie générale ou locale au bloc opératoire **(Annexe 1).** Elle doit être complète et non pas une simple biopsie.
- **C'est l'examen qui permet, par l'analyse histologique des fragments de tumeur réséqués :**
  - **Le diagnostic de la nature de la tumeur**
  - **D'évaluer le pronostic : grade et stade T (infiltration pariétale).**
- Enfin, **la résection endoscopique est aussi le 1er temps du traitement** pour les TVNIM.

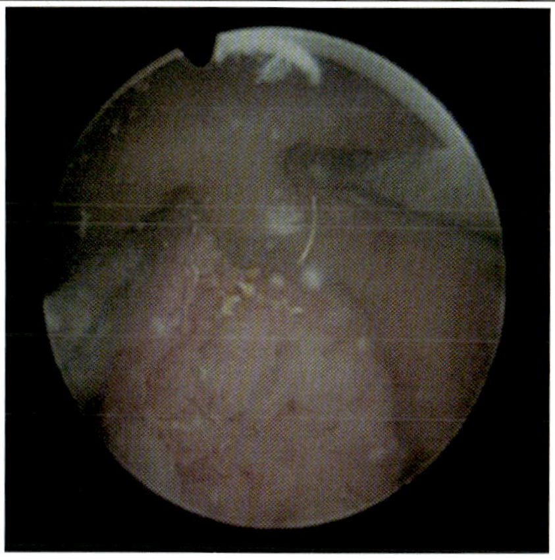

Résection endoscopique de tumeur vésicale

H. AU TOTAL

En cas de suspicion clinique de tumeur de la vessie :

- L'échographie peut permettre de suspecter le diagnostic de tumeur de la vessie ;
- La fibroscopie vésicale confirme le diagnostic de tumeur (examen de référence) ;
- La résection endoscopique permet le diagnostic histologique de la tumeur et définit son grade et son degré d'infiltration (facteurs pronostiques ++), tout en étant le 1er temps du traitement.

III. ANATOMOPATHOLOGIE

A. CARACTERISATION DES TUMEURS

L'**analyse macroscopique** est réalisée lors de la visualisation endoscopique.

Certains caractères de la ou des tumeurs permettent de présumer du caractère :

- **Superficiel** probable (**TVNIM**) : petite taille, aspect papillaire, pédiculée, à base d'implantation étroite et souple ou,
- **Infiltrant** probable (**TVIM**) : grand diamètre > 3 cm, aspect bourgeonnant, sessile, à base d'implantation large ;

A part le **cancer in situ** si aspect dépoli de la muqueuse avec congestion et œdème.

Néanmoins, seule l'**analyse anatomopathologique** des copeaux de résection tumorale permet d'établir avec certitude le **caractère** de la tumeur :

- **Type histologique**
- **Grade**
- **Degré d'infiltration (**ou absence**)**

Les tumeurs vésicales superficielles (**TVNIM**), sans infiltration du muscle détrusor, sont les plus fréquentes (80% des tumeurs de la vessie) ; leur risque évolutif est la récidive (70% des cas), et parfois, à cette occasion, une évolution infiltrante (risque de progression : 20% des cas) ;

Les tumeurs vésicales infiltrant le muscle détrusor (**TVIM**), 20% des tumeurs de vessie, sont de mauvais pronostic (très haut risque métastatique d'emblée) malgré un traitement bien conduit.

Le risque de passage avec le temps d'une forme superficielle (**TVNIM**), à une forme infiltrante (**TVIM**) est faible en dehors de la présence de facteurs de risque spécifiques (grade, stade pT1, présence de CIS) et n'intéresse au total que 20 à 30 % des TVNIM.

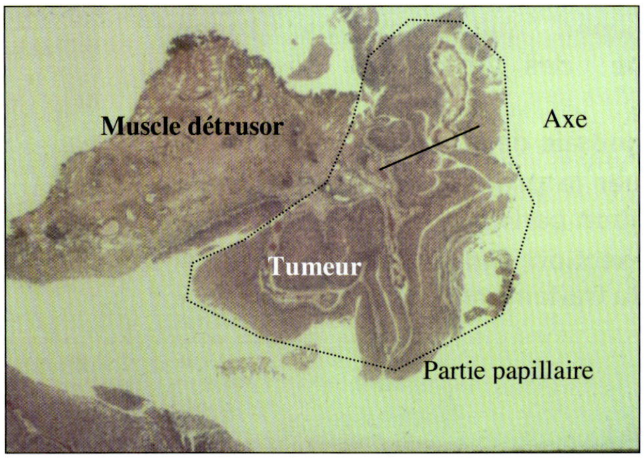

Tumeur de la vessie : aspect microscopique

B. CLASSIFICATION DES TUMEURS PRIMITIVES

1/ Classification histologique

La classification de l'OMS distingue **4 types histologiques** de tumeurs de la vessie :

- Les carcinomes à cellules transitionnelles ou urothéliales (>90%) ;
- Les carcinomes épidermoïdes (6%) ;
- Les adénocarcinomes (2%) ;
- Les carcinomes indifférenciés (moins de 1%).

2/ Stade tumoral « T » (voir annexe 3)

- ***Du point de vue des anatomopathologistes***, les tumeurs de la vessie sont divisées en deux groupes,
  - Les tumeurs **superficielles** (pTa et CIS) ne franchissant pas la basale ;
  - Les tumeurs **infiltrantes** ($\geq$ pT1 qui franchissent la basale et infiltrent au moins le chorion).
- ***Du point de vue de l'urologue,*** on distingue deux groupes de tumeurs :
  - Celles n'infiltrant pas le muscle détrusor (TVNIM) ;
  - Celles infiltrant le muscle détrusor (TVIM).

La classification urologique prime désormais sur la classification anatomopathologique car elle conditionne le traitement : traitement conservateur pour les TVNIM et radical pour les TVIM.

a) Tumeurs de la vessie n'infiltrant pas le détrusor (TVNIM, 80% des cas)

Elles ne dépassent pas le chorion de la muqueuse. Deux tiers de ces tumeurs ne posent que le problème des récidives locales sans évolution infiltrante, mais un tiers (stade T1 et haut grade ++) récidiveront en progressant sur un mode infiltrant le muscle vésical.

b) Tumeurs de la vessie infiltrant le muscle détrusor (TVIM, 20% des cas)

Elles atteignent le muscle et sont classées en fonction de l'extension en profondeur (> pT1 ; voir **annexe 3**)

Lorsqu'il existe une infiltration du muscle vésical, des métastases ganglionnaires ou à distance surviennent dans environ 50% des cas avec médiane de survie de 50% à 5 ans.

c) A part, le carcinome in situ vésical (CIS)

Il s'agit d'une néoplasie intra-épithéliale correspondant à une dysplasie de haut grade cytologique. Il représente environ 5% des cas. Il s'agit rarement d'une lésion vésicale primitive isolée (1% des cas) et le plus souvent, le CIS accompagne une tumeur de la vessie de haut grade (4% des cas) dont le pronostic est alors très sombre avec un risque majeur de progression vers l'infiltrante du muscle.

3/ Grade tumoral

- Il s'agit de l'analyse du degré de différenciation par l'anatomopathologiste permettant une classification supplémentaire de la tumeur en **« Grade »** intervenant dans l'identification de facteurs pronostiques.
- Le système de « grading » le plus longtemps utilisé a été celui de Mostofi qui distingue trois Grades cytologiques (OMS 1973) :
  - Grade I : Tumeur bien différenciée,
  - Grade II : Tumeur moyennement différenciée,
  - Grade III : Tumeur peu différenciée.
  - **Mais actuellement, on utilise plutôt une classification en bas grade** (I et II) **et haut grade** (II et III).
- A infiltration égale, plus le grade tumoral est élevé, plus le potentiel évolutif de la tumeur est grand.

IV. Bilan d'extension

A. UROSCANNER + SCANNER THORACIQUE

- L'uroscanner est systématique à la recherche de tumeurs du haut appareil associées (importance des clichés de reconstruction dans le plan frontal).
- Il recherche des ganglions ilio-obturateurs sous-veineux, premier relais ganglionnaire des tumeurs de la vessie. Il permet aussi de rechercher un éventuel envahissement des organes de voisinage (prostate, vésicules séminales, rectum, utérus) et d'apprécier le retentissement éventuel sur le haut

appareil urinaire (adénopathie rétropéritonéale compressive, envahissement urétéral). Des métastases hépatiques peuvent être visualisées, mais la performance est moins bonne que celle de l'échographie. Des métastases osseuses sont parfois visibles.

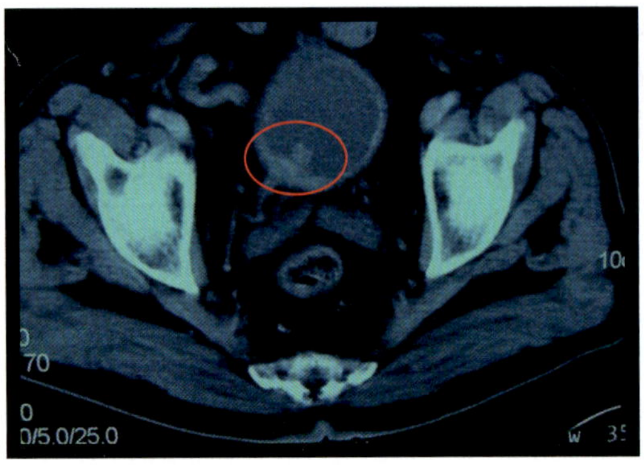

Uroscanner (visualisation de tumeur vésicale)*

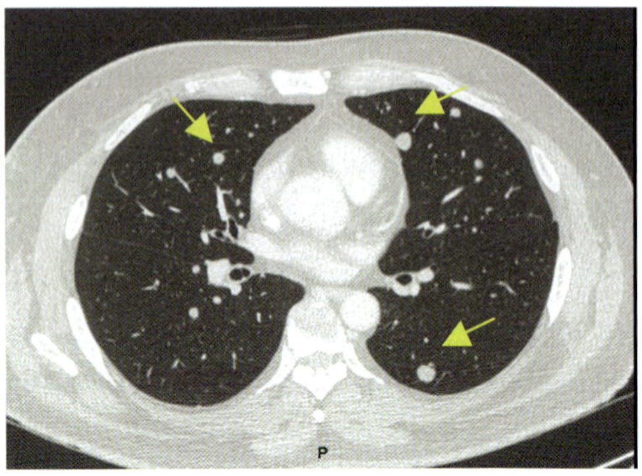

Scanner thoracique (métastases)

** Note : le scanner peut visualiser la tumeur (photo ci-dessus), mais son intérêt réside avant tout dans le bilan d'extension.*

- Le **scanner thoracique** recherche des métastases pulmonaires.

B. LYMPHADENECTOMIE CHIRURGICALE ILIO-OBTURATRICE

Couplée avec **l'analyse histologique des ganglions prélevés :** elle est le **seul examen** permettant un diagnostic de certitude de l'extension ganglionnaire loco-régionale. Lorsqu'elle est indiquée (rarement de façon isolée), elle est réalisée surtout comme premier temps d'une cystectomie.

C. AUTRES EXAMENS

1/ Radiographie pulmonaire

Elle est moins performante que le scanner thoracique.

2/ Echographie hépatique

Plus performante que le scanner pour la recherche de métastases hépatiques mais qui sont très rares en l'absence de métastases pulmonaires.

3/ La scintigraphie osseuse

Elle n'est pas indiquée en première intention, mais est réservée aux patients ayant des douleurs osseuses.

Au terme de l'**analyse anatomopathologique** et du **bilan d'extension,** la tumeur peut être décrite dans sa globalité en utilisant la **Classification TNM (annexe 3).**

V. Pronostic

Le **stade TNM** et le **grade** sont les deux facteurs pronostiques les plus importants. Le pronostic s'entend en tenant compte d'une prise en charge thérapeutique adaptée au stade de la tumeur au moment du diagnostic.

A. LE STADE TNM

1/ Au stade de tumeur n'envahissant pas le muscle vésical (TVNIM)

- Le risque principal est la récidive locale après traitement (70%) ;
- Le risque secondaire est la progression vers l'infiltration en profondeur : 4% pour les tumeurs Ta, mais 30% pour les tumeurs T1 ;
- La survie spécifique est d'environ 80% à 5 ans, 70% à 10 ans.

2/ Au stade de tumeur infiltrant le muscle vésical (TVIM)

- Le risque essentiel est le décès par métastases ;
- La survie spécifique est d'environ :
  - 70% à 5 ans et de 50% à 10 ans pour les tumeurs infiltrant de façon limitée le muscle vésical ;
  - 30% à 5 ans et de 20% à 10 ans pour les tumeurs atteignant et dépassant la graisse péri-vésicale.
- L'envahissement ganglionnaire et l'extension métastatique à distance sont deux facteurs pronostiques essentiels.

  La médiane de survie spécifique globale est de 1 an en cas d'envahissement ganglionnaire, contre 9,3 ans en l'absence d'envahissement ganglionnaire.

B. LE GRADE

La détermination du grade permet une estimation de la récidive, de la progression tumorale mais aussi de la survie.

1/ Risque de récidive superficielle à 3 ans :

- Environ 50% pour les tumeurs de bas grade ;
- Plus de 80% pour celles de grade élevé.

2/ Risque de progression d'une tumeur superficielle vers l'infiltration profonde à 3 ans

- 10% environ pour les bas grades ;
- Plus de 45% pour les grades élevés.

Pour la plupart des patients, la progression est constatée moins de 24 mois après la résection endoscopique initiale.

3/ Survie des patients ayant une tumeur de la vessie infiltrant le muscle :

La médiane de survie après cystectomie est de 11,8 ans pour une tumeur bien différenciée contre 4,5 ans pour une tumeur indifférenciée.

4/ A part, le carcinome in situ (CIS)

C'est un très puissant facteur de mauvais pronostic lorsqu'il est associé à une autre tumeur vésicale (progression dans 40 à 50% et risque de décès par cancer de 45%).

5/ Au total

- Risque évolutif faible pour les tumeurs de bas grade.
- Risque évolutif élevé pour les tumeurs infiltrant le chorion ou de grade élevé ou associées au CIS.

C. LES AUTRES FACTEURS PRONOSTIQUES

D'autres facteurs, cliniques et biologiques, moins importants peuvent participer à l'établissement du pronostic. Ces facteurs sont essentiellement utilisés pour définir le pronostic d'une tumeur n'envahissant pas le muscle.

1/ Taille de la tumeur

D'une façon générale, plus la taille de la tumeur est petite (moins de 3 cm de diamètre), moins les risques de récidive et de progression sont élevés. Il s'agit cependant d'un critère débattu et il faut souligner les difficultés d'une appréciation exacte de la taille d'une tumeur en endoscopie.

2/ Aspect de la tumeur

Deux aspects principaux peuvent être distingués : tumeur papillaire ou solide (sessile ou nodulaire). Les tumeurs papillaires représentent 75% des tumeurs superficielles. Les tumeurs papillaires ont un meilleur pronostic que les tumeurs solides. Cette corrélation est sans doute en partie liée au grade, puisque les tumeurs solides sont de grade élevé dans 70% des cas.

3/ Multifocalité

Une tumeur de la vessie est souvent l'expression, en un site particulier de la paroi vésicale, d'altérations pouvant toucher le reste de la muqueuse urothéliale. Les risques de récidive et de progression sont plus faibles lorsque le foyer tumoral est unique que lorsqu'il existe plusieurs foyers.

VI. Traitement

A. TRAITEMENT DES TUMEURS N'INFILTRANT PAS LE MUSCLE (TVNIM)

Il repose sur l'association de résections endoscopiques à de possibles instillations endo-vésicales pour réduire le risque de récidives locales sur un même mode ou sur un mode infiltrant.

1/ Résection endoscopique

- Elle doit être complète +++
- Elle est suivie d'une seconde résection en cas de tumeur à haut risque pour vérifier l'absence de tumeur résiduelle.

2/ Les instillations endo-vésicales

- Deux types principaux d'instillations sont utilisés : chimiothérapie (mitomycine C), ou immunothérapie par le bacille de Calmette et Guérin (BCG).
- Quel que soit le produit utilisé, un traitement d'attaque (une instillation endo-vésicale par semaine pendant 6 à 8 semaines est le protocole habituellement utilisé) est éventuellement suivi par un traitement d'entretien. Après vérification de la stérilité des urines (ECBU quelques jours avant), le produit est injecté par une sonde vésicale retirée immédiatement après l'instillation.
- Toute instillation endo-vésicale peut se compliquer d'une infection bactérienne due à la mise en place de la sonde. Il existe des effets secondaires spécifiques pour chaque produit utilisé.

a) La mitomycine C

- Elle a un effet local cytotoxique sur l'urothélium vésical.
- Les instillations de mitomycine C sont généralement bien tolérées : des troubles mictionnels passagers sont habituels, mais de fortes réactions de la muqueuse vésicale à type d'intolérance allergique peuvent se voir (< 2%). Rash, prurit et desquamation cutanée sont constatés dans 12% des cas. Le passage sanguin de la mitomycine C est rare. La NFS n'est pas à surveiller (pas de risque de myélotoxicité).

b) Immunothérapie par le BCG

- Le BCG provoque une réaction immunitaire et inflammatoire locale.
- Les effets secondaires locaux (troubles mictionnels irritatifs et brûlures mictionnelles) sont fréquents pendant le traitement.
- Il existe un risque de complications graves dû :
  - × Soit au passage systémique du BCG dans la circulation sanguine (BCGite généralisée) pouvant être mortelle ;
  - × Soit à la contamination de parenchymes de voisinage (prostatite, épididymite).

3/ Indications

- 1er temps : la résection endoscopique de la tumeur

Le traitement de première ligne des tumeurs superficielles de la vessie est la résection transurétrale complète de la tumeur.

- 2e temps : les instillations endo-vésicales

Elles sont indiquées en cas de tumeurs infiltrant le chorion (T1) ou multifocales ou de grande taille ou de grade élevé ou multirécidivantes. **Les tumeurs de haut grade et le Cis justifient spécifiquement l'utilisation du BCG.**

- L'échec des instillations, marqué par la récidive ou progression en stade ou en grade, doit faire discuter une chirurgie radicale (cystectomie).

4/ Surveillance après traitement

- Son but est de détecter les récidives.
- Elle repose sur la **cytologie urinaire** associée à l'**endoscopie** sous anesthésie locale.
- Le premier contrôle endoscopique a lieu 3 mois après la résection. La fréquence de la surveillance, serrée la première année, sera adaptée aux facteurs de risque de progression tumorale (voir plus haut).

5/ Prévention

Dans tous les cas, il faut **supprimer le facteur favorisant** s'il existe : tabac, exposition professionnelle.

B. TRAITEMENT DES TUMEURS INFILTRANT LE MUSCLE (≥ pT2)

1/ Traitement chirurgical

Il consiste en une cystectomie totale avec dérivation des urines qui est proposée en l'absence de métastase et parfois à titre palliatif pour des tumeurs symptomatiques même en cas de métastases.

a) *Cystectomie totale*

- Elle reste la référence en matière de traitement des tumeurs infiltrantes de la vessie. Elle consiste à enlever tout le réservoir vésical et son entourage cellulo-graisseux. Un curage ganglionnaire pelvien bilatéral de stadification est réalisé dans tous les cas.
- Une chimiothérapie néo-adjuvante est discutée.
- *Cystoprostatectomie* chez l'homme :
  - L'intervention enlève la vessie et la prostate. Parfois, on y associe une urétrectomie totale quand l'urètre prostatique est envahi.
- *Pelvectomie antérieure* chez la femme :
  - Il s'agit d'une cystectomie totale accompagnée d'une hystérectomie avec annexectomie et d'une exérèse de la paroi antérieure du vagin.

b) *Dérivations urinaires après cystectomie totale*

- **Dérivation cutanée des urines** qui peut être :
  - **Directe** (urétérostomie cutanée où chaque uretère est amené séparément à la peau) ;
  - **Indirecte** (urétérostomie transiléale) par l'intermédiaire d'un segment d'anse intestinale ; la dérivation peut être alors non continente (Bricker) ou rarement continente (poche de Kock dont la vidange est faite par sondage intermittent par le patient).
- **Dérivation interne des urines** par implantation directe des uretères dans le haut rectum (Coffey). C'est une intervention presque abandonnée.
- **Remplacement vésical :** création d'une néovessie intestinale prenant la place de la vessie retirée et qui reçoit les 2 uretères et est anastomosée à l'urètre (entérocystoplastie de substitution).

2/ Autres traitements

Les tumeurs de la vessie présentent une radio et chimio-sensibilité, et l'association chimio-radiothérapie peut donner de bons résultats curatifs.

a) *Chimiothérapie*

- ***Chimiothérapie exclusive :***
  - Elle est réservée aux tumeurs métastasées.
  - Les agents (cisplatine, méthotrexate, vinblastine, doxorubicine) sont utilisés selon différentes combinaisons mais toujours avec un sel de platine : M-VAC (cisplatine, méthotrexate, vinblastine, adriamycine) ou éventuellement association gemcitabine + platine.

Le M-VAC permet environ 20% de bonnes réponses, avec 3% de mortalité due au traitement.

L'association gemcitabine + platine semble aussi efficace et mieux tolérée.

- ***Chimiothérapie néoadjuvante :***
  - Il s'agit d'une chimiothérapie préalable à la cystectomie.
  - Pour les tumeurs à haut risque métastatique, elle apporte un bénéfice en termes de survie (gain de 5% à 10 ans).
- ***Chimiothérapie adjuvante :***
  - Il s'agit d'une chimiothérapie post-opératoire.
  - Son intérêt n'est pas démontré.

b) Radiothérapie

- La radiothérapie peut être exclusive ou adjuvante.
- La dose délivrée est habituellement de 40 à 60 Grays. Le bénéfice de ces techniques n'est pas encore démontré alors que les effets secondaires sont nombreux.
- Enfin, la radiothérapie peut être utilisée comme méthode hémostatique chez un patient non opérable.

c) Association radio-chimiothérapie

- Cette association est logique car certains types de chimiothérapies (5 FU et Cisplatine) inhibent la réparation des dommages cellulaires induits par de la radiothérapie, potentialisant ainsi l'action de celle-ci.
- La radio-chimiothérapie peut être une alternative à la chirurgie d'exérèse en cas de refus de la cystectomie ou de risque opératoire significatif. Il faut alors idéalement que la résection endoscopique ait été la plus complète possible, qu'il n'y ait pas de dilatation du haut appareil, ni de CIS.
- Les bons résultats préliminaires (survie à 5 ans sans récidive de 51%) doivent être confirmés.

d) Cystectomie partielle

Rarement utilisée, elle est une solution alternative à la cystectomie totale pour les tumeurs du dôme de la vessie chez des patients fragiles.

ANNEXE 1.
RESECTION ENDOSCOPIQUES DE TUMEUR VESICALE

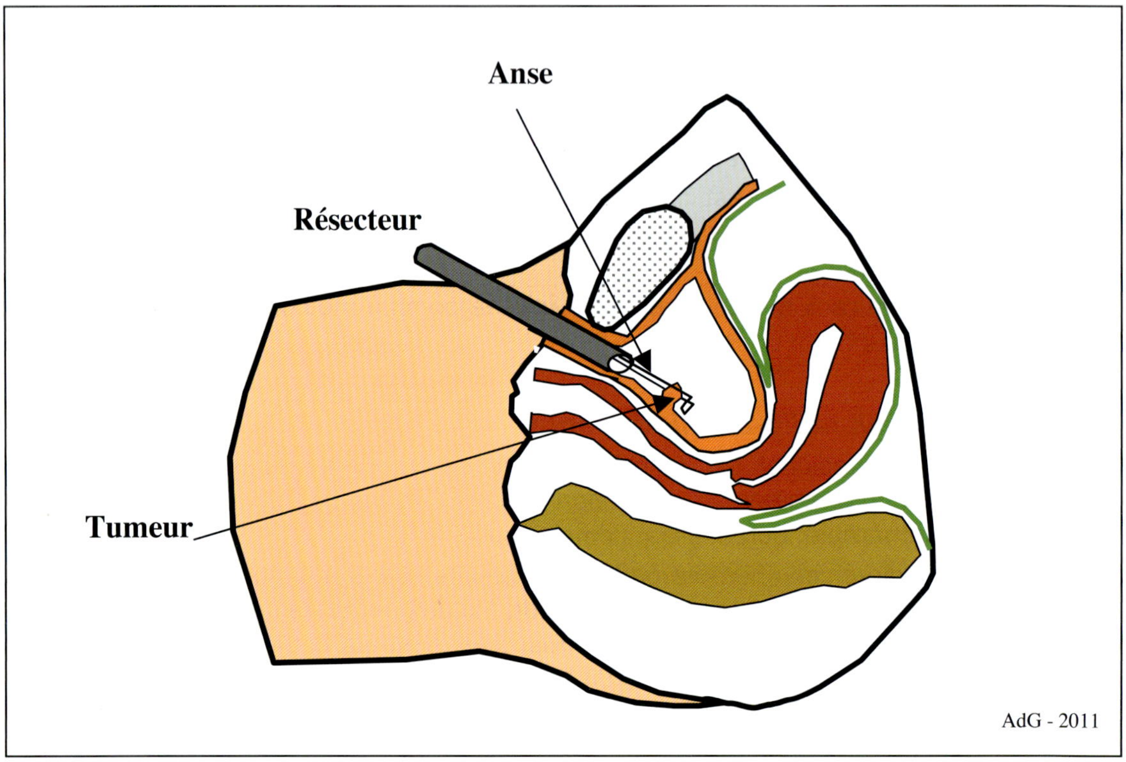

ANNEXE 2.
DERIVATIONS URINAIRES

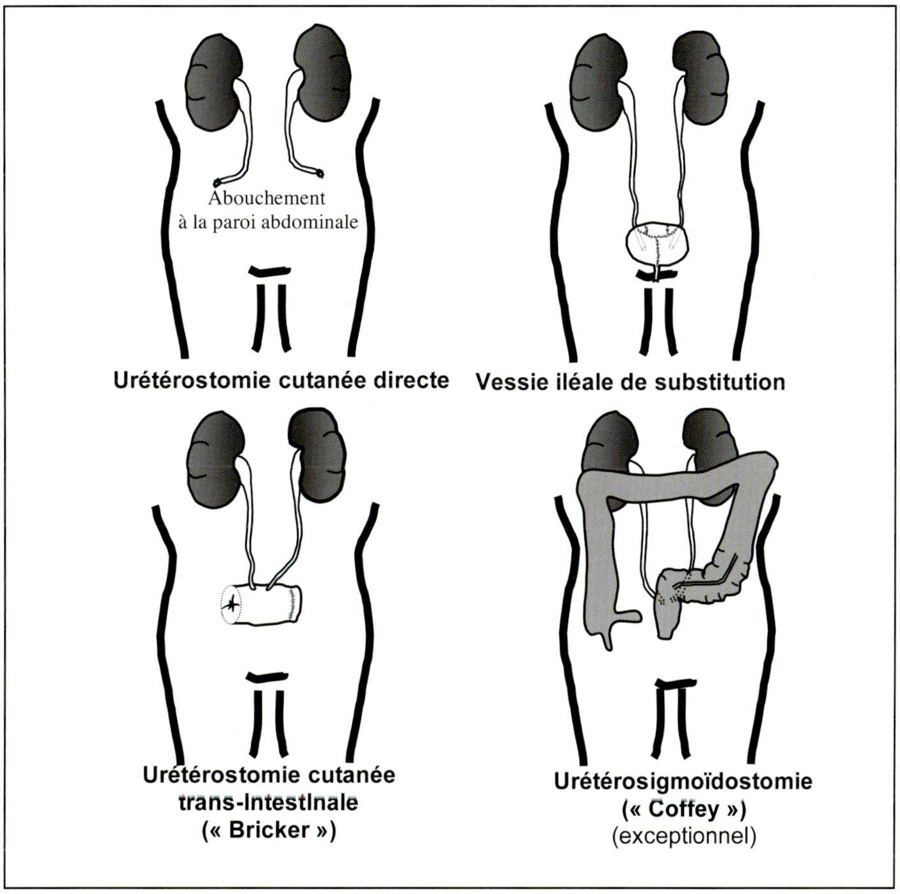

AdG - 2011

ANNEXE 3. CLASSIFICATION TNM 2002

TUMEUR PRIMITIVE (T)

- Tx : Tumeur non classée
- T0 : Pas de tumeur
- Tis : Carcinome in situ plan respectant la membrane basale
- Ta : Carcinome papillaire superficiel respectant la membrane basale
- T1 : Carcinome papillaire envahissant le chorion de la muqueuse
- T2 : Carcinome envahissant le muscle
- T3 : Carcinome envahissant la graisse péri-vésicale (T3a envahissement microscopique, T3b macroscopique)
- T4 : Carcinome envahissant une structure péri-vésicale (T4a : prostate, utérus, vagin, T4b : paroi pelvienne ou abdominale)

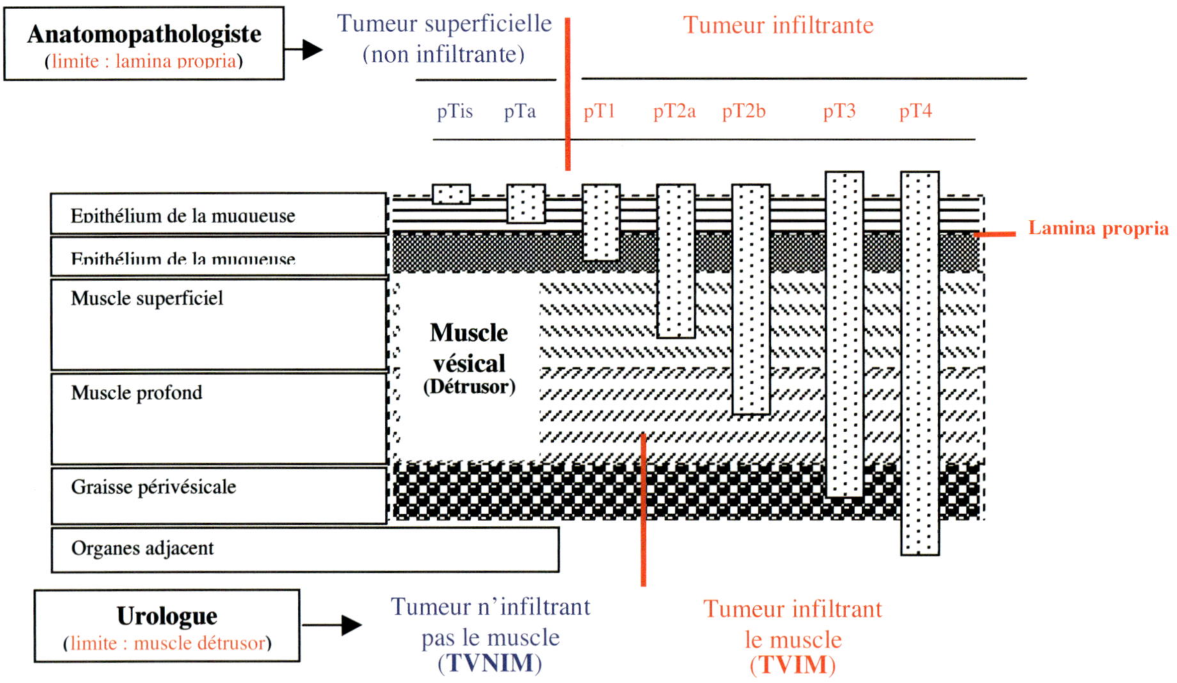

pT signifie que le stade a été déterminé par l'analyse de la **pièce** opératoire (résection ou cystectomie)

GANGLIONS LOCOREGIONAUX (N)

- Nx : Ganglions régionaux non évaluables
- N0 : Pas d'envahissement ganglionnaire régional
- N1 : Métastase ganglionnaire unique < 2 cm
- N2 : Métastase ganglionnaire unique > 2 cm et < 5 cm ou plusieurs ganglions < 5 cm
- N3 : Métastase dans un ganglion > 5 cm

METASTASES A DISTANCE (M)

- Mx : Métastase non décelable
- M0 : Pas de métastase à distance
- M1 : Métastase à distance

ANNEXE 4. TUMEURS DU HAUT APPAREIL URINAIRE

- Circonstances de découverte

- Les tumeurs urothéliales du haut appareil urinaire sont rares et découvertes à l'occasion de manifestations cliniques (hématuries ou douleurs lombaires), ou au cours du bilan systématique d'une tumeur de la vessie déjà connue (3% des patients ayant une tumeur vésicale). Ces tumeurs (à la différence de celles siègeant dans la vessie) peuvent s'inscrire dans le spectre d'un syndrome HNPCC.

- Diagnostic de syndrome tumoral

Il repose habituellement sur l'uroscanner.

- La tumeur se présente sous la forme d'une lacune et peut être responsable d'une amputation de tige calicielle, ou d'une obstruction d'amont en cas de tumeur de l'uretère. Sa normalité n'exclut pas le diagnostic.
- La **cystoscopie** avec opacification rétrograde de l'uretère et des cavités pyélocalicielles (UPR), sous anesthésie générale au bloc opératoire, permet, en cas de doute, de confirmer le diagnostic en montrant de façon claire la lacune créée par la tumeur. Cette exploration doit être précédée d'une cytologie urinaire à la recherche de cellules anormales. Elle permettra un recueil spécifique des urines urétérales qui peut sensibiliser l'examen.
- Si un doute persiste, l'**exploration endoscopique du haut appareil urinaire** est indiquée. Il s'agit d'une **urétéroscopie**, rigide ou souple, qui permet d'explorer, sous anesthésie au bloc opératoire, tout l'uretère et les cavités pyélocalicielles et de biopsier de la tumeur confirmant de façon certaine le diagnostic.

- Bilan d'extension

- Le bilan d'extension repose sur le **scanner thoracique, l'uroscanner et la fibroscopie vésicale** (déjà faites à ce stade).
- La scintigraphie osseuse sera demandée en cas douleurs osseuses.

- Traitement

Le traitement des tumeurs de la voie excrétrice supérieure repose sur l'ablation de la tumeur et du segment de voie excrétrice sous-jacent en raison de possibles récidives dans la voie excrétrice d'aval.

- Si la tumeur siège sur le tiers inférieur de l'uretère, une **urétérectomie pelvienne** segmentaire avec l'exérèse d'une collerette vésicale autour de l'orifice associée à une réimplantation urétéro-vésicale est indiquée.
- Si la tumeur est située plus haut, il faut réaliser une **néphro-urétérectomie** emportant le rein et tout l'uretère avec une collerette vésicale.

Des traitements endo-urologiques conservateurs peuvent être proposés de façon prudente en cas de petites tumeurs sur rein unique (bas grade, bas stade, tumeur < 1 cm). Il s'agit alors surtout de traitements endoscopiques par résection au cours d'une urétéroscopie, ou au cours d'une chirurgie percutanée.

Une chimiothérapie (type M-VAC ou GC) peut parfois être proposée comme traitement adjuvant.

- Pronostic

- Il dépend de l'infiltration en profondeur de la tumeur, de son grade et de l'extension métastatique.
- il existe un risque important de récidive intravésicale et de tumeur controlatérale (5%) nécessitant une surveillance prolongée par fibroscopie vésicale et uroscanners.

PATHOLOGIE GENITO-SCROTALE CHEZ LE GARÇON ET CHEZ L'HOMME

Modules 7/11
Items 89/272

Objectifs du CNCI

Pathologie génito-scrotale chez le garçon et chez l'homme (272/M11)

- Diagnostiquer un phimosis, une torsion de cordon spermatique, une hydrocèle, une cryptorchidie.

- Identifier les situations d'urgence et planifier leur prise en charge.

Infections génitales de l'homme. Ecoulement urétral (89/M7)

- Diagnostiquer une infection génitale de l'homme.

- Argumenter l'attitude thérapeutique et planifier le suivi du patient

PLAN	MOTS CLES
FICHE FLASH I. GENERALITES II. TORSION DU CORDON III. ORCHI-EPIDIDYMITE IV. URETRITES V. VARICOCELE VI. HYDROCELES VAGINALES VII. CRYPTORCHIDIE VIII. PHIMOSIS	Torsion du cordon : urgence chirurgicale, ischémie et nécrose testiculaire, adolescent et sujet jeune, détorsion, orchidectomie. Orchi-épididymite et urétrite : infection uro-génitale (IUG), infection sexuellement transmissible (IST), urgence médicale, prélèvements, antibiothérapie, traitement du partenaire (si IST). Autres affections : voir en fin de chapitres

LES POINTS CLES

Trois affections scrotales nécessitent une prise en charge urgente :

- La ***torsion du cordon spermatique*** avant toute chose, car elle est une urgence chirurgicale : si aucun geste n'est réalisé dans les 6 heures après sa survenue, la nécrose testiculaire est inévitable. En revanche, l'intervention de détorsion sauve le testicule dans 100% des cas si elle a lieu dans les quatre premières heures après le début des symptômes.
- L'***orchi-épididymite*** qui est une urgence médicale imposant l'instauration au plus tôt mais après ECBU, d'une antibiothérapie initialement orientée en fonction de l'existence ou non d'un terrain d'infection sexuellement transmissible (IST).
- Le ***cancer du testicule*** (cf. item 160), dont l'urgence est avant tout diagnostique. Se révélant le plus souvent par un syndrome tumoral non douloureux, il peut parfois être aigu et poser un problème diagnostique avec les deux affections précédentes.

Mais devant une bourse douloureuse aiguë,
l'exploration chirurgicale s'impose d'urgence en cas de doute diagnostique.

Les **urétrites infectieuses** sont des IST qui doivent être évoquées devant tout écoulement urétral aigu ou chronique, douloureux ou non. Elles imposent le plus souvent la recherche d'autres maladies sexuellement transmissibles (infection à VIH, syphilis, hépatite B) et toujours (dans la mesure du possible), le traitement concomitant des partenaires du patient.

FICHE FLASH

(« L'essentiel - Dernier tour »)

I. LES URGENCES

- Torsion du cordon spermatique +++, orchi-épididymite ++ et cancer du testicule +.
- Les causes de « bourse douloureuse aiguë » : torsion du cordon spermatique (ou d'annexe épididymo-testiculaire), orchi-épididymite, traumatisme testiculaire, nécrose intra-tumorale.

II. TORSION DU CORDON

- Torsion du cordon dans sa portion intra-vaginale dans 95% des cas.
- Nécrose testiculaire après quelques heures d'ischémie => URGENCE absolue.
- Evolution spontanée possible vers abcédation et fistulisation ou atrophie testiculaire.

Diagnostic

- Douleur brutale, isolée, unilatérale, de bourse irradiant dans l'aine, +/- les fosses iliaques et lombaires homolatérales (recherche d'accidents subaigus résolutifs).
- Examen local difficile ++ : augmentation de volume de la bourse (hydrocèle), ascension testiculaire douloureuse.
- Diagnostics différentiels = autres causes de « bourse douloureuse aiguë » mais exploration chirurgicale au moindre doute +++.

Traitement

- Urgence chirurgicale (avant la 6e heure) : détorsion puis fixation du testicule ; ablation si nécrose.

III. ORCHI-EPIDIDYMITE

Atteinte infectieuse par voie rétrograde (urètre puis canal déférent puis épididyme) par des uropathogènes (bacilles à Gram négatif : *E. coli* ++) ou des germes sexuellement transmissibles (*Chlamydiæ*, gonocoque, mycoplasme). A part, les atteintes tuberculeuses et parasitaires (bilharziose ++).

Diagnostic

- Grosse bourse douloureuse d'installation rapidement progressive, bloc épididymo-testiculaire.
- Contexte infectieux et signes urinaires (brûlures mictionnelles ou écoulement urétral).
- Examens microbiologiques (ECBU, prélèvement urétral, hémocultures) et biologiques (NFS).
- Sérologies systématiques (syphilis, VIH, VHC, VHB…).
- Echographie testiculaire si doute diagnostique, suspicion d'abcès testiculaire.

Traitement

- Antibiothérapie : fluoroquinolones (adaptation selon antibiogramme) ; durée 3 semaines.
- Repos, suspensoir, antalgiques/antipyrétiques ou anti-inflammatoires stéroïdiens.
- Recherche et traitement du ou des partenaires.
- Chirurgie si abcédation.

IV. URETRITE AIGUE

- Symptomatologie variable : asymptomatique (surtout chez la femme) jusqu'à la forme aiguë de « chaude pisse » caractéristique (mais non pas exclusivement) d'une atteinte gonococcique.
- Association possible à orchi-épididymite chez l'homme, cervicite chez la femme.
- Attention aux localisations pharyngées et anales (prélèvements, antibiothérapie prolongée).
- Rechercher *Chlamydiæ* et gonocoque avant tout. Sérologies VIH, syphilis.
- Traitement simultané des partenaires : antibiothérapie anti-*Chlamydiæ* et gonocoque.

V. VARICOCELE

- Attention à la forme symptomatique du cancer du rein (surtout à droite).
- Chirurgie si gêne importante ou infertilité (avertir si oligo-asthénospermie pré-opératoire ++).
- Embolisation.

VI. HYDROCELES

- Epanchement de la vaginale (transluminescence), soit congénitale (hydrocèle communiquante), soit acquise.
- Attention aux diagnostics différentiels : hernies inguino-scrotales, tumeurs et hématocèles testiculaires.

VII. CRYPTORCHIDIE

- Défaut de migration testiculaire. Diagnostic (clinique ++) envisageable qu'après un an.
- Risque de déficience testiculaire si pas d'intervention avant l'âge de 3 ans.
- Association à un risque plus élevé de cancer du testicule.

VIII. PHIMOSIS

- Congénital chez l'enfant, acquis chez l'adulte (lichen scléroatrophique)
- Diagnostic différentiel : paraphimosis (urgence médico-chirurgicale)
- Topiques corticoïdes, plastie prépuciale, posthectomie.

I. GENERALITES

A. RAPPELS

- Le testicule est normalement contenu dans la bourse coiffé par l'épididyme. Il est entouré d'une membrane appelée vaginale constituée de deux feuillets. Le feuillet viscéral se réfléchit au niveau du hile testiculaire pour former le feuillet pariétal.
- Entre ces deux feuillets, le testicule est normalement fixé par trois points anatomiques qui sont :
  - En haut, le cordon spermatique constitué des éléments qui vont ou qui viennent du testicule (pédicule vasculaire avec artères et veines spermatiques, canal déférent, artères et veines déférentielles) ;
  - En bas, le ligament scrotal ou gubernaculum testis qui relie la partie postérieure et inférieure du testicule au fond de la bourse ;
  - En arrière, le méso testiculaire (mesorchium).
- Il peut exister, au niveau du testicule et de l'épididyme, des reliquats embryonnaires (provenant des canaux de Wolf et de Muller non involués en totalité) appelés annexes épididymo-testiculaires (ou hydatide séssile et pédiculée). La torsion de ces annexes peut donner un tableau clinique similaire à celui de la torsion du cordon spermatique.

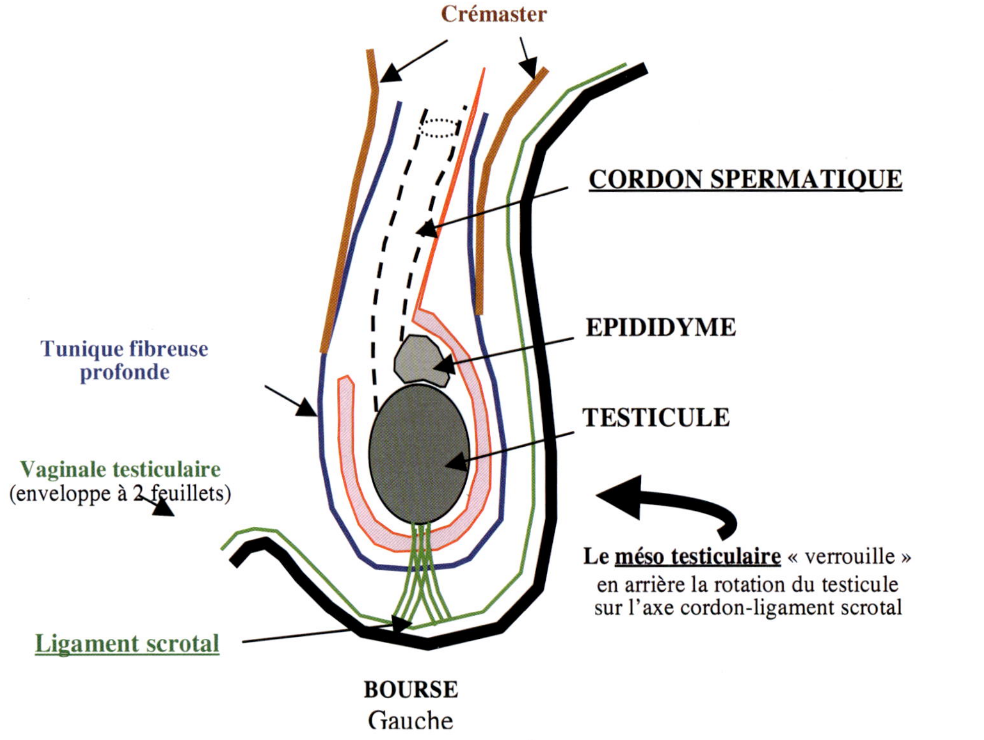

Aspects anatomiques
(coupe frontale)

B. TRANSILLUMINATION

- La transillumination scrotale consiste à placer une source lumineuse en arrière du sac scrotal et dirigée vers l'observateur (rétro-éclairage), le malade étant debout dans une pièce sans lumière.
- Le but est d'explorer cliniquement de façon simple le contenu d'une grosse bourse. En cas de masse liquidienne (hydrocèle), la coloration est rouge (transillumination positive). En cas de tumeur solide, la lumière ne passe pas (transillumination négative).

C. CLASSIFICATION

Adultes et enfants ne font pas les mêmes affections génito-scrotales. Néanmoins, la torsion du cordon spermatique peut se voir à tout âge.

- ***Affections génito-scrotales de l'enfant :***
  - Torsion du cordon spermatique
  - Cryptorchidie
  - Hydrocèle communiquante (+/- associée à une hernie inguinale)
  - Kyste du cordon
  - Phimosis
- ***Affections génito-scrotales de l'adulte :***
  - Torsion du cordon spermatique
  - Orchi-épididymite et urétrites
  - Cancer du testicule
  - Varicocèle
  - Hydrocèle vaginale.
  - Phimosis

II. TORSION DU CORDON SPERMATIQUE

La torsion du cordon spermatique est une urgence chirurgicale => **« Toute douleur testiculaire aiguë unilatérale est une torsion du cordon spermatique jusqu'à preuve du contraire chez un adolescent ou un adulte jeune ».**

- Le diagnostic de cette affection est clinique et doit être évoqué devant toute douleur aiguë du scrotum. Elle s'observe classiquement en période péri-pubertaire, mais elle peut également survenir en période péri-natale ou chez l'adulte.
- La fréquence est estimée à 1 pour 4.000 hommes de moins de 25 ans et 20% des torsions surviennent chez l'homme de plus de 20 ans. La torsion bilatérale représente moins de 1% des cas.

A. PHYSIOPATHOLOGIE

- TYPES DE TORSION

1/ Torsion du cordon dans sa portion intra-vaginale (95% des cas)

- C'est un spasme du crémaster, spontané ou à l'occasion d'un effort, sur un testicule dont les moyens de fixation sont trop lâches et qui provoque la torsion du cordon spermatique.
- La torsion se fait toujours dans le même sens : sens horaire pour le testicule droit et anti-horaire pour le gauche (++).

2/ Torsion du cordon dans sa portion supra-vaginale

C'est la forme du nouveau-né ou en cas de testicule cryptorchide.

3/ Torsion entre le testicule et l'épididyme (rare)

- Conséquences de la torsion

La torsion du cordon spermatique provoque :

- Une ischémie par arrêt de la circulation artérielle ;
- Un œdème par blocage du retour veineux.
- Si aucun geste n'est réalisé, elle aboutit en quelques heures à une nécrose testiculaire qui évolue soit vers l'atrophie testiculaire, soit vers l'abcédation et la fistulisation

B. DIAGNOSTIC POSITIF

- FORME TYPIQUE DE L'ADOLESCENT

- La torsion débute par une douleur brutale violente unilatérale qui est **isolée,** notamment sans signes infectieux associés et sans circonstance déclenchante.
- La douleur :
  - Siège au niveau d'une bourse ;
  - Irradie le long du cordon vers la région inguinale
  - Est accompagnée de vomissements dans la moitié des cas.

- L'interrogatoire recherche la notion, très évocatrice, d'épisodes comparables, mais spontanément résolutifs et la notion d'un effort récent (++). **Toute douleur abdominale chez un adolescent impose l'examen des bourses à la recherche d'une torsion du cordon**.
- L'examen clinique est considérablement gêné par l'extrême sensibilité du scrotum.
- Il peut cependant noter une augmentation du volume de la bourse liée à l'œdème et à une hydrocèle réactionnelle. On peut percevoir au pôle supérieur du testicule les spires de torsion. Le testicule semble souvent « rétracté » à l'anneau inguinal.
- Le réflexe crémastérien est aboli.

DR : O. GASTAUD

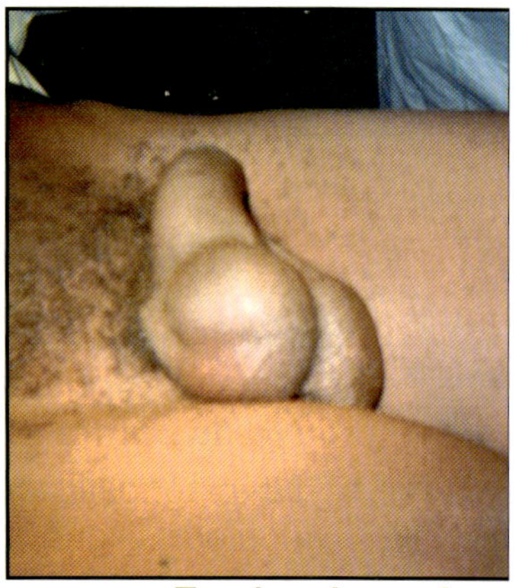

Torsion du cordon spermatique droit
(testicule ascensionné)

- L'examen du testicule controlatéral est normal.
  Il n'existe pas :
  - De fièvre associée au début ;
  - De maladie infectieuse récente (et notamment pas de parotidite pouvant faire évoquer le diagnostic d'orchite ourlienne) ;
  - De signe génito-urinaire (urines claires, pas d'écoulement urétral).
- Une bandelette urinaire confirmera l'absence de nitrites, de leucocytes et d'hématurie microscopique.
- Devant ce tableau clinique, aucun examen complémentaire n'est nécessaire (**l'échographie est inutile**). **L'intervention s'impose en urgence.**

- FORME NEO-NATALE

- La torsion survient dans un délai variable avant la naissance.
- Le diagnostic de torsion néo-natale devra être évoqué devant :
  - Soit une augmentation de volume de la bourse unilatérale, ferme, régulière, non douloureuse mais inflammatoire. Ce tableau correspond habituellement à un infarcissement testiculaire. Dans ce cas, une intervention s'impose.
  - Soit une anorchidie traduisant une torsion ancienne in utero avec atrophie testiculaire. Le diagnostic s'imposera à l'âge de 2 ans de façon rétrospective en retrouvant un cordon spermatique se terminant de façon borgne lors de l'exploration chirurgicale.

- FORMES ATYPIQUES

1/ Torsion sur testicule non descendu (cryptorchidie)

Un testicule situé en position haute peut également se tordre. Il peut alors simuler une hernie étranglée s'il est situé en position inguinale, une appendicite aiguë s'il est situé en position intra-abdominale.

2/ Episode de sub-torsion

Le patient présente des douleurs scrotales brutales et récidivantes mais spontanément résolutives. Là encore, au moindre doute, une exploration chirurgicale s'impose.

C. DIAGNOSTICS DIFFERENTIELS

Il s'agit des autres causes de « bourse aiguë douloureuse ».

1/ Orchi-épididymite

Exceptionnelle avant 15 ans (car il s'agit d'une maladie sexuellement transmissible et que les rapports sexuels sont rares à cet âge...). En sa faveur, un début de la douleur progressif, la douleur élective au niveau de l'épididyme, la coexistence de signes fonctionnels urinaires à type de brûlures mictionnelles, un écoulement urétral.
Mais, au moindre doute avec une torsion, une exploration chirurgicale s'impose.

2/ Torsion d'une annexe épididymo-testiculaire (torsion d'hydatide)

La douleur est ici plus modérée et il existe un site douloureux électif au niveau de l'annexe qui peut apparaître comme un nodule bleuté. Le diagnostic est habituellement fait en peropératoire.

3/ Traumatisme testiculaire

Le diagnostic pose exceptionnellement un problème sauf chez l'enfant jeune difficilement interrogeable.

4/ Crise de colique néphrétique avec irradiation scrotale unique

L'examen scrotal strictement normal permet d'éliminer la torsion. La bandelette urinaire montre une hématurie microscopique.

5/ Nécrose intra-tumorale d'un cancer du testicule

L'examen permet la mise en évidence de la tumeur, et dans ce cas, l'échographie peut être utile.

D. TRAITEMENT

- **Le traitement est chirurgical et doit être réalisé en urgence.**
- **Les parents doivent signer l'autorisation d'opérer si l'enfant est mineur.**
- **Il faut prévenir du risque d'orchidectomie si le testicule ne peut être conservé.**

1/ Détorsion manuelle

L'intervention chirurgicale peut être précédée d'une tentative de détorsion manuelle après anesthésie générale. Elle consiste à « dévisser » (sens anti-horaire) le testicule droit ou « visser » (sens horaire) le testicule gauche.

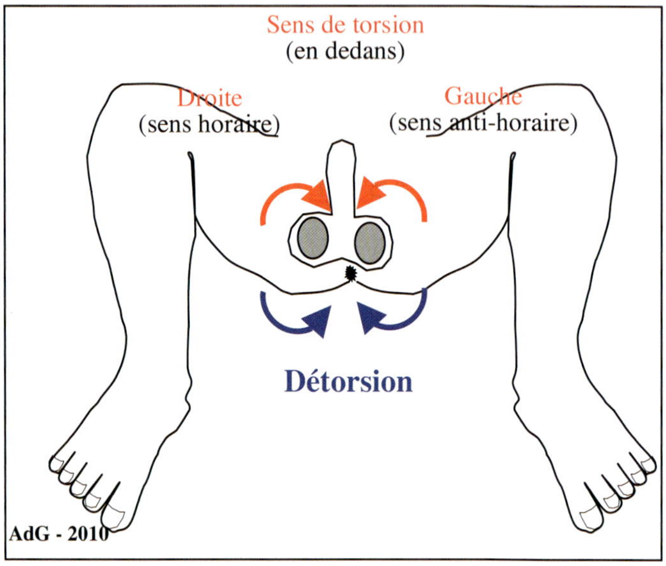

2/ Détorsion chirurgicale +++

- L'exploration chirurgicale est réalisée sous anesthésie générale ou loco-régionale, l'abord du testicule se fait par voie scrotale homo-latérale, avec ouverture de la vaginale, détorsion du cordon, éventuellement suivie de l'application locale de sérum tiède (parfois infiltration du cordon par des vaso-dilatateurs).
- En cas de bonne recoloration du testicule, celui-ci peut être conservé. Il est alors fixé (orchido-pexie) au dartos du raphé médian du scrotum à travers la vaginale.
- Si le testicule ne se recolore pas, une **orchidectomie** est réalisée. Une prothèse testiculaire pourra être mise en place de façon différée.
- Le testicule controlatéral sera fixé préventivement, lors d'un deuxième temps opératoire.

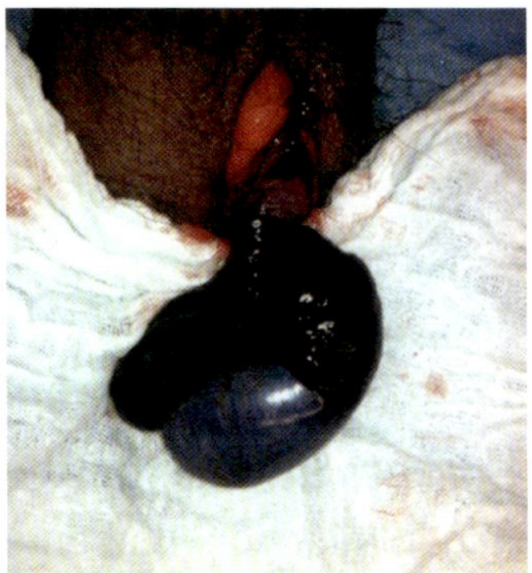

Torsion avec nécrose testiculaire

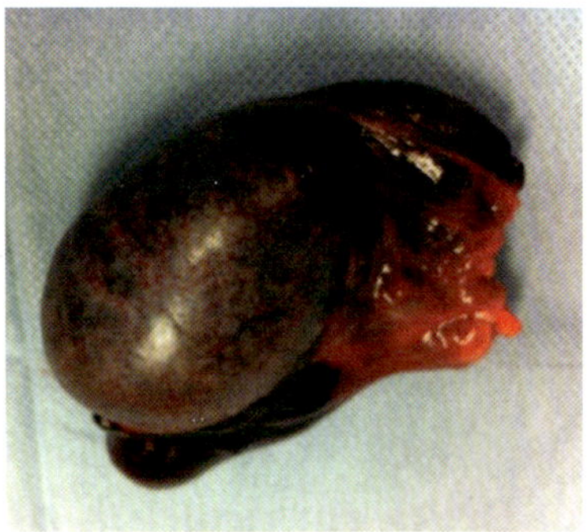

DR. Dr L. BASTIEN

Ablation du testicule

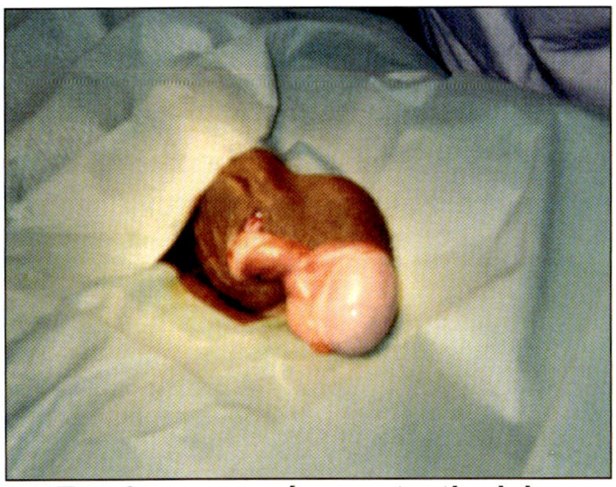

Torsion sans nécrose testiculaire

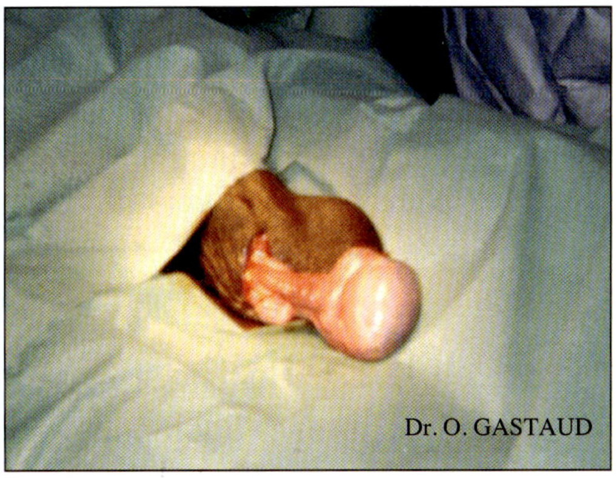

Détorsion du cordon spermatique

E. EVOLUTION ET PRONOSTIC

- Dans tous les cas, il sera nécessaire de revoir le patient au premier mois puis quatre à six mois plus tard pour juger de l'évolution du testicule fixé, parfois avec surveillance échographique du volume testiculaire.
- Les lésions ischémiques touchent dans un premier temps la spermatogenèse.
- En cas d'ischémie prolongée, la fonction endocrine du testicule peut être altérée.
- Les testicules retrouvent leur fonction ad integrum dans :
  - 100% des cas si l'intervention de détorsion est réalisée dans les quatre premières heures ;
  - 90% des cas si elle est réalisée au-delà de la sixième heure ;
  - 50% des cas au-delà de la dixième heure.

Mots clés :
urgence chirurgicale, ischémie et nécrose testiculaire, adolescent et sujet jeune, orchidectomie.

III. ORCHI-EPIDIDYMITE

L'**épididymite** est une inflammation de l'épididyme généralement secondaire à une atteinte bactérienne. Le testicule peut être atteint de façon concomitante, ce qui réalise le tableau d'une **orchi-épididymite**.

A. PHYSIOPATHOLOGIE

- L'infection de l'épididyme et du testicule adjacent se fait principalement par voie urétrale ascendante, via les canaux éjaculateurs puis les déférents. Ainsi, toutes les manœuvres endo-urétrales, les urétrites et les prostatites peuvent se compliquer d'orchi-épididymite. De même, tout obstacle urétral sous-montanal, susceptible d'augmenter la pression intra-vésicale et intra-urétrale, représente un facteur de risque d'épididymite (reflux urétro-vésiculo-déférentiel).

- Certaines malformations congénitales peuvent exceptionnellement être à l'origine d'épididymite aiguë récidivante chez le jeune garçon et notamment l'abouchement ectopique de l'uretère dans une vésicule séminale.
- Outre la voie urétrale ascendante, des épididymites secondaires à une dissémination par voie hématogène peuvent être observées (tuberculose, BCG, infection parasitaire).

B. ETIOLOGIES

Les **épididymites** aiguës peuvent être classées en trois groupes :

1/ Epididymite à germes sexuellement transmissibles

- Responsable de la plupart des épididymites chez l'homme hétérosexuel de moins de 35 ans. Les germes en cause chez l'hétérosexuel sont : *Chlamydia trachomatis* (60% des cas), *Neisseria gonorrheæ* (20% des cas), *Mycoplasma hominis*, *Ureaplasma urealyticum* ou *genitalium*. Chez l'homosexuel, des entérobactéries peuvent aussi être en cause (rapports ano-rectaux).
- Ces épididymites sont des **infections sexuellement transmissibles** (**IST**). Il existe donc un terrain à risque à rechercher : antécédents d'IST, rapports sexuels non protégés, partenaires multiples, écoulement urétral associé ou inaugural, IST chez partenaire.

2/ Epididymite non spécifique à germes urinaires

- Elle est principalement diagnostiquée chez l'enfant et le sujet âgé, car elle est souvent révélatrice d'une affection sous-jacente (abouchement ectopique de l'uretère chez l'enfant, obstacle sous-vésical chez le sujet âgé). Elle peut être observée dans les suites d'un geste endo-urétral (cystoscopie, fibroscopie ou chirurgie endoscopique). Les germes le plus souvent en cause sont : *Escherichia coli* (70% des cas), autres Bacilles à Gram négatifs (*Klebsiella pneumoniæ*, *Pseudomonas æruginosa*, etc…).
- Ces épididymites sont des **infections uro-génitales** (**IUG**) non sexuellement transmissibles. Le terrain à risque à rechercher est : antécédents urologiques favorisants, troubles urinaires du bas appareil préexistants, iatrogénie récente (sondages, endoscopie).

3/ Epididymite secondaire aux infections généralisées

Les principaux micro-organismes responsables sont rapportés dans le tableau suivant :

Bactéries	*Brucella melitensis, Hæmophilus influenzæ, Staphylococcus aureus, Neisseria meningitidis, bacille de Koch*
Virus	Ourlien (orchite isolée), Coxsackie B, Varicelle-zona, Dengue
Infections fongiques	Histoplasmose ; Coccydioïmycoses ; Actinomycose
Infections parasitaires	Filarioses, Bilharzioses, Amibiases

C. ASPECTS CLINIQUES

1/ Circonstances de découverte

- **Douleur scrotale,** d'apparition classiquement progressive. Celle-ci peut toutefois être assez brutale, ce qui peut faire évoquer le diagnostic différentiel de torsion du cordon spermatique. La douleur est violente, pulsatile, unilatérale, irradiant le long du cordon spermatique.
- **Signes infectieux :** fièvre à 38,5°C avec parfois des pics à 39-40°C.
- **Signes urologiques :** brûlures mictionnelles, pollakiurie, dysurie (en cas d'épididymite bactérienne non spécifique), écoulement urétral (accompagnant les épididymites des maladies sexuellement transmissibles dans 60 à 70% des cas).

2/ Examen clinique

- La bourse est augmentée de volume, avec signes inflammatoires locaux. La palpation de l'épididyme qui est épaissi et très douloureux. Le testicule est normal au début mais, après quelques heures d'évolution, on palpe un bloc épididymo-testiculaire postérieur avec perte du sillon épididymo-testiculaire.

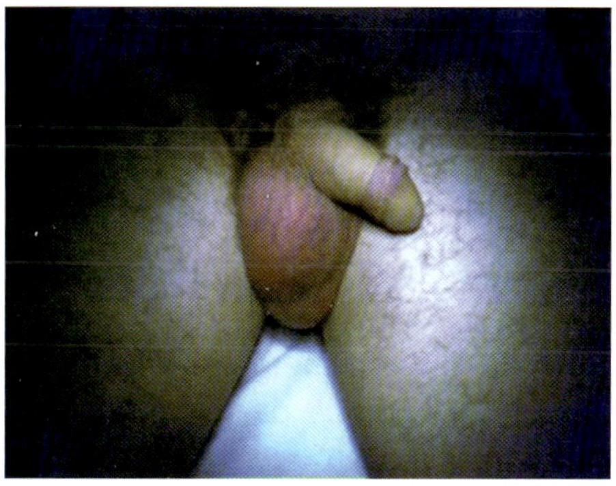

- La douleur est soulagée par le soulèvement de la bourse (signe de Prehn). Il peut exister une hydrocèle réactionnelle. Le toucher rectal peut trouver des signes de prostatite associée. La palpation du cordon recherche une funiculite associée : cordon induré, douloureux.

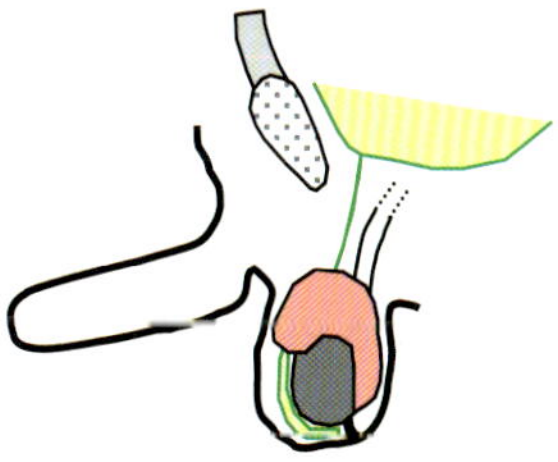

- Dans les formes vues tardivement, une abcédation est possible, voire une fistulisation à la peau scrotale.
- L'examen complet recherche les signes associés :
  - Examen des organes génitaux externes (OGE) : chancre, vésicules, condylomes, écoulement urétral ;
  - Toucher rectal : recherche d'une prostatite ;
  - Orifices herniaires : éliminer une hernie inguino-scrotale étranglée ;
  - Signes infectieux généraux : fièvre, frissons.
  - Signes de gravité locaux (collection fluctuante, fistulisation…) et généraux (défaillance hémodynamique).

D. EXAMENS COMPLEMENTAIRES

1/ Examens microbiologiques

Ils sont essentiels pour établir le diagnostic et optimiser le traitement antibiotique

a) Bandelette urinaire (BU)

Réalisée sur le 1er et le 2e jet urinaire, elle recherche des leucocytes et des nitrites. Sa négativité n'élimine pas le diagnostic, certains faux négatifs étant dus à des germes intracellulaires ou à une infection décapitée.

b) Examen cytobactériologique des urines (ECBU) avec antibiogramme

Réalisé systématiquement avant tout traitement :

- Sur le premier jet urinaire, avant toilette méatique, pour la recherche des germes sexuellement transmis (sujet jeune et terrain à risque d'IST) : gonocoque, mycoplasmes et Chlamydia trachomatis (CT) recherché au mieux par PCR
- Sur le milieu du jet urinaire, après toilette du méat, pour la recherche des germes banals (bacilles gram négatif et entérobactéries ; staphylocoques et streptocoques) des IUG.

L'ECBU permet d'affirmer l'infection, identifie le germe et son profil de sensibilité aux antibiotiques. Les critères d'infection, partiellement ou complètement réunis, sont :

- Une leucocyturie significative, supérieure à 10^4/ml.
- La présence de germes à l'examen direct après coloration.
- Une numération bactérienne supérieure à 10^5/ml

Mais sa négativité n'élimine pas le diagnostic et fait parfois prescrire un traitement d'épreuve si tous les autres diagnostics différentiels ont été éliminés.
Il faut parfois faire une recherche spécifique du bacille de Koch lorsqu'une tuberculose uro-génitale est suspectée, en répétant si besoin les examens pour améliorer la sensibilité.

c) Hémocultures

Systématique si la fièvre est supérieure à 38,5°C et en cas d'hospitalisation, mais elles sont souvent négatives.

d) Spermoculture

Elle n'est pas réalisée car **n'a pas d'intérêt**, notamment dans les formes aiguës.

2/ Examens biologiques

a) NFS et marqueurs de l'inflammation

- Ils sont facultatifs dans les formes typiques
- Ils montrent un syndrome inflammatoire avec une hyperleucocytose à polynucléaires neutrophiles et élévation de la fibrinémie et de la CRP (*C Reactive Proteine*).

c) Sérologies

- De la syphilis (TPHA, et VDRL), du VIH, des hépatites B et C.
- Elles sont demandées systématiquement avec l'accord du patient.
- Les sérologies pour la recherche de *Chlamydiæ trachomatis* et de mycoplasmes sont rarement réalisées en routine. Elles mettent en évidence une élévation du titre des anticorps d'au moins deux dilutions à 15 jours d'intervalle en cas d'infections à ces germes.

3/ Echographie scrotale +/- doppler testiculaire

- Elle n'est pas indispensable pour établir le diagnostic positif. Elle peut être utile dans les formes atypiques pour éliminer un diagnostic différentiel ou en cas de forme sévère. Elle recherche classiquement :
  - Une augmentation du volume epididymo-testiculaire, un épididyme et un parenchyme testiculaire hétérogène et hypervascularisé au doppler traduisant l'atteinte inflammatoire. L'absence de flux sanguin oriente vers une torsion du cordon spermatique.
  - Des complications : hydrocèle, abcès
- Elle participe au diagnostic différentiel en cas de doute :
  - Torsion du cordon spermatique,
  - Tumeur testiculaire,
- Elle peut être utile en cas d'évolution défavorable pour rechercher une complication.

E. DIAGNOSTIC DIFFERENTIEL

1/ Torsion du cordon spermatique +++

- Absence de signe infectieux initialement, début brutal.
- Le moindre doute diagnostique impose une intervention en urgence.

2/ Torsion des hydatides

- Survient surtout chez le garçon pré-pubère et se manifeste par une douleur localisée avec un ensemble épididymo-testiculaire normal.

3/ Cancer du testicule

- Une hémorragie intra-tumorale peut simuler un tableau d'épididymite aiguë. L'épididyme est normal à l'examen, séparé de la masse testiculaire par un sillon. L'échographie met en évidence la tumeur intra-testiculaire. L'ECBU est stérile.

4/ Orchite ourlienne

- Il s'agit d'une entité particulière retrouvée chez 20 à 30% des hommes atteints des oreillons. L'atteinte est bilatérale dans 15% des cas. L'orchite débute dans les trois à quatre jours suivant le début de la parotidite. L'épididyme n'est pas concerné par le processus. Il n'existe pas de traitement spécifique en dehors du repos strict au lit. L'atrophie testiculaire est un risque classique mais rare.

5/ Autres diagnostics différentiels

- Les causes traumatiques sont recherchées systématiquement à l'interrogatoire.
- La hernie inguino-scrotale engouée ou étranglée : recherchée par la palpation systématique des orifices herniaires inguinaux devant toute douleur scrotale.
- La colique néphrétique dans sa forme à douleur projetée

F. EVOLUTION

1/ Evolution favorable sous traitement

Régression des signes en une quinzaine de jours. La fièvre disparaît en premier, suivie de la douleur et de la tuméfaction de la bourse. Il peut persister un petit nodule épididymaire résiduel pendant plusieurs semaines.

2/ Evolution défavorable

- ***Abcès épididymaire*** caractérisé par une masse fluctuante confirmée par l'échographie pouvant se fistuliser spontanément au niveau de la peau scrotale.
- Fonte purulente testiculaire par orchite
- Epididymite chronique : épididyme épaissi avec fibrose locale gênant la pénétration des antibiotiques.
- Hypofertilité voire une stérilité secondaire.

G. TRAITEMENT

1/ Traitement médical

- Le traitement peut être conduit à domicile. En présence de signes généraux (température supérieure à 38,5°C) ou de signes locaux importants, une hospitalisation peut s'avérer nécessaire.
- Le traitement en lui-même comprend :

  Repos strict au lit pendant les trois à quatre premiers jours,
  - Port d'un suspensoir ou d'un slip serré.
  - **Antibiothérapie** par un antibiotique ayant une bonne pénétration au niveau de l'épididyme, adaptée secondairement aux résultats de l'antibiogramme. **Cette antibiothérapie initiale** dite **probabiliste** dépend **du terrain** (cf. tableau suivant) :
    - ***En cas de suspicion d'IST*** : le traitement doit être efficace à la fois sur CT et le gonocoque (qui sont associés dans plus de 15% des cas) ; le schéma habituel est une monothérapie par tétracycline ou fluoroquinolone. L'alternative consiste à associer aux tétracyclines la ceftriaxone à raison d'une injection unique de 250 mg. La durée de traitement est de 2 semaines au minimum jusqu'à 6 semaines selon l'évolution clinique. Le traitement concomitant du partenaire est la règle ;
    - ***En cas de suspicion d'IUG*** : Le traitement de première intention fait appel aux fluoroquinolones ou au cotrimoxazole fort (2 comprimés par jour) par voie orale. Les formes sévères peuvent nécessiter une forme intraveineuse initiale avec une association aminoside-C3G. Il faudra dans tous les cas adapter secondairement le traitement à l'antibiogramme. La durée du traitement est le plus souvent de trois semaines, voire plus en cas de prostatite associée.

Terrain d'IST	Terrain d'IUG
Chlamydiæ / Mycoplasme ofloxacine 200 mg x 2 *per os* - 21 jours ou doxycycline 100 mg x 2 *per os* - 21 jours	**Première intention** ofloxacine 200 mg x 2 *per os* - 21 jours ou ciprofloxacine 500 mg x 2 pendant 21 jours **+/-** aminoside IM x 2/j jusqu'à l'apyrexie
Gonocoque ceftriaxone 250 mg IM ou spectinomycine 2 g IM (traitement minute) puis doxycycline 100 mg x 2 *per os* - 15 jours	**Deuxième intention** ceftriaxone 1 à 2 g IM pendant 7 jours puis cotrimoxazole fort 800 mg x 2 pdt 15 j

- **Anti-inflammatoire non-stéroïdiens**
- **Antalgiques, antipyrétiques.**
- **Rapports sexuels protégés.**

2/ Traitement chirurgical

Recours rare

a) ***Drainage chirurgical*** en cas d'abcès de l'épididyme (parfois).

b) ***Orchidectomie avec épididymectomie*** en cas de diffusion de l'abcès au testicule (fonte purulente).

c) ***Epididymectomie*** en cas d'épididymite chronique (de plus en plus rare grâce au traitement précoce et adapté des épididymites aiguës).

Mots clés :
Infection de l'épididyme, infection uro-génitale (IUG), infection sexuellement transmissible (IST), urgence médicale, antibiothérapie, traitement du partenaire (si IST)

IV. Uretrites

- Inflammations d'origine infectieuse de l'urètre, elles touchent l'homme et la femme, mais sont souvent asymptomatiques chez celle-ci. Chez l'homme, elles sont subaiguës le plus souvent et peuvent se compliquer de prostatite et d'orchi-épididymite.
- L'urétrite ne doit donc pas être confondue avec une infection urinaire car les germes impliqués sont de nature différente et sexuellement transmissibles (IST).

A. CLINIQUE

1/ Chez l'homme

- Plusieurs formes cliniques sont possibles :
  - ***Urétrite subaiguë***, elle associe un écoulement clair peu abondant à renforcement matinal et un syndrome douloureux modéré (douleurs péniennes sur le trajet de l'urètre, majorées lors des mictions). Une balanite (inflammation du gland) peut être associée ;
  - ***Urétrite aiguë***, elle est d'installation brutale, peu de temps après un contage sexuel, avec un syndrome douloureux intense et un écoulement urétral purulent. C'est le tableau « caractéristique » de l'urétrite gonococcique (« chaude pisse »), bien que d'autres germes puissent être en cause ou être associés ;
  - ***Urétrite asymptomatique*** (30% des cas) ou paucisymptomatique avec présence de simples « gouttes matinales » ou de « pertes urinaires » dans le slip.
- Dans tous les cas, une complication peut être révélatrice et dominer le tableau clinique : orchi-épididymite, prostatite. Sténose de l'urètre et stérilité sont des complications rares, à distance ou pour des formes paucysymptomatiques négligées.

2/ Chez la femme

- Le plus souvent asymptomatique, elle peut néanmoins entraîner des troubes urinaires du bas appareil pouvant évoquer une cystite.
- En pratique, le diagnostic d'urétrite est secondaire par rapport aux complications le plus souvent présentes et qui dominent le tableau clinique : vulvovaginite, cervicite, voire salpingite.
- La gravité de l'urétrite chez la femme est donc représentée par son risque d'atteinte gynécologique associée et qui peut, à terme, être responsable de stérilité par atteinte tubaire (après salpingite ou d'infection chronique paucysymptomatique), de douleurs pelviennes chroniques et d'un risque accru de grossesse extra-utérine.

3/ Formes cliniques pour les deux sexes

- Formes extra-génitales associées : pharyngite, anorectite et conjonctivite. Plus ou moins symptomatiques, elles doivent être recherchées surtout en cas de gonococcie.
- Syndrome de Fiessinger-Leroy-Reiter : urétrite à *Chlamydiæ*, conjonctivite et polyarthrite (80% des patients sont porteurs de l'antigène HLA B27).

B. DIAGNOSTIC

Il repose sur l'isolement du germe par l'analyse des sécrétions urétrales (voir § diagnostic orchiépidydimite). Il est important de spécifier le type de germes recherché, car des techniques de biologie moléculaire sur les urines, moins invasives que le grattage urétral, sont possibles pour certains germes.

GERMES EN CAUSE DANS LES URETRITES

Classiquement, on sépare l'urétrite gonococcique de toutes les autres, dites « non gonococciques » (UNG), bien que les associations soient fréquentes, en particulier entre gonocoque et *Chlamydiæ* ou *Trichomonas vaginalis*.

- ***Chlamydiæ trachomatis*** (1ère cause ; 50 à 60% des UNG) : identification par méthode de biologie moléculaire (PCR sur 1er jet d'urine chez l'homme) ou par cultures cellulaires, techniques immuno-enzymatiques ou d'immuno-fluorescence sur des prélèvements obtenus par grattage de l'urètre et de l'endocol chez la femme.
- **Gonocoque** (2e cause) : écouvillonnages du méat urétral et de l'urètre chez l'homme, de l'endocol et des orifices glandulaires (Skene et Bartholin) chez la femme, anal et pharyngé en cas de rapports anogénitaux et/ou buccogénitaux. Examen direct (cocci à Gram négatif) et culture avec antibiogramme ;
- **Autres germes** responsables d'urétrite :
  - *Ureaplasma urealyticum*, mycoplasme reconnu pathogène (10 à 20% des UNG) si une numération d'au moins 10^3 UCC/ml est obtenue (pour différencier d'une colonisation fréquement observée sans conséquence pathogène).
  - *Trichomonas vaginalis* (5 à 15% des UNG chez l'homme, cause la plus fréquente de vulvovaginite), parasite mobile mis en évidence à l'examen direct et par la culture.
  - *Candida albicans* responsables de vulvovaginite et de balanite associée à une urétrite plus ou moins symptomatique.
  - Germes pyogènes (jusqu'à 25% des urétrites masculines) : Streptocoques, staphylocoques et *E. coli.* Leur responsabilité nécessite la présence de polynucléaires altérés dans le prélèvement.
  - *Gardnerella vaginalis* et anaérobies responsables de vaginite chez la femme et pouvant être transmise à l'homme.

C. TRAITEMENT

- Il est médical et repose uniquement sur l'antibiothérapie avec traitement des partenaires en même temps. L'antibiothérapie est fonction du germe présent (Tableau).
- Dans les cas où le diagnostic est cliniquement certain, mais que l'isolement du germe sera impossible en pratique (patient qui sera non observant de la prescription d'examen), il faut au minimum prescrire une antibiothérapie anti-gonococcique et anti-*Chlamydiæ*.

Germe	Antibiothérapie	Durée
Gonocoque *	Ceftriaxone 250 mg en IM Céfixime 400 mg *per os* Spectinomycine 2 g en IM Ofloxacine 400 mg *per os* Ciprofloxacine 250 mg *per os*	Dose unique Dose unique Dose unique Dose unique Dose unique
Chlamydiæ trachomatis *Ureaplasma urealyticum*	Azithromycine 1 g *per os* ** Doxycycline 200 mg/j *per os* Ofloxacine 200 mg 2 x/j *per os* Roxithromycine 150 mg 2 x/j *per os* Pristinamycine 1 g 2 x/j *per os*	Dose unique > 10 jours > 10 jours > 10 jours > 10 jours
Trichomonas vaginalis	Nimorazole *per os* Tinidazole 2 g *per os* (renouveler) J10-30	Dose unique Dose unique

** Traitement prolongé si localisation extra-pharyngée mise en évidence ou probable*
*** Pour Chlamydiæ trachomatis uniquement.*

D. CONDUITE A TENIR DEVANT UN ECOULEMENT URETRAL

1/ Examen

- Mode de survenue : récent, brutal ou progressif et depuis quand ?
- Intensité de la symptomatologie :
  - Syndrome douloureux urétral ;
  - Importance et aspect de l'écoulement ;
  - Signes associés : douleur testiculaire, pharyngée, anorectale, dysurie, douleurs pelviennes, pertes vaginales ;
- Contexte : partenaire unique ou multiple, préservatif ?
- Examen clinique :
  - Gland et méat (balanite ?), vulve et col (vulvovaginite, cervicite ?) ;
  - Pharynx systématique, anorectal sur point d'appel ;
  - Testicules et cordon (orchi-épididymite ?) ;
  - Toucher rectal chez l'homme (prostatite ?) ;
  - Touchers pelviens chez la femme si syndrome douloureux d'appel (salpingite ?).

2/ Bilan

- Prélèvements systématiques (urétraux + 1er jet d'urine) ;
- Prélèvements pharyngés et anorectaux selon le contexte (type de rapports, symptomatologie, suspicion de gonocoque) ;
- Sérologies (syphilis, VIH, VHB) à discuter selon le contexte et le comportement sexuel identifié.

3/ Traitement

- Rechercher et traiter si possible le(s) partenaire(s) en même temps que le patient.
- Antibiothérapie contre gonocoque et *Chlamydiæ* si pas de possibilité de prélèvement.
- Antibiothérapie prolongée si suspicion de localisation extra-génitale.
- Rapports sexuels protégés par des préservatifs pendant le traitement.

Mots clés : Infection de l'urètre, infection sexuellement transmissible (IST), urgence médicale, antibiothérapie, traitement du partenaire.

V. VARICOCELE

- La varicocèle résulte de la dilatation orthostatique des veines du plexus pampiniforme annexé à la paroi scrotale.
- Cette dilatation est le plus souvent unilatérale gauche (90% des cas) ou bilatérale. Cette asymétrie s'explique par l'anatomie des veines spermatiques dans lesquelles se draine le plexus pampiniforme :
  - A droite, la veine spermatique se jette directement dans la veine cave inférieure.
  - A gauche, la veine spermatique se jette directement dans la veine rénale gauche.
- Le reflux réno-spermatique à l'origine de la dilatation variqueuse serait plus fort à gauche du fait du mode de drainage entraînant une pression hydrostatique plus élevée.

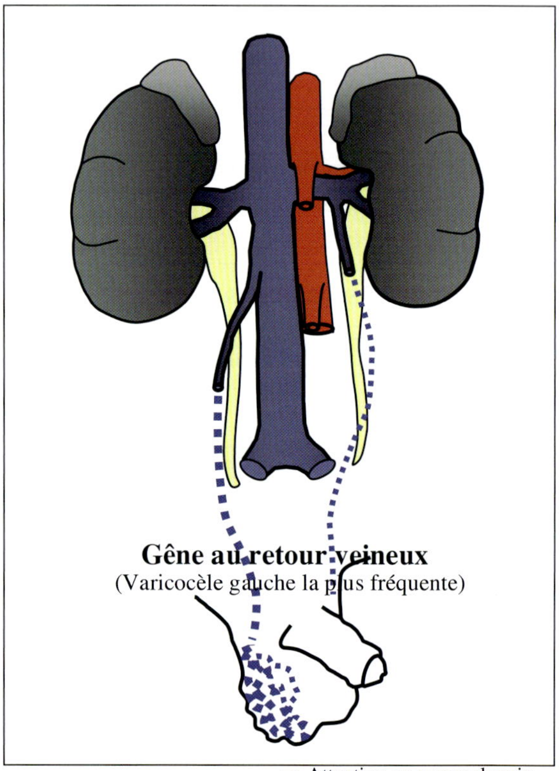

Si varicocèle droite ⇒ Attention au cancer du rein

Le rôle de la compression de la veine rénale gauche dans la pince aortico-mésentérique, responsable d'une stase plus importante au niveau de la veine rénale gauche, a également été évoqué.

Tout processus compressif néoplasique pelvien rétropéritonéal ou rénal, du fait de la gêne au retour veineux engendrée, peut entraîner une varicocèle. Une varicocèle d'apparition récente et surtout localisée à droite doit faire rechercher de tels processus.

Varicocèle et infertilité

- Bien que les relations exactes entre varicocèle et infertilité ne soient pas formellement établies, 40% des hommes consultant pour infertilité ont une varicocèle. En revanche, 15% de la population générale masculine a une varicocèle gauche sans conséquence sur la fertilité.
- L'effet délétère de la varicocèle sur la spermatogenèse aurait trois origines :
  - Augmentation de la chaleur locale ;
  - Hypoxie du tissu germinal ;
  - Hyperpression veineuse.

A. DIAGNOSTIC

Le diagnostic est clinique et repose sur l'examen physique.
Habituellement asymptomatique, le patient consulte rarement pour des signes fonctionnels qui n'apparaissent que lorsque la dilatation veineuse est importante et entraîne une sensation de pesanteur scrotale.

Examen physique :

- L'inspection en position **debout** met en évidence une tuméfaction variqueuse du cordon, irrégulière, unie ou bilatérale, siégeant à la partie supérieure et postérieure du testicule ;
- La palpation note une tuméfaction molle, indolore, augmentant de volume lors des épreuves de Valsalva. Une pression légère suffit à vider les veines dilatées ;
- En décubitus, la tuméfaction se réduit voire disparaît.
- Le testicule du côté de la varicocèle peut être de taille inférieure à celle du testicule controlatéral.

Diagnostics différentiels

Les autres causes de tuméfaction intra-scrotale d'évolution chronique :

- Hydrocèle de la vaginale ;
- Kyste du cordon ou kyste de l'épididyme (trans-illuminable) ;
- Hernie inguino-scrotale ;
- Lipome du cordon ;
- Tumeur testiculaire.

B. EXAMENS COMPLEMENTAIRES

- ECHOGRAPHIE TESTICULAIRE

Si le diagnostic est le plus souvent clinique, une échographie doppler du scrotum peut, en cas de doute, mettre en évidence un reflux veineux dans la varicocèle lors de l'inspiration ou le déclencher par la manœuvre de Valsalva.

- IMAGERIE ABDOMINALE

En cas de varicocèle droite ou de varicocèle gauche d'apparition récente chez l'adulte, une échographie abdominale voire un scanner abdomino-pelvien devront être systématiques (recherche d'adénopathies rétropéritonéales et de cancer du rein).

- ANALYSE DU SPERME (non systématique)

Un spermogramme et spermocytogramme est demandé en cas d'anomalie testiculaire associée, chez un patient consultant pour infertilité ou si une intervention chirurgicale est proposée.

C. TRAITEMENT

- INDICATIONS

En cas d'infertilité, de gêne fonctionnelle ou esthétique, une cure de varicocèle sera proposée. Il faut cependant prévenir le patient que l'oligo-asthénospermie pré-opératoire, si elle existe, peut persister en post-opératoire.

- TECHNIQUE OPERATOIRE

Plusieurs techniques peuvent être proposées :

- **Embolisation sous contrôle radioscopique par voie percutanée.**
- Ligature microchirurgicale élective des veines du cordon dans le creux inguinal ;
- Ligature haute par voie inguinale rétropéritonéale de la veine spermatique ;

Mots clés : Tuméfaction variqueuse du cordon ; hypofertilité ; embolisation ; ligature microchirurgicale

VI. HYDROCELES

L'hydrocèle est un épanchement liquidien entre les deux feuillets de la séreuse vaginale. Elle atteint les deux bourses avec la même fréquence. Elle est bilatérale dans 10% des cas.

A. RAPPEL EMBRYOLOGIQUE

Embryologiquement, le testicule descend dans les bourses à partir de la cavité abdominale. Il entraîne dans sa descente un revêtement péritonéal qui reste en communication directe avec la cavité péritonéale par le canal péritonéo-vaginal pendant quelque temps puis s'oblitère spontanément en laissant un reliquat appelé ligament de cloquet. Le testicule reste alors entouré par les deux feuillets dérivant du péritoine qui forment la vaginale. Le feuillet interne (viscéral) et le feuillet externe (pariétal) délimitent une cavité normalement virtuelle appelée cavité vaginale.

B. ANATOMIE PATHOLOGIQUE

Il existe deux types d'hydrocèle :

- L'hydrocèle congénitale dite communicante par persistance de la perméabilité du canal péritonéo-vaginal laissant passer le liquide péritonéal dans la cavité vaginale.
- L'hydrocèle simple acquise apparaissant au décours d'une inflammation, d'un traumatisme ou spontanément.

C. ASPECTS CLINIQUES

- HYDROCELE CONGENITALE

Il s'agit le plus souvent d'un jeune garçon qui a une tuméfaction indolore de la bourse, souvent de petite taille, de volume fluctuant (plus volumineux et plus tendu le soir). Il est souvent possible dans ce cas de chasser plus ou moins rapidement le liquide vers l'abdomen par simple pression sur la bourse. Le pédicule funiculaire est intéressé par l'épanchement et il existe un prolongement plus ou moins important vers le haut.

- HYDROCELE SIMPLE ACQUISE

Il s'agit typiquement d'un homme de plus de 40 ans, avec une tuméfaction progressive indolore des bourses, plus ou moins gênante, mais pouvant atteindre un volume important.

Le diagnostic clinique est confirmé par l'épreuve de transillumination : bourse transilluminable avec visualisation de l'ombre du testicule au pôle postéro-inférieur de la bourse au sein d'un halo coloré orangé.

D. EXAMENS COMPLEMENTAIRES

L'échographie scrotale permet de confirmer le diagnostic en mettant en évidence un épanchement liquidien anéchogène péri-testiculaire. Elle permet surtout de vérifier l'intégrité du testicule sous-jacent et élimine les diagnostics différentiels.

E. DIAGNOSTICS DIFFERENTIELS

- **TUMEFACTION TRANSILLUMINABLE**
  - Kyste du cordon : tuméfaction transilluminable située au pôle supérieur d'un testicule nettement indivualisé.
- **TUMEFACTION NON TRANSILLUMINABLE**
  - Hernie inguino-scrotale : tuméfaction expansive et impulsive à la toux, réductible avec anneau inguinal élargi ;
  - Hématocèle : épanchement sanguin de la vaginale après traumatisme ;
  - Tumeur testiculaire : masse dure à la palpation.

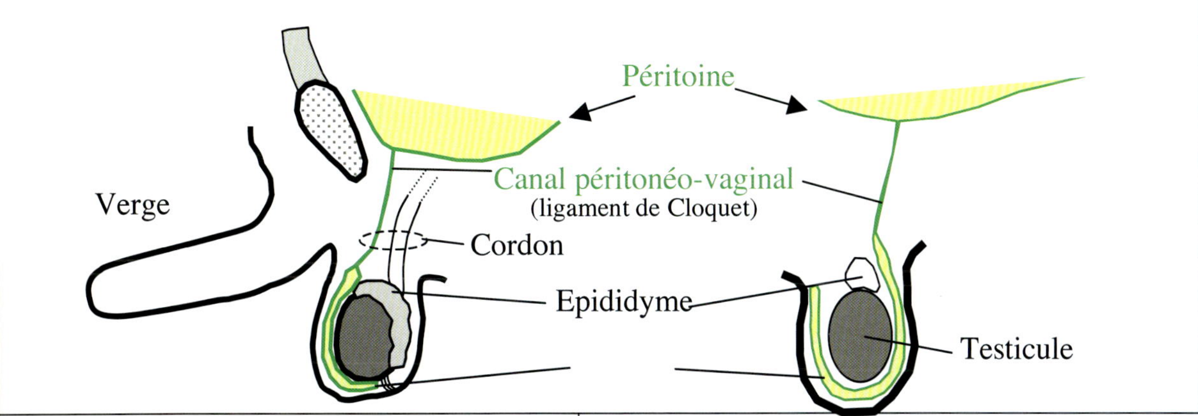

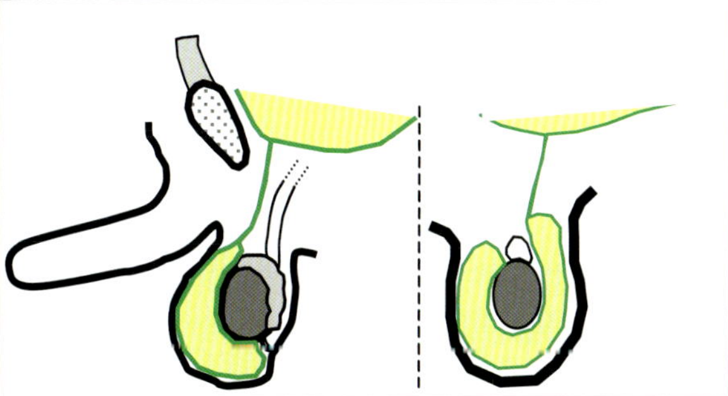

HYDROCELE VAGINALE

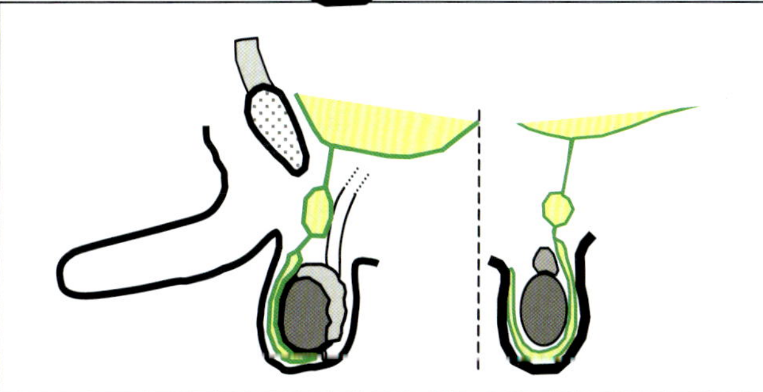

KYSTE DU CORDON

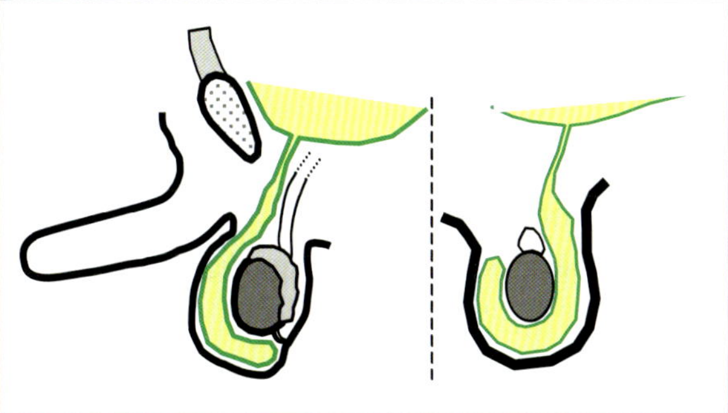

HYDROCELE COMMUNICANTE

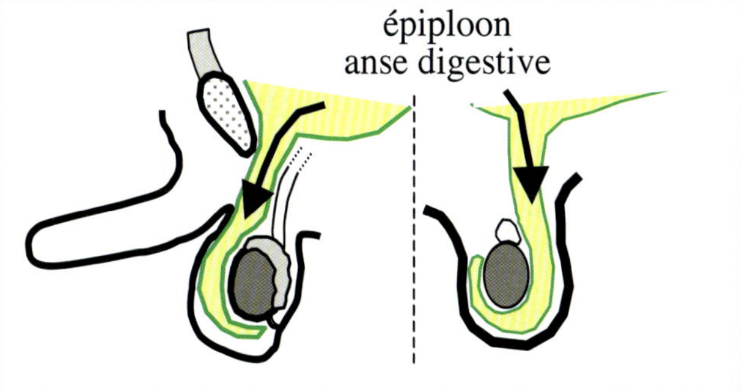

HERNIE INGUINO-SCROTALE

F. TRAITEMENT

- **HYDROCELE CONGENITALE**

Le canal péritonéo-vaginal ne se ferme plus spontanément au-delà de deux ans. Une fermeture chirurgicale par voie inguinale est alors proposée après cet âge.

- **HYDROCELE SIMPLE**

L'indication opératoire sera posée devant des troubles fonctionnels handicapants et non pas sur des considérations esthétiques. Il existe deux techniques de référence :

- **Résection chirurgicale de la vaginale.**
- Plicature de la vaginale.

Mots clés : Hydrocèle congénitale, hydrocèle acquise ; transillumination ; échographie ; traitement chirurgical

VII. CRYPTORCHIDIE

- Partant de la région lombaire, le testicule qui naît du mésonéphros lors de l'embryogenèse migre vers le scrotum. A la naissance, les testicules sont en position scrotale dans 90% des cas. Pour les 10% des cas restant, la migration finale se fait au cours de la première année.
- La cryptorchidie est un défaut de migration du testicule qui s'arrête en position lombaire, iliaque ou inguinale.
- Elle se distingue de :
  - L'ectopie testiculaire, migration anormale en dehors de son trajet (périnéal, crural…), mais qui pose les mêmes problèmes diagnostiques et thérapeutiques ;
  - L'anorchidie (absence de testicule) qui est un diagnostic différentiel.

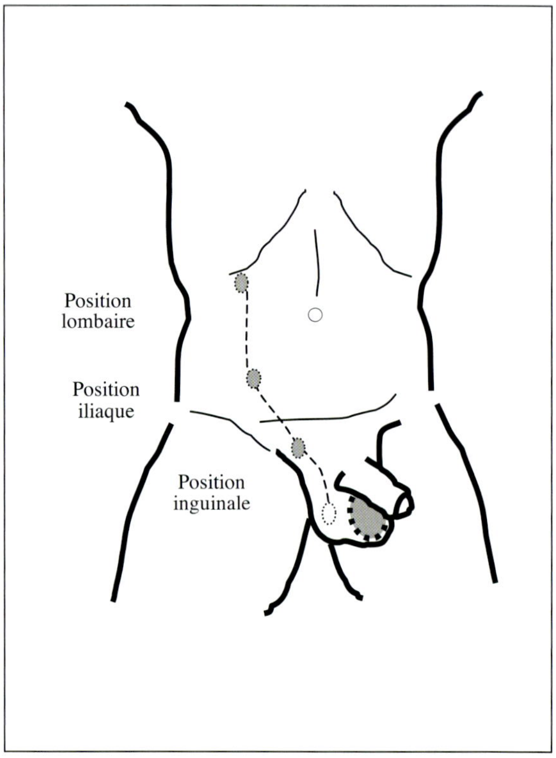

A. DIAGNOSTIC

Il ne peut s'envisager que devant une ou plusieurs bourse(s) vide(s) après l'âge de 1 an, mais doit être fait avant l'âge de 2-3 ans pour éviter le risque de déficience de la fonction testiculaire exocrine.

1/ Examen clinique

- Il met en évidence la vacuité de la(des) bourse(s).
- Il recherche le testicule en position inguinale par la palpation
- Il vérifie le développement normal du pénis (micropénis ? hypospadias).

2/ Examens complémentaires

- L'examen principal est l'exploration cœlioscopique de l'abdomen (si le testicule est non palpable) réalisable à partir de l'âge de 2 ans qui permet la localisation et le traitement dans le même temps.
- L'imagerie abdominale (échographie, scanner et IRM) est peu performante.
- En cas d'absence des deux testicules en position scrotale, un test à l'HCG (stimulation de la sécrétion de testostérone par les testicules) peut être fait pour démasquer une anorchidie.

3/ Traitement

Il ne se conçoit qu'après l'âge de 1 an (la prématurité doit être prise en compte), mais avant 2-3 ans pour éviter le risque de stérilité par déficience exocrine.

- ***Traitement médical***

HCG (hormone gonadotrophine chorionique) efficace dans un tiers des cas pour les formes inguinales après l'âge de 4 ans.

- ***Traitement chirurgical***

Possible dès l'âge de 2 ans.
Indiqué en cas d'échec du traitement médical et si testicule non palpable.

- Cas du testicule palpable : chirurgie d'abaissement par voie inguinale.
- Cas du testicule non palpable : cœlioscopie exploratice avec, selon la situation, orchidectomie (testicule atrophique) ou abaissement chirurgical en 2 temps.

4/ Complications

- Hypofertilité par atteinte de la fonction exocrine testiculaire (prise en charge tardive) ;
- Torsion du cordon testiculaire en position ectopique ;
- Dégénérescence cancéreuse à l'âge adulte (risque multiplié par 4 par rapport à la population normale).

Mots clés : Défaut de migration testiculaire, diagnostic précoce (avant l'âge de 3 ans), hypofertilité, abaissement chirurgical par voie inguinale, cœlioscopie

VIII. Phimosis

- Le phimosis est une rétraction congénitale ou acquise du prépuce qui recouvre le gland responsable d'un orifice prépucial étroit et fibreux empêchant ou limitant le décallotage.
- Si chez l'enfant, il s'agit d'un phimosis congénital, chez l'adulte il est acquis et doit faire rechercher un diabète, une maladie dermatologique de type lichen (lichen scléroatrophique).

1/ Diagnostic différentiel

- Les ***adhérences prépuciales*** qui doivent être prévenues chez l'enfant en bas âge par le décallotage doux par la mère dés l'âge de 12-18 mois
- Le ***paraphimosis*** qui est un œdème prépucial en position décalottée entraînant la striction du gland dans le sillon balano-prépucial rendant le recallotage impossible avec un risque d'évolution spontanée vers la nécrose du prépuce et du gland. C'est donc une urgence médicochirurgicale (réduction manuelle – incision libératrice de l'anneau prépucial de striction. A titre préventif, **il faut toujours recalloter un patient non circoncis après un sondage urinaire**.

2/ Traitement

- **Médical :** dermocorticoide local en cas de phimosis congénital de l'enfant à tenter avant la chirurgie.
- **Chirurgical :** soit avec conservation du prépuce (plastie prépuciale) ou sans conservation (posthectomie : équivalent technique de la circoncision) ; C'est le mode de traitement principal chez l'adulte pour le phimosis acquis avec suspicion de lésion prépuciale, en particulier lichen scléroatrophique (lésion précancéreuse).

Mots clés : Congénital chez l'enfant ; acquis chez l'adulte ; paraphimosis ; dermocorticoïde local ; plastie prépuciale ; posthectomie

INFECTIONS DE L'APPAREIL URINAIRE

Module 7
Item 93

Objectifs du CNCI

- Diagnostiquer une infection urinaire chez le nourrisson, l'enfant et l'adulte.
- Argumenter l'attitude thérapeutique et planifier le suivi du patient.

Annexes : Bilharziose urinaire, Tuberculose uro-génitale

PLAN
FICHE FLASH
I. EPIDEMIOLOGIE
II. PHYSIOPATHOLOGIE
III. DIAGNOSTIC MICROBIOLOGIQUE
IV. CYSTITE
V. PYELONEPHRITE AIGUE
VI. IU PENDANT LA GROSSESSE
VII. PROSTATITE
VIII. IU CHEZ L'ENFANT
IX. IU NOSOCOMIALES
SCHEMA DE SYNTHESE
ANNEXES
*** Bilharziose urinaire**
* Tuberculose uro-génitale

Introduction

- Le diagnostic d'infection urinaire bactérienne est microbiologique : présence d'une leucocyturie et d'une bactériurie significatives à l'ECBU.
- Selon le niveau d'atteinte de l'appareil urinaire, on distingue les infections urinaires basse **(cystite)** et haute avec atteinte du parenchyme rénal **(pyélonéphrite).** En cas d'infection urinaire basse chez l'homme, l'atteinte infectieuse de la prostate **(prostatite)** est quasi systématique.
- En annexe, sont présentées : la bilharziose urinaire, l'infection parasitaire et la tuberculose uro-génitale.
- L'orchiépididymite est traitée au chapitre de la pathologie génitoscrotale

POINTS CLES

- La **cystite** est l'infection urinaire la plus fréquente et touche essentiellement la femme. De pronostic très favorable, elle ne doit pas faire oublier que toute infection urinaire est potentiellement grave par le risque d'atteinte à plus ou moins long terme du parenchyme rénal **(pyélonéphrite)** ou prostatique **(prostatite).**
- La **bandelette urinaire** doit être largement utilisée devant des signes fonctionnels urinaires et/ou des douleurs lombaires et/ou de la fièvre non expliquée. La présence d'une **leucocyturie** (± **nitrites)** signe l'existence très probable d'une infection urinaire qui sera obligatoirement confirmée par un **ECBU** (sauf en cas de cystite aiguë isolée, non compliquée, chez la femme jeune). Ce dernier permet de confirmer l'infection, en objectivant dans un premier temps une **bactériurie** associée à la leucocyturie et, dans un second temps, en identifiant la bactérie responsable par la culture et en déterminant sa sensibilité aux antibiotiques par l'antibiogramme.
- Les infections cavitaires (cystite) sont généralement non fébriles et sans risque septicémique immédiat, contrairement aux infections parenchymateuses (prostatite, pyélonéphrite) qui exposent aux bactériémies et à une septicémie.
- Ainsi, toute infection urinaire avec fièvre est une urgence médicale qui doit faire réalisée au plus vite un ECBU avant de débuter rapidement une antibiothérapie initiale probabiliste couvrant les germes uropathogènes suspectés selon le contexte clinique ***(E. coli*** en priorité). L'hospitalisation est nécessaire en cas de tableau septicémique, de terrain particulier (femme enceinte…).
- La **cystite aiguë isolée** n'existe que chez la femme. C'est une infection le plus souvent bénigne et accessible à un traitement antibiotique de très courte durée. L'ECBU est le plus souvent inutile.

Mots clés : infection urinaire basse de la femme, pollakiurie, brûlures mictionnelle, bandelette urinaire, antibiothérapie probabiliste de courte durée, récidives, mesures préventives.

- La **pyélonéphrite aiguë** peut se compliquer de septicémie, d'abcès du parenchyme rénal, de l'espace péri-rénal (phlegmon périnéphrétique) ou des voies urinaires (pyonéphrose). Elle nécessite donc une surveillance rigoureuse de l'évolution sous traitement. L'ECBU est indispensable et l'imagerie parfois nécessaire.

Mots clés : fièvre, douleur lombaire, signes fonctionnels urinaires, ECBU, recherche des signes de gravité, septicémie, abcès du rein, antibiothérapie adaptée.

- La **prostatite aiguë** existe dans toute infection urinaire basse survenant chez l'homme, même si les signes prostatiques ne sont pas au premier plan. Elle doit être suspectée chez tout patient ayant une leucocyturie fébrile associée à des troubles mictionnels même discrets. Infection urinaire à part entière, elle peut parfois être sexuellement transmissible, en particuliers chez l'adulte jeune. **En cas de rétention aiguë d'urine dans ce contexte infectieux, la pose d'un cathéter sus-pubien est urgente alors que le sondage est contre-indiqué.**

Mots clés : infection urinaire basse de l'homme, dysurie, douleurs périnéales, fièvre, rétention aiguë d'urine, ECBU, antibiothérapie adaptée prolongée.

FICHE FLASH

« L'essentiel - Dernier tour »

I-PHYSIOPATHOLOGIE

- Contamination surtout par voie ascendante par des germes uropathogènes d'origine digestive (*E. coli* +++).
- Atteinte vésicale initiale puis prostatique ou rénale.
- Voie hématogène possible. A part, les contaminations iatrogéniques.
- Nombreux terrains et facteurs favorisants.

II-DIAGNOSTIC

- **ECBU** : leucocyturie > 10.4/ml et bactériurie > 10.5/ml.
- Valeur d'orientation de la BU (leucocyturie +/- nitrites et sang).
- La culture (délai de 24-48 h) permet l'identification du germe et l'antibiogramme.
- Les germes : *E. coli* +++, *P. mirabilis*, entérocoque…
- La clinique précise le niveau d'atteinte : cystite simple, pyélonéphrite ou prostatite.

III-CYSTITE

Affection fréquente de la femme. N'existe pas chez l'homme sans atteinte prostatique.

1. Clinique

- Signe fonctionnels urinaires : brûlures mictionnelles, pollakiurie, impériosité.
- Absence de fièvre, de lombalgie.
- Parfois cystite hémorragique : hématurie macroscopique ++.

2. Paraclinique

- BU : leucocyturie +/- nitrites et sang.
- ECBU : il n'est pas nécessaire en cas de cystite simple isolée chez la femme sans antécédent particulier et de moins de 65 ans.

3. Traitement

- Règles hygiéno-diététiques ++.
- Antibiothérapie
  - femme jeune sans antécédents : 1 à 3 jours de traitement par fluoroquinolones…
  - cystite atypique ou terrain particulier : 7 jours de traitement par fluoroquinolones…

4. Cystites récidivantes

- Recherche de facteurs favorisants +++.

IV-PYELONEPHRITE AIGUE

1. Clinique

- Forme typique : douleur lombaire, fièvre et pyurie.
- Attention aux formes trompeuses (douleurs abdominales + fièvre => BU).

2. Biologie

- ECBU indispensable (diagnostic d'infection urinaire).
- NFS, CRP et hémocultures (diagnostic de l'atteinte parenchymateuse).
- Créatininémie (fonction rénale).

3. Imagerie

- Echographie : recherche de dilatation des cavités et d'abcès.
- ASP : recherche de calcul radio-opaque si dilatation des voies urinaires à l'échographie.
- Uroscanner : recherche d'abcès rénal et de phlegmon périnéphrétique en cas de persistance de la fièvre, après 72 heures d'antibiothérapie adaptée.
- UCAM : à distance de l'infection pour objectiver un reflux vésico-urétéral.

4. Formes cliniques

- Formes évolutives : septicémie, abcès du rein, phlegmon périnéphrétique, pyonéphrose, pyélonéphrite chronique.
- Formes étiologiques : pyélonéphrites emphysémateuse et xanthogranulomateuse.

5. Traitement

- Antibiothérapie :
  - fluoroquinolones en monothérapie ambulatoire (forme non compliquée de la femme jeune)
  - fluoroquinolones IV +/- aminosides (courte durée) en hospitalisation dans les autres cas
  - alternative aux fluoroquinolones : céphalosporines de 3e génération.
- Drainages : des urines et des collections purulentes si nécessaire (échographie ++).

V-INFECTION URINAIRE PENDANT LA GROSSESSE

- ECBU systématique en cas de signes fonctionnels urinaires même en l'absence de fièvre et/ou de lombalgie.
- Toute bactériurie symptomatique ou non doit être traitée du fait d'un risque évolutif plus fort (que chez la femme non enceinte) vers une infection parenchymateuse.
- Echographie des voies urinaires systématique.
- Antibiothérapie : pénicillines et céphalosporines. Traitement de 3 jours (bactériurie asymptomatique), 10-15 jours (cystite) ou 3 semaines (pyélonéphrite).

VI-PROSTATITE

La prostatite aiguë est une infection urinaire : germes uropathogènes (*E. coli*...).
Mais chez l'homme jeune, la présence d'une urétrite ou d'une orchi-épididymite associée doit faire orienter l'antibiothérapie vers les germes intra-cellulaires (gonocoque, chlamydiæ et mycoplasme).

1. Diagnostic

- Syndrome infectieux, troubles urinaires, douleurs périnéales.
- Formes trompeuses ++.
- Toucher rectal : prostate volumineuse douloureuse (inconstante).
- BU et ECBU (obligatoire) positifs ; hémocultures systématiques si possible.
- Inutilité du PSA et de l'imagerie pour les formes non compliquées.

2. Complications

- Septicémie.
- Rétention aiguë d'urine.
- Abcès de prostate.

3. Traitement

Hospitalisation et antibiothérapie par voie parentérale systématique si syndrome septique franc.

- Antibiothérapie :
  - forme avec syndrome septique franc : fluoroquinolone ou céphalosporine de 3e génération (+ aminoside sur une courte durée) par voie parentérale au début puis relais *per os* ;
  - forme peu symptomatique : fluoroquinolone en monothérapie orale ; durée de 4 à 6 semaines.
- Divers : AINS, alphabloquant, cathéter sus-pubien.
  - **A part,** la prostatite chronique bactérienne ou abactérienne.

VII-INFECTION URINAIRE CHEZ L'ENFANT

1. Diagnostic

- Absence de signes d'appel spécifiques chez le nouveau-né et le nourrisson.
- Atteinte parenchymateuse fréquente avec risque septicémique immédiat et séquelles parenchymateuses (HTA, insuffisance rénale).
- E. coli, Strepto B et entérocoque chez le nouveau-né.

2. Traitement

- Monothérapie orale de quelques jours pour la cystite simple de la fillette de plus de 4 ans.
- Hospitalisation et bithérapie parentérale initiale pour les autres cas.
- Contre-indications de principe des fluoroquinolones (toxicité sur les cartilages de croissance).

3. Recherche d'une uropathie

- Echographie et cystographie (ASP, UIV selon résultats, scintigraphie pour le retentissement).
- Reflux vésico-rénal ++ (valves de l'urètre postérieur, syndrome de jonction pyélo-urétérale).

VIII-INFECTIONS URINAIRES NOSOCOMIALES

1. Epidémiologie

- 30% de l'ensemble des IU ;
- E. coli majoritaire mais moins fréquent au profit de l'entérocoque, le pyocyanique et le staphylocoque
- Multirésistance fréquente
- Facteurs favorisants : sonde urinaire (65-80% des cas), résidu post mictionnel (alitement, médicaments), manuportage de bactéries nosocomiales

2. Diagnostic

- Présence de symptômes + ECBU avec bactériurie ≥ 10.3 UFC/mL chez un patient non sondé et ≥ 10.5 UFC/mL chez un patient sondé
- Nécessité de faire le diagnostic différentiel avec une colonisation

3. Traitement

- Retrait de la sonde chaque fois que possible
- Antibiothérapie adaptée de 7 à 14 jours selon le niveau bas ou haut de l'infection.

4. Prévention

- Précautions universelles vis-à-vis du manuportage et de l'asepsie
- Limitation des indications et de la durée du sondage urinaire

I. EPIDEMIOLOGIE

- Les infections de l'appareil urinaire sont plus courantes chez les femmes que chez les hommes, hormis dans la période néonatale.
- La prévalence de la bactériurie est de 1% chez les filles âgées de 5 à 14 ans, et 4% des jeunes femmes adultes présentent une infection de l'appareil urinaire. Cette incidence augmente de 1 à 2% par décennie.
- La prévalence chez les jeunes femmes est 30 fois plus importante que chez l'homme. Cet écart décroît progressivement avec l'âge puisqu'à 65 ans : 20% des femmes et 10% des hommes ont une bactériurie.
- Au total, 35% des femmes ont eu au moins un épisode d'infection de l'appareil urinaire dans leur existence.

II. PHYSIOPATHOLOGIE

L'infection urinaire est la résultante d'une interaction entre les germes uropathogènes et l'hôte.

A. VOIES DE CONTAMINATION

La contamination des urines peut se faire par voie ascendante (le plus fréquent) ou hématogène. Enfin, pour mémoire, la voie lymphatique est plus discutée.

1/ Voie ascendante

- La plupart des bactéries pénètrent dans le tractus urinaire par l'urètre à partir du réservoir rectal. La plupart des épisodes de pyélonéphrite est due à une infection rétrograde ascendante de bactéries colonisant d'abord la vessie puis l'uretère, et enfin le parenchyme rénal. Un reflux vésico-urétéral n'est pas nécessaire pour expliquer cette colonisation ascendante. Il est probable que l'œdème qui s'associe à la cystite puisse expliquer l'existence d'un reflux transitoire en modifiant la jonction urétéro-vésicale. Ce mécanisme ascendant est favorisé si la bactérie possède des adhésines (pili de *Escherichia coli)* ou si un processus interfère avec le péristaltisme urétéral normal (endotoxine des bactéries à Gram négatif, grossesse, obstruction urétérale quelle que soit la cause).
- Enfin, à part, l'atteinte iatrogène (montée de sonde, urétéroscopie) qui peut provoquer directement la migration de germes pathogènes dans le haut appareil urinaire.

2/ Voie hématogène

Le rein peut être infecté secondairement chez des patients ayant une infection à distance, notamment à *Staphylococcus aureus.* Le point de départ peut être une infection cutanée, ORL, ... L'obstruction de la voie urinaire est un facteur favorisant.

B. PRINCIPALES BACTERIES UROPATHOGENES

1/ *Escherichia coli*

C'est la bactérie la plus fréquemment rencontrée : 90% des infections communautaires et 50% des infections hospitalières.

2/ En ville, les autres germes responsables sont :

- Des entérobactéries à Gram négatif (*Proteus*, *Klebsiella*) ;
- Des bactéries à Gram positif *(Enterococcus fæcalis* et *Staphylococcus saprophyticus).*

3/ A l'hôpital

- Les infections dites « nosocomiales » sont en revanche le plus souvent dues à *Enterococcus fæcalis* mais aussi à *Klebsiella, Enterobacter, Citrobacter, Serratia, Pseudomonas æruginosa, Providencia, et Staphylococcus epidermidis.*
- Enfin, la prévalence de certains germes est influencée par l'âge des patients. Ainsi, *Staphylococcus saprophyticus* peut être présent par exemple chez 10% des femmes jeunes sexuellement actives, alors qu'il est rarement la cause d'infection de l'appareil urinaire chez les hommes et les personnes âgées.

C. FACTEURS FAVORISANTS DE L'INFECTION

1/ Facteurs liés aux bactéries

a) Facteurs de virulence bactérienne

Toutes les souches de *Escherichia coli* ne sont pas uropathogènes. Il semble nécessaire pour qu'une souche devienne pathogène, qu'elle soit du groupe O, qu'elle produise une hémolysine et une colicine et enfin qu'elle soit porteuse de l'antigène CAPA 1 (Capsular Acidic Polysaccharide Antigene).

b) Adhérences bactériennes et colonisation

Les souches de *E. coli* pathogènes adhèrent aux cellules de l'épithélium du bas appareil urinaire par l'intermédiaire de pili. Il existe deux types de pili : les pili de type 1 sont présents chez la plupart des bactéries uropathogènes mais aussi chez plusieurs *E. coli* non pathogènes. Les pili de type P sont présents chez la plupart des souches de *E. coli* responsables de pyélonéphrite. Les cellules épithéliales urinaires ainsi que les cellules épithéliales vaginales des sujets prédisposés aux infections urinaires récidivantes possèdent un nombre accru de récepteurs qui facilitent l'adhérence des germes.

2/ Facteurs liés à l'hôte

Certains facteurs favorisent les infections de l'appareil urinaire et doivent être recherchés.

a) *Terrains favorisants*

- Patient immunodéprimé (particulièrement en cas de diabète) ;
- Femme enceinte ;
- Patient âgé ;
- Présence d'un corps étranger (sonde à demeure).
- Néanmoins, même sur un terrain favorisant, il est nécessaire de rechercher une étiologie à des infections urinaires récidivantes sous réserve qu'elles aient été correctement traitées.

b) *Facteurs favorisants*

- *Obstacle sur les voies excrétrices :* le siège peut être urétéral, cervical, prostatique ou urétral. La nature peut être organique (tumeur, calcul, compression extrinsèque) ou fonctionnelle (neurologique). L'échographie de l'appareil urinaire est l'examen incontournable pour objectiver l'obstacle (présence d'une dilatation de la voie excrétrice).
- *Manœuvres instrumentales* (sondage, cystoscopie, montée de sonde urétérale, urétéro-pyélographie rétrograde) ;
- *Reflux vésico-urétéral* qui sera diagnostiqué par une cystographie avec clichés mictionnels.

Mais souvent, on ne trouvera aucun facteur favorisant.

III. Diagnostic microbiologique

- Evoquée par la présence d'une **leucocyturie** (+/- nitrites et hématurie) à la **bandelette urinaire** (**BU**), l'infection urinaire est confirmée par l'**examen cytobactériologique des urines** (**ECBU**) qui représente donc la clé du diagnostic. Il doit être réalisé avant tout traitement antibiotique.
- Des hémocultures réalisées systématiquement (et répétées au moins 3 fois), avant antibiothérapie, en cas de fièvre > à 38,5°C, de frissons, ou de température < 36°C, peuvent participer à l'isolement du germe responsable des infections urinaires hautes à l'origine de bactériémies. Néanmoins, le traitement antibiotique, s'il est décidé, devra être débuté sans attendre les résultats (délai de 24-48 heures pour l'obtention de résultats d'hémocultures).

1/ Modalités de l'ECBU

- Après une toilette des organes génitaux externes (vulve, gland), les urines sont recueillies en milieu de jet, dans un récipient stérile.
- Chez un patient qui ne peut uriner, le prélèvement se fera au mieux par ponction sus-pubienne.
- Chez un patient qui est porteur d'une sonde à demeure, le prélèvement doit être réalisé sur sonde et non pas sur la poche collectrice.
- Le prélèvement doit être adressé rapidement au laboratoire ou, dans le cas contraire, conservé à + 4°C.

2/ L'ECBU comporte deux phases

L'**examen direct** disponible rapidement si besoin (1 à 2 heures) et la **culture** rendue vers la 48e heure.

- ***L'examen direct comporte :***
  - Une analyse cytologique qui objective et quantifie la **leucocyturie**. Celle-ci est pathologique s'il existe au moins 10^4 leucocytes par ml (ou 10/mm^3).
  - Un examen microscopique après coloration de Gram pour première recherche du germe en cause.
- ***L'uroculture et l'antibiogramme :***
  - Dès la réception du flacon de prélèvement, 10 μl d'urines sont ensemencés sur milieu de culture ce qui permet de quantifier la **bactériurie**, d'identifier la bactérie en cause et de tester sa sensibilité aux antibiotiques (panel prédéterminé). Ces résultats sont disponibles entre la 24e et la 48e heure. L'antibiogramme n'est réalisé que si la bactériurie est significative (> 10^5 UFC/ml) et que le germe identifié est connu comme uropathogène (différence avec une contamination).
- La surveillance épidémiologique de la résistance montre qu'actuellement, pour *E. coli*, principal germe uropathogène, il existe :
  - 40 à 70% (selon que l'infection soit haute ou basse, acquise en ville ou à l'hôpital) de souches intermédiaires ou résistantes à l'amoxicilline et à son association à l'acide clavulanique ;
  - 15 à 20% de souches résistantes à la nitrofurantoïne ;
  - 20 à 25% de souches résistantes au cotrimoxazole ;
  - Plus de 20% (en progression) de résistance aux fluoroquinolones.

Ces données conditionnent le traitement empirique qui repose actuellement en pratique courante surtout sur les fluoroquinolones. Si l'ECBU a été effectué, le traitement sera ajusté si nécessaire en fonction des résultats de l'antibiogramme.

3/ Plusieurs situations peuvent être rencontrées

- Leucocyturie < 10^4/ml et bactériurie < 10^4 UFC/ml => pas d'infection urinaire ;
- Leucocyturie > 10^4/ml et bactériurie > 10^4 UFC/ml => il existe une infection urinaire ;
- Leucocyturie < 10^4/ml et bactériurie > 10^4 UFC/ml :
  - Si un seul germe est isolé en culture, il peut s'agir d'une infection à son début ou sur terrain immunodéprimé ;
  - Si plusieurs germes sont isolés en culture, il s'agit probablement d'une souillure (toilette mal faite, transport trop long…), mais cela peut correspondre à une fistule entéro-vésicale ou vésico-vaginale.
- Leucocyturie > 10^4/ml et bactériurie < 10^4 UFC/ml = « leucocyturie sans germe » dont les causes possibles et à rechercher sont les suivantes :
  - Traitement antibiotique débuté avant l'examen ;
  - Tuberculose uro-génitale ;
  - Bilharziose uro-génitale ;
  - Tumeur de la vessie ou de la voie excrétrice ;
  - Néphropathie interstitielle chronique ;
  - Infection vaginale ;
  - Calculs urinaires.

IV. CYSTITE

- La cystite aiguë bactérienne est une inflammation de la paroi vésicale d'origine infectieuse. Elle ne concerne que la femme, car il est de règle de considérer que toute infection urinaire basse (troubles mictionnels même minimes et absence de lombalgie) chez l'homme traduit obligatoirement une atteinte de la prostate et doit donc être considérée comme une prostatite.
- Sur le plan physiopathologique, l'infection des urines et de la paroi vésicale est précédée d'une colonisation de la région périnéo-vulvaire puis des urines à partir de la flore rectocolique de la patiente.

A. CYSTITE AIGUE ISOLEE

C'est une affection extrêmement fréquente chez la femme.

1/ Symptomatologie

- Brûlures mictionnelles associées de façon inconstante à une dysurie d'intensité variable et une sensation de pesanteur pelvienne ;
- Pollakiurie et impériosités mictionnelles responsables parfois d'incontinence ;
- Urines troubles, parfois nauséabondes.

L'interrogatoire recherche des facteurs favorisants (rapport sexuel, ménopause).
L'examen clinique est le plus souvent normal. Il n'y a pas de fièvre, ni de lombalgie.

Forme clinique particulière : la cystite hématurique

- La cystite s'accompagne alors d'une hématurie macroscopique totale.
- Elle n'impose pas d'examens complémentaires chez la femme jeune s'il s'agit d'un premier épisode. Dans tous les autres cas, une échographie de l'appareil urinaire ainsi qu'une cystoscopie doivent être envisagés à distance de l'épisode infectieux.

2/ Bandelette urinaire et ECBU

a) Bandelette urinaire

- Elle doit être systématique devant une suspicion de cystite.
- Elle suffit le plus souvent à affirmer le diagnostic lorsqu'elle met en évidence la leucocyturie, et parfois la présence de nitrites (absents avec certains germes dépourvus de nitrate réductase : cocci à Gram positif, Pyocyanique)...

b) ECBU

- Il apporte la certitude diagnostique et l'identification bactériologique, mais n'est pas indispensable dans le cadre d'un premier épisode de cystite aiguë simple ++.
- En effet, la cystite non compliquée de la femme non ménopausée est considérée comme une infection sans gravité immédiate et sans conséquence démontrée à terme sur la fonction rénale. Dans ces conditions, le poids économique des investigations complémentaires inutiles paraît important à considérer. C'est la raison pour laquelle un ECBU ne doit être prescrit que dans certaines conditions (tableau ci-dessous).

Indications de l'ECBU devant un premier tableau de cystite aiguë

- Age supérieur à 65 ans ;
- Femme enceinte ;
- Diabète ;
- Immunodépression ;
- Anomalie urologique suspectée ou connue ;
- Hématurie macroscopique ;
- Persistance ou réapparition de symptômes d'infection urinaire basse ;
- Fièvre ou douleurs lombaires, évoquant une pyélonéphrite associée ;
- Traitement antibiotique datant de moins de 2 semaines ;
- Hospitalisation datant de moins de 2 semaines ;
- Notion de sondage vésical datant de moins de 2 semaines ;
- Notion d'infection de l'appareil urinaire dans l'enfance.

3/ Traitement

a) Règles hygièno-diététiques

- Boissons abondantes (2 litres par jour) ;
- Mictions régulières, systématiquement toutes les 3 heures ;
- Miction post-coïtale indispensable en cas de cystite post-coïtale ;
- Notions d'hygiène élémentaire : toilette dans le sens antéro-postérieur évitant la contamination vulvaire et méatique par les germes de la flore périnéale.

b) Le traitement antibiotique

- La durée des traitements antibiotiques a été considérablement réduite. Deux situations pratiques peuvent être envisagées :
  - **Pour les patientes âgées de 15 à 65 ans, sans antécédent urologique ou maladie grave sous-jacente** et l'absence de grossesse, si les symptômes évoluent depuis moins de 4 jours, deux types de traitement peuvent être proposés :
- Soit un traitement de trois jours avec l'un des antibiotiques suivants :
  - Cotrimoxazole 1 cp, 2 fois par jour ;
  - Ciprofloxacine 1 cp à 250 mg, 2 fois par jour ;
  - Norfloxacine 1 cp à 400 mg, 2 fois par jour ;
  - Loméfloxacine 1 cp à 400 mg 1 fois par jour.
- Soit un traitement minute par les antibiotiques suivants :
  - Fosfomycine trométamol 3 g en 1 prise ;
  - Fluoroquinolones monodose en une seule prise.
- Le choix entre ces deux types de traitement est encore discuté : certaines études auraient montré des taux de guérison plus importants avec des traitements de 3 jours et avec un taux de complications comparable.

En cas de cystite atypique ou de terrain particulier :

- C'est-à-dire, symptômes durant depuis plus de 4 jours, antécédents récents d'infection urinaire, de diabète ou enfin, âge supérieur à 65 ans : un <u>traitement de 5 à 10 jours</u> doit être institué.
- Plusieurs antibiotiques peuvent être utilisés : cotrimoxazole, norfloxacine, ciprofloxacine, ofloxacine.
- La posologie quotidienne est identique à celle des traitements courts de 3 jours.

En cas d'échec :

- C'est-à-dire persistance ou aggravation des symptômes au 3e jour de traitement, réapparition des symptômes après traitement, il convient de vérifier :
  - L'observance du traitement initial ;
  - L'absence d'infection gynécologique associée ;
  - L'absence d'infection urinaire à germe résistant : faire un ECBU.
- Dans tous les cas, le 2e traitement sera prolongé.

B. LA CYSTITE AIGUE RECIDIVANTE

Elle correspond à plus de 4 épisodes de cystite aiguë par an.

Le tableau ci-dessous récapitule les facteurs favorisants à rechercher :

Facteurs favorisants les cystites récidivantes

- Brides hyménéales
- Vulvovaginite chronique
- Prolapsus génito-urinaires
- Sténose du méat
- Ectropion du méat
- Diverticule urétral
- Infection des glandes de Skène et de Bartholin
- Calcul vésical
- Tumeur vésicale et carcinome in situ
- Constipation chronique
- Reflux vésico-urétéral

1/ Conduite à tenir

a) L'interrogatoire est essentiel

Il retrace l'histoire de la maladie :

- Age de la première cystite ;
- Fréquence des infections ;
- Facteurs déclenchants (rapports sexuels) ;
- Traitements mis en œuvre ;
- Antécédents médicaux et chirurgicaux ;
- Importance des apports hydriques ;
- Fréquence des mictions ;
- Qualité de l'hygiène vaginale ;
- Episodes de pyélonéphrite et éventuelle dysurie.

b) L'examen clinique recherche au niveau de la vulve l'existence

- D'une atrophie muqueuse vulvo-vaginale post-ménopausique ;
- D'un ectropion du méat ;
- D'un prolapsus utérin.
- Le méat urétral est examiné et calibré (absence de ressaut à la bougie à boule 26). Enfin, un diverticule sous-urétral, l'existence de brides hyménéales seront recherchées.

c) *L'ECBU est indispensable à chaque nouvelle cystite en raison de la possibilité d'une résistance bactérienne*

d) *Les examens morphologiques*

- Echographie rénale, vésicale et pelvienne seront systématiques ;
- L'échographie transvaginale recherche un diverticule sous-urétral (selon contexte) ;
- Urétrocystographie rétrograde et mictionnelle demandée en fonction du contexte clinique ;
- L'endoscopie vésicale est à faire chez la femme âgée ou en cas de suspicion de tumeur vésicale.

2/ Evolution

Le plus souvent, le problème finit par se résoudre, notamment par le respect des mesures visant à neutraliser les facteurs favorisants.
Parfois, il peut exister une cystite inflammatoire chronique associée telle que :

- Une *cystite kystique et glandulaire* constituée de lésions bulleuses, le plus souvent trigonales, de kystes de 1 à 15 mm de diamètre.
- Une *malakoplakie vésicale* (exceptionnel), maladie inflammatoire pouvant avoir des localisations pyéliques et due essentiellement à *E. coli*. La cystoscopie montre des plaques jaunâtres trigonales. Le traitement repose sur la stérilisation des urines par une antibiothérapie prolongée associée à une acidification des urines par de la Vitamine C ou du chlorure d'ammonium.

3/ Traitement des cystites récidivantes

- De la même façon que pour une cystite aiguë, le traitement des cystites récidivantes impose une hygiène mictionnelle ainsi que la recherche et le traitement des facteurs favorisants.
- Le traitement de l'épisode aigu nécessite une antibiothérapie de 7 jours après réalisation d'un ECBU avec antibiogramme. Le respect des règles d'hygiène mictionnelle permet d'éviter les récidives ultérieures.
- En cas d'échec des mesures hygiéno-diététiques, une antibioprophylaxie doit être mis en œuvre :
  - *En cas de cystite post-coïtale*, on peut proposer la prise systématique d'une demi-dose d'antibiotiques après les rapports sexuels.
  - *L'antibioprophylaxie intermittente, systématique* avec une dose faible d'antibiotique, égale en moyenne au quart ou au tiers de la dose journalière curative, répartie en 2 ou 3 prises par semaine. L'antibiotique choisi est toujours administré en une seule prise au coucher. La durée du traitement est de 6 à 12 mois.
- Plusieurs antibiotiques peuvent être utilisés :
  - Céphalosporine de 1ère génération : céfaclor, céfadroxil et céfatrizine ;
  - Céphalosporine de 3e génération : céfixime ;
  - Nitrofuranes : nitrofurantoïne ;
  - Quinolones : fluméquine, ac. nalidixique, ac. pipémidique ;
  - Fluoroquinolones : ofloxacine, ciprofloxacine.
  - Cotrimoxazole (ex : 1 cp au coucher, les lundi, mercredi et vendredi)
- Jus de Canneberge (vaccinium microcarpon) contenant un inhibiteur d'adhésion de *E. coli* à la muqueuse du tractus urinaire et diminuant le risque de cystite à cette bactérie chez la femme adulte.

V. PYELONEPHRITE AIGUE

La pyélonéphrite aiguë primitive, qui touche essentiellement la femme (exceptionnelle chez l'homme) est définie par l'existence d'une infection aiguë du parenchyme rénal. Le risque évolutif à court terme est l'abcès du rein et la septicémie.

A. CLINIQUE

La pyélonéphrite aiguë débute le plus souvent brutalement avec des signes généraux, urinaires et digestifs.

1/ Signes généraux

- Fièvre (volontiers élevée, > 39°C) ;
- Frissons (fréquents) ;
- Altération de l'état général (+/-).

2/ Signes urinaires

- **Douleur de la fosse lombaire ++**
  - Spontanée, permanente ou paroxystique ; la palpation de la fosse lombaire est douloureuse, avec une sensation de défense, parfois d'empâtement. La douleur est réveillée par la percussion de la fosse lombaire
- **Signes fonctionnels urinaires**
  - Inconstants, à type de cystite (pollakiurie, brûlures mictionnelles). Ils précèdent souvent la pyélonéphrite chez la femme. Chez l'homme, il faut discuter le toucher rectal qui sera réalisé avec prudence à la recherche d'une prostatite.

3/ Signes digestifs

- Inconstants, ils sont à type de nausées et vomissements. La palpation abdominale peut mettre en évidence un abdomen ballonné traduisant l'iléus réflexe.
- Des douleurs abdominales dans un contexte fébrile doivent faire rechercher une infection urinaire par bandelette ++.

4/ Bandelette urinaire

Elle doit donc être largement réalisée dans un contexte fébrile avec douleur lombaire et/ou abdominale, signes urinaires et/ou digestifs. Positive en leucocytes (+/- nitrites et hématies), elle oriente fortement le diagnostic avant la réalisation de l'ECBU. Une bandelette urinaire négative (absence de leucocyturie et de nitrites) rend peu probable le diagnostic d'infection de l'appareil urinaire.

B. EXAMENS BIOLOGIQUES

Ils ont pour but de faire le diagnostic d'infection urinaire (ECBU), de l'atteinte parenchymateuse (NFS, CRP, hémocultures) et d'évaluer la fonction rénale (créatininémie).

1/ ECBU (cf. supra)

2/ NFS (Numération Formule Sanguine)

Montre une hyperleucocytose à polynucléaires neutrophiles, témoin de l'infection bactérienne parenchymateuse.

3/ CRP (Protéine C Réactive)

CRP > 10 mg/l : elle est évocatrice d'un syndrome inflammatoire lié à une infection parenchymateuse bactérienne.

4/ Créatininémie

Pour la recherche d'une insuffisance rénale (fonctionnelle ou obstructive).

5/ Hémocultures

Accompagnant systématiquement l'ECBU dans ce contexte fébrile, elles peuvent montrer (délai de 24-48 h) un germe uropathogène témoignant de décharges bactériémiques à partir du foyer infectieux rénal (cf. supra).

C. EXAMENS MORPHOLOGIQUES

L'information essentielle en urgence est la recherche d'une dilatation des cavités pyélocalicielles par échographie qui traduit une ***pyélonéphrite obstructive*** (urgence thérapeutique). Il est néanmoins important de se rappeler qu'il existe de rares cas d'obstruction vraie où la dilatation des cavités pyélocalicielles n'existe pas ou est peu marquée (obstruction à son début, déshydratation, bassinet intra-sinusal).

1/ Echographie rénale

- Elle devrait être systématique et incontournable en cas de douleur évoquant une colique néphrétique associée.
- En dehors de la dilatation, elle peut montrer des signes directs de pyélonéphrite : un rein augmenté de volume, avec présence de zones hypo et hyper échogènes, un bassinet épaissi (pyélite).
- Elle permet aussi le diagnostic d'abcès du rein compliquant l'infection du parenchyme.

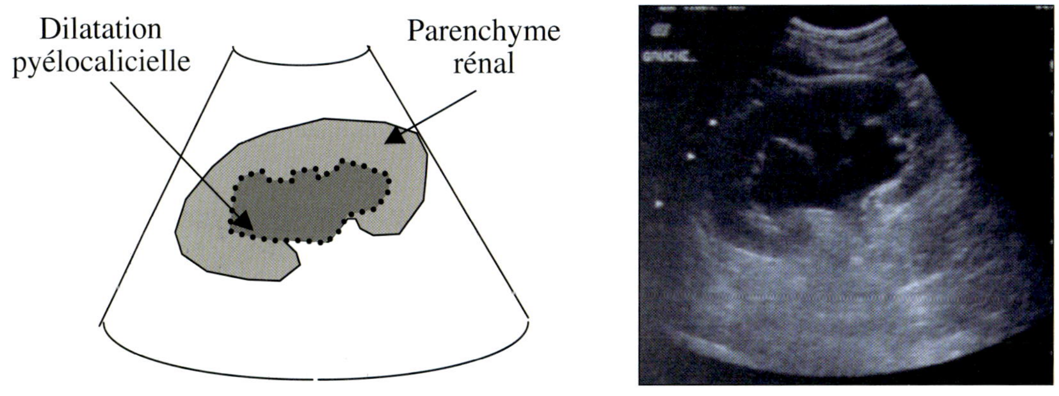

ECHOGRAPHIE RENALE

La recherche d'une dilatation des voies urinaires par échographie
est une urgence en cas de :
- Colique néphrétique fébrile ou hyperalgique
- Pyélonéphrite ne cédant pas à 48 heures d'antibiothérapie adaptée
- Insuffisance rénale aiguë

2/ Abdomen sans préparation (ASP)

A faire en cas de dilatation des cavités pyélocalicielles. Il recherche un calcul obstructif sous la forme d'une opacité calcique en projection de l'arbre urinaire.

3/ Uroscanner injecté

- Il peut montrer :
  - La pyélonéphrite (gros rein avec image hypodense arrondie ou triangulaire à base corticale) ;
  - Une dilatation des cavités pyélocalicielles traduisant un obstacle, un retard de sécrétion ;
  - Un calcul.
- Il n'est pas systématique et recherche une complication :
  - ***Abcès du rein*** (++) qui se traduit par une masse ronde, hypodense, mais dont la périphérie se rehausse après injection de produit de contraste. On retrouve un aspect hétérogène de la graisse péri-rénale. On peut retrouver du gaz au sein de l'abcès et des cavités.
  - ***Phlegmon périnéphrétique*** qui se traduit par des fusées purulentes, visualisées sous formes de zones hypodenses péri-rénales, ne se rehaussant pas après injection de produit de contraste.

L'uroscanner peut donc être demandé en cas de **doute diagnostique** initial ou de **persistance de la fièvre** 72 heures après un traitement antibiotique bien conduit (recherche d'un abcès rénal ++). **Il remplace l'UIV.**

D. FORMES CLINIQUES

1/ Formes évolutives

- L'évolution est habituellement favorable sous traitement antibiotique bien conduit et après drainage éventuel d'un obstacle sur les voies urinaires.
- La persistance d'une fièvre 72 heures après le début de ce traitement impose de rechercher des complications.

a) Septicémie

Elle traduit la diffusion par voie hématogène de l'infection bactérienne rénale.

- La symptomatologie est la suivante :
  - × Signes cliniques d'infection disséminée : hyperthermie ou hypothermie (bacille à Gram négatif), tachypnée, tachycardie ;
  - × Signes biologiques d'hypoperfusion avec hypoxie tissulaire (acidose métabolique avec augmentation des lactates sériques et oligurie).
- Elle peut être à l'origine d'un choc septique défini par la présence d'un état septicémique avec retentissement hémodynamique (hypotension : TA systolique < 80 mm de mercure) après avoir éliminé les autres causes de choc (hypovolémique ou cardiogénique).

- Elle impose :
  - Une réanimation symptomatique en urgence (contrôle de l'hémodynamique…) ;
  - Un traitement antibiotique débuté précocement après prélèvement pour ECBU et hémocultures ;
  - La recherche et la levée d'un obstacle éventuel sur les voies urinaires. Un choc septique sur obstacle urinaire est habituellement de bon pronostic si ce dernier est rapidement levé.

b) Abcès du rein

L'abcès du rein est une collection purulente, confinée au parenchyme rénal. Il s'agit d'une infection à bacille Gram négatif (contamination ascendante par la voie excrétrice ; cas le plus fréquent), ou d'une infection à Cocci Gram positif (contamination hématogène ; plus rare). Dans ce dernier cas, il est important de rechercher une source d'infection, qui a pu survenir entre une semaine et deux mois auparavant. Cette recherche de foyer infectieux doit intéresser tout particulièrement la peau et les sites ORL (nez, gorge, oreilles, sinus).

L'abcès du rein est suspecté en cas de mauvaise réponse clinique au traitement médical bien conduit et sera recherché par :

- L'échographie qui montre alors une lésion hypo-échogène, arrondie, avec un renforcement postérieur des échos. A la phase aiguë, les parois de cet abcès ne sont pas individualisées par l'échographie.
- L'**uroscanner,** examen de référence qui montrera, avant injection du produit de contraste, une ou plusieurs lésions rondes, hypodenses, intraparenchymateuses. Après injection, un rehaussement de la partie périphérique de l'abcès, correspondant éventuellement à sa coque est classique. Le contenu de l'abcès peut être hétérogène, traduisant, soit la présence de pus, soit la présence de matériel nécrotique

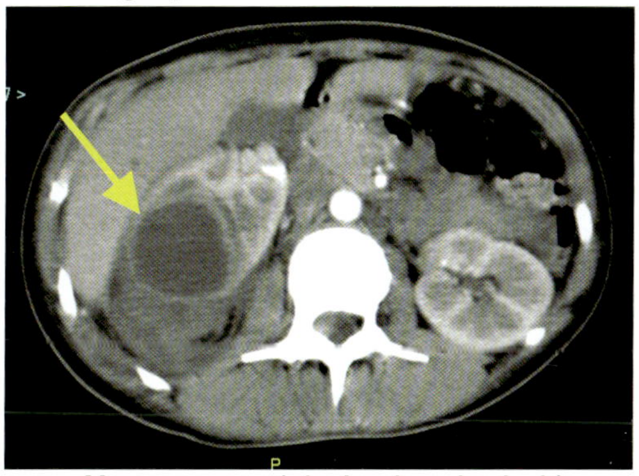

Uroscanner (abcès du rein droit)

- Le scanner peut trouver également une infiltration des espaces tissulaires péri-rénaux et parfois du gaz au sein de l'abcès.

c) Pyonéphrose

Il s'agit de l'infection étendue des cavités, associée à des lésions suppuratives et destructrices du parenchyme rénal.

- La présentation clinique est celle d'une pyélonéphrite où la fièvre et les douleurs lombaires sont au premier plan.
- L'échographie montre la dilatation importante des cavités pyélocalicielles.
- L'uroscanner montre la dilatation des cavités (qui contiennent du matériel épais), associé à retard majeur de la sécrétion rénale (parfois totalement rein non secrétant).

d) Phlegmon périnéphrétique

Il s'agit d'une suppuration développée dans la graisse périnéphrétique. L'infection est limitée initialement par le fascia de Gérota. Plus tardivement, au cours de l'évolution, cette barrière naturelle peut être franchie avec présence de fusées purulentes vers l'uretère, le pédicule rénal et la cavité péritonéale, atteignant même parfois le diaphragme et la plèvre.

- Les signes cliniques évocateurs sont :
  * La douleur du flanc ou la douleur abdominale,
  * L'empâtement jusqu'à la défense de la fosse lombaire.
  * Dans près de 50% des cas, les patients sont diabétiques ou ont un calcul rénal.
- L'échographie et surtout le scanner permettent de montrer une collection, située dans la loge rénale, et d'en préciser les rapports anatomiques en vue d'un éventuel drainage.
- *En dehors de l'évolution défavorable d'une infection de l'appareil urinaire, le phlegmon périnéphrétique peut être la conséquence d'une métastase septique à point de départ cutané.*

e) Pyélonéphrite chronique

- Elle complique des épisodes de pyélonéphrite aiguë non ou mal traitée.
- Il s'agit en fait d'une **tubulopathie interstitielle chronique.**
- Elle se traduit par l'existence de douleurs lombaires et d'une hypertension artérielle.
- L'examen du culot urinaire montre une leucocyturie avec cylindres leucocytaires.
- Le risque à long terme est l'évolution vers l'insuffisance rénale chronique et l'hypertension artérielle.

2/ Formes particulières

a) Pyélonéphrite emphysémateuse

- Il s'agit d'une nécrose du parenchyme rénal et de l'environnement péri-rénal, due à des germes uropathogènes produisant du gaz. Le **diabète** et/ou l'obstruction urétérale par un calcul ou la nécrose papillaire sont des facteurs prédisposants. L'insuffisance rénale est fréquente et le taux de mortalité est élevé
- Typiquement, il s'agit le plus souvent d'une femme, diabétique, ayant une pyélonéphrite aiguë résistante à un traitement antibiotique correctement mené avec la triade classique : « fièvre, vomissements et douleurs lombaires ». L'ECBU montre le plus souvent *E. coli*, parfois *Klebsiella* ou *Proteus*.
- L'ASP permet de faire le diagnostic en montrant des bulles d'emphysème de grande ou de petite taille se projetant sur l'aire rénale. Lorsque l'infection progresse, ces images aériques peuvent s'étendre à l'espace périnéphrétique puis à tout le rétropéritoine.
- La présence de bulles est confirmée par l'échographie ou le scanner.

b) Pyélonéphrite xanthogranulomateuse

Il s'agit d'une infection rare, sévère, chronique, qui aboutit à la destruction rénale. Les deux facteurs physiopathologiques sont l'obstruction (calcul) associée à une infection de l'appareil urinaire.

- La présentation clinique et l'aspect scannographique ne sont pas spécifiques et posent des problèmes diagnostiques, en particulier avec les tumeurs du rein.
- Le traitement est la néphrectomie qui permet de mettre en évidence l'infection qui se caractérise par des amas de cellules chargées de lipides (cellules spécifiques « xanthogranulomateuses »).

E. TRAITEMENT

1/ Antibiothérapie

- L'antibiothérapie initiale est probabiliste, basée sur les données microbiologiques régulièrement actualisées par la surveillance épidémiologique. Elle doit couvrir en priorité les bacilles à Gram négatif et tout particulièrement *E. coli*, pour lequel les fluoroquinolones sont actuellement le meilleur choix en termes de rapport efficacité/tolérance.
- Elle est débutée après prélèvements bactériologiques (ECBU, hémocultures) mais sans en attendre les résultats. Elle sera secondairement adaptée aux résultats de l'antibiogramme.
- Désormais, **deux situations thérapeutiques** sont individualisées :
  - Prise en charge classique avec une courte hospitalisation et le recours le plus souvent à une bithérapie initiale par voie parentérale ;
  - Prise en charge allégée (monothérapie en ambulatoire).

1ère situation : prise en charge classique

Monothérapie ou bithérapie (+ aminoside) bactéricide synergique.

-> Fluoroquinolones (+/- aminoside)

- Ciprofloxacine 200 mg 2 fois par jour IV ou 500 mg 2 fois par jour *per os*.
- Ofloxacine, 200 mg 2 fois par jour IV ou *per os* ;
- Levofloxacine 500 mg 1 fois par jour *per os* ou en IV ;
- Le choix des fluoroquinolones est justifié car :
  - Peu de contre-indications (allergie, femme enceinte, épilepsie, tendinopathie) ;
  - Antibiotiques actifs sur les germes uropathogènes, hormis les entérocoques ;
  - Peu d'effets secondaires : quelques effets gastro-intestinaux, photosensibilisation et tendinite.

  La voie orale est possible en raison de la biodisponibilité du produit. Elle constitue le plus souvent la forme de relais après l'obtention de l'apyrexie avec la voie parentérale. Mais elle est parfois utilisée d'emblée en l'absence de vomissements.

-> Alternatives aux fluoroquinolones : céphalosporines de 3e génération +/- aminoside

- Céphalosporines de 3e génération :

- Ceftriaxone, 1 à 2 g IM ou IV ;
- Céfotaxime, 1 g 3 fois par jour en IV.
  - Le plus souvent utilisées en cas de contre-indication aux fluoroquinolones et en l'absence d'allergie connue (attention aux allergies croisées avec la pénicilline).
  - Les principaux effets secondaires sont les réactions immuno-allergiques et les troubles digestifs à type de diarrhées.

- **Aminosides :**
  - Non systématiques et après avoir vérifié la fonction rénale et adapté la posologie en conséquence. Ils sont arrêtés après l'obtention de l'apyrexie, qui survient, en règle après 48 heures de traitement.
  - Gentamycine, 3 mg kg/j en IM ou en IV par exemple…
    - La durée totale de l'antibiothérapie est au minimum de 10 jours, et jusqu'à 3 semaines en cas de forme grave

2e situation : pyélonéphrite non compliquée de la femme jeune

- Chez une patiente ayant une pyélonéphrite pauci symptomatique sans dilatation des cavités pyélocalicielles à l'échographie, un traitement ambulatoire peut être envisagé.
- Il comporte alors une monoantibiothérapie, au mieux par fluoroquinolones par voie orale pendant 10 jours au minimum : ofloxacine 200 mg *per os*, 2 fois par jour ou ciprofloxacine 500 mg *per os*, 2 fois par jour, lévofloxacine 500 mg 1 fois par jour.

2/ Drainage des urines

Il est systématique en cas de pyélonéphrite obstructive.
Deux méthodes sont possibles :

a) Drainage par voie basse

Moyen le plus fréquemment utilisé compte tenu de la simplicité de la mise en œuvre : montée d'une **sonde urétérale** qui sera secondairement remplacée par une sonde double J.

b) Drainage par voie haute : néphrostomie percutanée

- Réalisée sous contrôle échographique et anesthésie locale en l'absence de trouble de l'hémostase.
- Quelque soit le type d'intervention réalisée, des prélèvements bactériologiques peropératoires devront être réalisés, même si une antibiothérapie a déjà été débutée.

Drainages urinaires

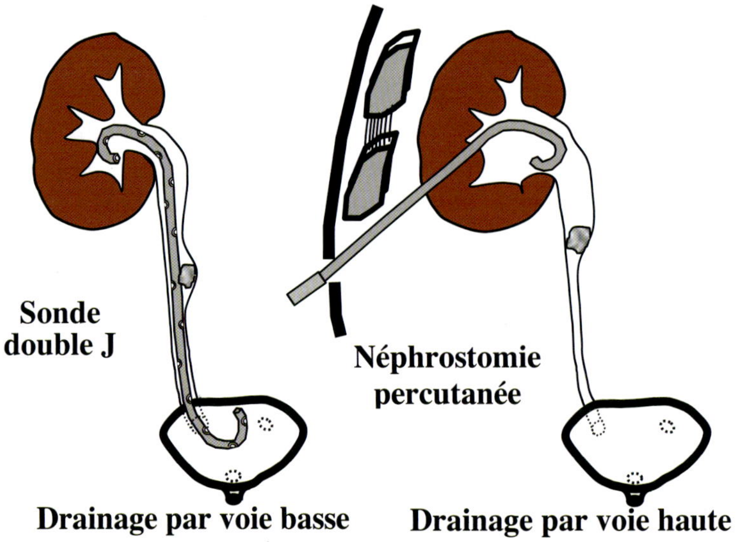

Le drainage est une urgence en cas d'infection urinaire sur obstacle

AdG - 2011

3/ Drainage des collections purulentes

- Les indications sont la présence d'un abcès rénal ou d'un phlegmon périnéphrétique collecté, chez un patient dont l'état général ou local ne s'améliore pas sous antibiothérapie.
- Méthodes :
  - Ponction percutanée le plus souvent ;
  - Drainage chirurgical à ciel ouvert (lombotomie) en cas d'impossibilité ou d'inefficacité ;
  - Néphrectomie, parfois le seul moyen d'évacuer les abcès résiduels ou un rein détruit et surinfecté.

4/ Synthèse thérapeutique

a) Pyélonéphrite non compliquée

Le traitement repose sur l'antibiothérapie (fluoroquinolone ou céphlosporine de 3e génération, associée ou non à un traitement court par aminoside).

b) Pyonéphrose

Le traitement comporte une antibiothérapie associée à une dérivation des urines (sonde urétérale…). Secondairement, le choix de l'indication entre la reperméabilisation urétérale et la néphrectomie se fera en fonction de la valeur fonctionnelle du rein.

c) Abcès rénal

Le traitement repose aussi sur une antibiothérapie adaptée et prolongée (6 semaines), parfois un drainage, si celle-ci n'est pas suffisante. Le drainage est réalisé soit par voie percutanée, soit par lombotomie en fonction de la taille de l'abcès.

d) Phlegmon périnéphrétique

Le traitement fait appel aux antibiotiques associés à un drainage réalisé par voie percutanée ou par lombotomie. En cas de rein non fonctionnel, il peut être licite de réaliser une néphrectomie.

e) Pyélonéphrite emphysémateuse

Le traitement repose sur l'antibiothérapie associée à une correction des désordres métaboliques (diabète) et au drainage d'une éventuelle obstruction. L'atteinte peut être bilatérale dans environ 10% des cas. Si, malgré un traitement bien conduit, l'état clinique ne s'améliore pas, il peut être nécessaire d'envisager une néphrectomie.
Au terme du traitement de la phase aiguë, la cause de cette pyélonéphrite (calcul, reflux vésico-rénal…) sera traitée spécifiquement.

F. SURVEILLANCE DU TRAITEMENT

La surveillance de la pyélonéphrite aiguë est clinique et biologique. Les examens radiologiques ne seront réalisés qu'en cas de persistance de la fièvre, à la recherche d'une complication.

1/ Surveillance clinique

Température, douleur lombaire, signes urinaires…

2/ Surveillance biologique

- NFS (leucocytose) ;
- ECBU réalisé parfois en cours de traitement (patients hospitalisés, infection nosocomiale, persistance de fièvre et/ou de signes urinaires), systématiquement en fin de traitement (48 heures à plusieurs semaines).

VI. INFECTION URINAIRE PENDANT LA GROSSESSE

A. PARTICULARITES ANATOMO-PHYSIOLOGIQUES

1/ Modifications rénales

a) Augmentation de la taille du rein

La taille du rein augmente approximativement de 1 cm au cours d'une grossesse normale. Cela ne correspond pas véritablement à une hypertrophie, mais résulte d'une augmentation du volume interstitiel. Les biopsies rénales n'ont pas montré de changement histologique.

b) Augmentation de la filtration glomérulaire

On observe une augmentation du débit de filtration glomérulaire de l'ordre de 30 à 50% avec une protéinurie majorée. Ainsi, une protéinurie ne devient pathologique qu'au-delà d'un seuil de 300 mg/24 heures. Mais, à l'inverse, une créatininémie supérieure à 8 mg/l (70,8 μM/l) doit être considérée comme anormale.

2/ Modification de la musculature lisse des uretères

Le péristaltisme urétéral est diminué durant la grossesse et une dilatation urétérale est présente dans 95% des cas au 6e mois, prédominant à droite dans 80% des cas. Cette dilatation est liée d'une part à l'effet obstructif de l'utérus (raison pour laquelle on conseille le décubitus latéral gauche en cas de symptômes), mais aussi aux effets myorelaxants de la progestérone. De la même façon, la progestérone peut être responsable d'une augmentation de la capacité vésicale.

B. DIAGNOSTIC

- La prévalence des bactériuries chez les patientes enceintes est la même que dans la population générale, mais, le risque de développer une pyélonéphrite est augmenté de manière significative.
- Le risque de prématurité et d'augmentation de la mortalité périnatale lié à la survenue d'une pyélonéphrite n'a pas été clairement identifié.
- L'ECBU est systématique devant tous troubles mictionnels, même discrets chez une femme enceinte.
- Toute bactériurie chez une femme enceinte, qu'elle soit symptomatique ou asymptomatique, doit être traitée.

1/ Aspects cliniques

Différents modes de présentation sont possibles :

- Bactériurie asymptomatique ;
- Cystite ;
- Pyélonéphrite aiguë : elle survient le plus souvent au cours du 3e trimestre (stase urinaire maximale) et touche plus volontiers le rein droit. L'examen clinique recherchera des signes de **menace d'accouchement prématuré (MAP)**.

2/ Imagerie

Elle est systématique en cas de pyélonéphrite et a pour but de rechercher un obstacle sur la voie urinaire.

- ***Echographie :*** c'est l'examen clé. Elle recherche un obstacle urétéral ou pyélique. Elle met en évidence le plus souvent une dilatation qui peut être difficile d'interprétation car souvent physiologique à ce stade de la grossesse.
- ***UIV :*** il pose le problème des risques liés à l'irradiation qui sont fonction du terme. Un maximum de 3 clichés est admis en cas de nécessité.
- ***IRM :*** elle peut être utilisée pour évaluer l'obstruction.

Les deux derniers examens sont peu utilisés et le scanner fait encore l'objet d'études.

C. TRAITEMENT

1/ Antibiotiques

- Il est nécessaire de tenir compte des contre-indications liées à la grossesse dans le choix des antibiotiques.
- En pratique, seules les céphalosporines et les pénicillines sont utilisables au cours de la grossesse.

2/ Indications

a) Cystite et bactériurie asymptomatique

- Le choix de l'antibiothérapie initiale se porte vers l'ampicilline. Les alternatives sont les céphalosporines orales et la nitrofurantoïne.
- La durée du traitement est de 3 jours (bactériurie asymptomatique) à 10-15 jours (cystite). Il est nécessaire de vérifier son efficacité avec un ECBU au terme du traitement.

b) Pyélonéphrite aiguë

- L'hospitalisation est la règle. Le traitement débute par l'ampicilline par voie intraveineuse. Les alternatives sont les céphalosporines de 3e génération (céfotaxime et ceftriaxone). En cas de résistance ou de contre-indication aux bêtalactamines, le choix est fonction de l'antibiogramme, de l'âge et du terme. Le relais per-os est pris 48 heures après obtention de l'apyrexie.
- L'antibiothérapie est poursuivie au moins 3 semaines. La surveillance comprendra un ECBU/15 jours jusqu'à la fin de la grossesse.

c) Dilatation des cavités pyélocalicielles

- Un drainage en urgence, soit par sonde double J, soit par néphrostomie percutanée sera envisagé selon l'évolution de l'infection sous traitement et l'importance de la dilatation des uretères car celle-ci existe fréquemment au cours de la grossesse.
- En fonction du terme et sur avis gynécologique, une tocolyse peut être envisagée.
- Un bilan urologique maternel complet sera effectué 1 à 2 mois après l'accouchement.

VII. PROSTATITE

La prostatite est une atteinte inflammatoire de la glande prostatique.

On distingue :

- La prostatite aiguë, infection bactérienne aiguë ;
- La prostatite chronique, bactérienne (infection récurrente de la prostate) ou abactérienne.

CLASSIFICATION INTERNATIONALE DES PROSTATITES

Classification NIH (National Institutes of Health)	
Catégorie I : prostatite bactérienne aiguë	=> Infection bactérienne aiguë prouvée
Catégorie II : prostatite bactérienne chronique	=> Infection bactérienne chronique ou récidivante prouvée
Catégorie III : prostatite chronique non bactérienne et syndrome douloureux pelvien chronique (CPPS)	=> Pas d'infection mise en évidence malgré les symptômes
- III a : CPPS inflammatoire	. Leucocyturie ou leucospermie
- III b : CPPS non inflammatoire	. Pas de leucocyturie ni de leucospermie
Catégorie IV : prostatite inflammatoire asymptomatique	=> aucun symptôme, mais mise en évidence de leucocyturie ou leucospermie (lors d'un bilan pour stérilité) ou inflammation sur biopsies de prostate.

A. PROSTATITE AIGUE

- La prostatite aiguë est une infection urinaire ou uro-génitale.
- Toute infection urinaire basse chez l'homme doit être considérée comme atteignant le parenchyme prostatique. La cystite aiguë isolée n'existe pas chez l'homme et **« la plupart des pyélonéphrites sont en fait des prostatites »** (la pyélonéphrite primitive n'existe pas chez l'homme).

1/ Physiopathologie

- Infection ascendante par voie urétrale de germes uropathogènes mais aussi parfois sexuellement transmissibles.
- En effet, chez l'homme jeune, la prostatite peut compliquer une urétrite. Aussi, sur ce terrain, il est parfois important d'envisager une antibiothérapie active sur les germes intra-cellulaires.
- En revanche, chez l'homme âgé, il s'agit souvent de l'infection d'un adénome pré-existant (adénomite) par les germes uropathogènes classiques.
- A part, la prostatite sur sonde vésicale.
- Enfin, rarement, il peut s'agir d'une métastase infectieuse à point de départ ORL.

2/ Circonstances de découverte

- *Syndrome infectieux* de type grippal, avec hyperthermie à 39-40°C, frissons, myalgies, arthralgies, anorexie voire altération de l'état général ;
- *Troubles uro-génitaux :* hématurie initiale, pollakiurie, dysurie, brûlures mictionnelles, besoins impérieux, douleurs éjaculatoires ;
- *Douleurs périnéales* ou sus-pubiennes, voire ténesme rectal.

3/ Examen clinique

- L'interrogatoire recherche l'âge, les antécédents et les facteurs favorisants.
- Il n'y a pas de douleur lombaire et d'empâtement douloureux à la palpation des fosses lombaires (ce n'est donc pas une pyélonéphrite).
- Un globe vésical est recherché à la palpation hypogastrique.
- Le toucher rectal fait le diagnostic de l'atteinte prostatique : prostate typiquement augmentée de volume, très douloureuse, succulente, molle. Cependant, ces signes sont parfois peu marqués. Il faut éviter de répéter les touchers (risque bactériémique).
- L'examen des organes génitaux externes est systématique et a pour but de rechercher une orchi-épididymite ainsi qu'un écoulement urétral associé (prostatite à germes sexuellement transmissibles).
- La bandelette urinaire est positive (leucocyturie +/- nitrites et hématies).

Attention aux formes trompeuses ++ : fièvre isolée, symptomatologie de cystite simple, prostate normale au toucher rectal, douleur projetée dans la région lombo-sacrée.

4/ Examens complémentaires

- L'**ECBU** (et hémocultures) signe le diagnostic d'infection urinaire. Il est réalisé sur une fin de miction (2e jet d'urines), sans massage prostatique préalable (dangereux car pourvoyeur de bactériémies).
- Prélèvement d'un écoulement urétral
- La NFS montre une hyperleucocytose avec polynucléose neutrophile (atteinte parenchymateuse).
- L'échographie vésicale n'est utile qu'en cas de doute sur un globe vésical chez l'obèse.
- L'échographie endo-rectale **n'est pas indiquée** initialement.
- Le PSA **ne sert à rien pour le diagnostic**. Il est élevé en cas de prostatite. Ainsi, s'il est dosé, il doit être contrôlé après la guérison.

5/ Complications

a) Septicémie

- Rare mais gravissime, elle est favorisée par toute manœuvre endo-urétrale et le massage prostatique. **Le sondage urinaire est contre-indiqué chez un homme suspect d'infection prostatique** ++.

b) Rétention aiguë d'urine

- Elle survient plus fréquemment chez les patients âgés, porteurs d'un adénome prostatique (adénomite).
- Elle se présente donc sous la forme d'une rétention aiguë d'urines fébrile et impose la mise en place rapide d'un cathéter sus-pubien après s'être assuré de l'absence de contre-indications (antécédent de tumeur vésicale, troubles de la coagulation, antécédent de laparotomie sous-ombilicale, pontage fémoro-fémoral croisé).

c) Abcès prostatique

- Rare, plus volontiers observé chez un sujet immunodéprimé (diabète, sida), il est suspecté en cas de fièvre persistante malgré un traitement antibiotique bien conduit.
- Au toucher rectal, la prostate est augmentée de volume, sensible, avec une zone douloureuse exquise, fluctuante.
- **L'échographie prostatique** réalisée par voie endo-rectale confirme le diagnostic, en montrant une lésion hypo-échogène.
- L'abcès prostatique peut se fistuliser dans l'urètre, le rectum ou le périnée.
- Le traitement médical est habituellement suffisant, mais un geste chirurgical de drainage par voie endo-rectale est parfois nécessaire.

d) Passage à la chronicité

- Risque particulièrement important en cas de traitement inadapté (antibiotique mal prescrit et durée insuffisante)

6/ Traitement

L'hospitalisation et l'antibiothérapie par voie parentérale sont systématiques en cas de syndrome septique franc ou de rétention urinaire.

a) Antibiothérapie

- Débutée après prélèvements, sans en attendre les résultats, elle sera secondairement adaptée à l'antibiogramme.
- En cas de syndrome septique franc, elle associe initialement, par voie parentérale, une fluoroquinolone ou une céphalosporine de 3e génération à un aminoside sur une courte durée (jusqu'à la rémission des signes cliniques). Le relais se fera par voie orale.
- En cas de forme peu symptomatique, une monothérapie orale par fluoroquinolone est le plus souvent suffisante.
- La durée totale minimale est de 3 semaines, jusqu'à 6 semaines en cas de récidive.

b) Anti-inflammatoires non-stéroïdiens

Ils peuvent être associés, par voie rectale en respectant leurs contre-indications.

c) Alphabloquants urosélectifs

Ils seront associés en cas de dysurie.

d) Cathéter sus-pubien

En cas de rétention aiguë d'urines, le drainage des urines se fera au mieux par cathéter sus-pubien car le sondage est contre-indiqué dans une rétention aiguë d'urine fébrile. Cependant, en cas de contre-indication à la mise en place du cathéter (troubles de l'hémostase, antécédents de laparotomie, antécédents de tumeur de la vessie, pontage fémoro-fémoral croisé), le choix entre la sonde et le cathéter sus-pubien sera décidé **au cas par cas**.

7/ Surveillance

- La courbe de température est le marqueur principal pour la surveillance. Habituellement, sous double antibiothérapie adaptée, l'évolution est favorable. L'aminoside peut être arrêté dès l'obtention de l'apyrexie.
- La persistance d'une fièvre malgré l'antibiothérapie doit faire rechercher une complication (orchi-épididymite aiguë, abcès intra-prostatique).

B. PROSTATITE CHRONIQUE

- Il peut s'agir d'une prostatite chronique bactérienne ou non bactérienne.
- Le diagnostic repose sur l'analyse des sécrétions prostatiques obtenues par recueil des urines de milieu de jet après massage prostatique.
- La présence de leucocytes (+ de 10 à 20/champ), de macrophages contenant de la graisse (corps ovales) signent l'inflammation prostatique chronique. La présence de germes à la culture signe l'origine bactérienne de la prostatite chronique.

1/ Clinique

- ***Douleurs périnéales*** pouvant irradier dans les testicules, dans la verge. Il peut exister des douleurs lors de l'éjaculation.
- ***Signes fonctionnels urinaires*** obstructifs ou irritatifs.

Comme pour toute affection chronique, il existe un retentissement psychologique.

2/ Examens complémentaires

a) Microbiologie

Analyse des sécrétions prostatiques par ECBU après massage prostatique.

b) Echographie *de l'appareil urinaire (reins, vessie, prostate)* : elle est optionnelle

Absence de signes échographiques pathognomoniques, mais la présence de calcifications parenchymateuses peut être évocatrice.

c) PSA : il n'a aucune valeur diagnostique dans la prostatite chronique.

3/ Traitement

a) Prostatite chronique bactérienne

- L'antibiotique choisi devra avoir une bonne concentration dans les sécrétions prostatiques.
- Les antibiotiques les plus appropriés sont les fluoroquinolones : ofloxacine et ciprofloxacine. Le triméthoprime / sulfométhoxazole est une bonne alternative.
- La durée de l'antibiothérapie doit être prolongée (8 à 12 semaines).

b) Prostatite chronique abactérienne

- Aucun traitement n'est validé.
- Cependant, même si aucun germe n'a été mis en évidence, une antibiothérapie peut être proposée. Un traitement anti-inflammatoire peut être associé.
- Des mesures hygiéno-diététiques (suppression de l'alcool, du café, des épices…) peuvent être proposées.

VIII. INFECTION URINAIRE CHEZ L'ENFANT

Les particularités de l'infection urinaire survenant chez l'enfant sont :

- Le risque de méconnaître le diagnostic et ce d'autant plus que l'enfant est en bas âge (nourrisson ++) ;
- Le risque septicémique très rapide chez le nourrisson en cas d'atteinte parenchymateuse (à cet égard, toute infection urinaire du nouveau-né et du nourrisson doit être considérée comme une pyélonéphrite ++) ;
- Le risque de séquelles parenchymateuses pouvant être responsable d'HTA ultérieure voire d'insuffisance rénale chronique ;
- La nécessité de rechercher une malformation des voies urinaires (50% des cas chez le nourrisson, un peu moins chez le grand enfant).

A. DIAGNOSTIC

- Chez le grand enfant, la symptomatologie d'appel est assez similaire à celle de l'adulte.
- En revanche, chez le nourrisson, elle se résume le plus souvent à un syndrome fébrile isolé ou associé à des signes extra-urinaires, le plus souvent digestifs qui peuvent égarer le praticien (diarrhées, vomissement, anorexie). **Le recours aux bandelettes urinaires réactives doit donc être systématique** dans ce contexte.
- Chez le nouveau-né et le nourrisson, la réalisation de l'ECBU dans les conditions d'asepsie obligatoires nécessite le recours à un sac collecteur stérile adhésif.
- Les bactéries en causes :
  - *E. coli* (++) quelque soit le contexte, hospitalier ou ambulatoire, l'âge de l'enfant ;
  - Streptocoque du groupe B et entérocoque chez le nouveau-né ;
  - *Proteus,* Staphylocoques et *P. æruginosa* en cas de manœuvres instrumentales récentes sur les voies excrétrices.

B. TRAITEMENT

- Adaptée dès que possible à l'antibiogramme de l'ECBU, l'antibiothérapie sera probabiliste au départ.
- Monothérapie orale d'emblée pour les cystites de la fillette gérées en ville avec vérification des données de l'antibiogramme dès que possible (céfixime, amoxicilline +/- acide clavulanique, cotrimoxazole) pendant une durée de 3 à 7 jours. On y associe une augmentation des boissons, le traitement d'une éventuelle constipation ou d'une oxyurose.
- Bithérapie initiale (3 à 5 jours) par voie parentérale avec hospitalisation si nouveau-né, nourrisson ou plus grand enfant avec syndrome septique : céphalosporine de 3e génération, amoxicilline ou vancomycine (valeur d'orientation du direct ECBU ++), associé à un aminoside. Relais par une monothérapie orale selon antibiogramme.
- Les fluoroquinolones sont contre-indiquées de principe chez l'enfant en croissance du fait de leur toxicité sur les cartilages de croissance.
- La surveillance du traitement est clinique et microbiologique, avec un ECBU de contrôle 48 heures après le début du traitement et quelques jours après son arrêt.
- Traitement préventif des récidives : pour les cystites récidivantes ou les uropathies en attente de cure chirurgicale. Antibiothérapie orale journalière (nitrofurantoine, cotrimoxazole) en cure de 4 à 6 mois (cystite récidivante) ou jusqu'à l'intervention.

C. RECHERCHE D'UNE CAUSE FAVORISANTE

- Seule la cystite isolée de la petite fille de plus de 4 ans ne nécessite pas un bilan systématique à la recherche d'une **uropathie**. Néanmoins, l'échographie des voies urinaires, examen non invasif, est souvent réalisée.
- Dans tous les autres cas seront faits systématiquement :
  - Echographie des voies urinaires (calcul, obstruction urétérale, polykystose rénale) ;
  - Cystographie (recherche d'un reflux vésico-urétéral).
- Les autres examens sont conditionnés par le résultat des précédents :
  - ASP (suspicion de calcul non vu à l'échographie) ;
  - UIV (en cas de dilatation des voies urinaires, d'anomalie échographique des reins) ;
  - Cystoscopie (aspect et position des méats urétéraux).

- Reflux vésico-urétéral

Uropathie malformative la plus fréquente (fréquence chez garçon > fille avant un an puis l'inverse). Primitif dans 95% des cas, il s'agit d'une maladie autosomique dominante. Association possible à une duplicité urétérale.

- *Physiopathologie :* anomalie anatomique de la jonction urétéro-vésicale (faiblesse de musculatures trigonale et urétérale et brièveté du trajet sous muqueux de l'uretère) et dysfonctionnement vésico-sphinctérien entraînent une remontée des urines vers le rein lors de la miction et un résidu vésical post-mictionnel favorisant les infections. Disparition progressive spontanée possible du reflux avec la maturation de la jonction urétéro-vésicale au cours des 5 premières années de vie.

- *Complications :* urétéro-hydronéphrose (dilatation chronique et progressive de l'uretère et des cavités pyélocalicielles par hyperpression rétrograde) et infections urinaires récidivantes plus ou moins symptomatiques avec atteinte parenchymateuse. L'atteinte du parenchyme rénal peut entraîner à terme HTA et insuffisance rénale.

Modes de découverte :

- Infection urinaire ++ (symptomatique ou non) ;
- Douleur lombaire ascendante permictionnelle (rare mais très évocateur) ;
- Complication : HTA, insuffisance rénale, retard de croissance ;
- Dépistage dans la fratrie d'un enfant atteint.

Diagnostic : par la cystographie en période non infectieuse, sous couvert d'une antibiothérapie protectrice qui permet en outre une appréciation de son importance (5 grades). Les autres examens sont réalisés au cas par cas (UIV, cystoscopie, scintigraphie rénale au DMSA pour évaluer le retentissement rénal de l'infection).

Traitement :

- Soit traitement préventif des infections urinaires dans l'attente de la maturation jonctionnelle,
- Soit réimplantation du ou des uretères avec allongement de l'uretère intra-vésical.

- Valves de l'urètre postérieur chez le garçon

- Malformation grave touchant uniquement les garçons et qui entraîne une insuffisance rénale par mécanisme obstructif.
- Le dépistage se fait par l'échographie fœtale anténatale.
- A la naissance, l'échographie confirme la rétention avec vessie de lutte et la dilatation d'amont.
- Dès lors, les risques infectieux sont importants et l'insuffisance rénale rapide.
- La cystographie sus-pubienne confirme la malformation urétrale.
- La rupture des valves par une sonde à ballonnet doit être assurée le plus tôt possible après la naissance.

- Syndrome de jonction pyélo-urétérale

Uropathie malformative très fréquente, il s'agit d'un rétrécissement (fonctionnel le plus souvent) à la jonction entre le bassinet et l'uretère qui peut se démasquer à tout âge. Il s'agit d'une dyskinésie primitive dans 50% des cas, d'une implantation ectopique haute de l'uretère ou d'un effet de bride fibreuse ou vasculaire.

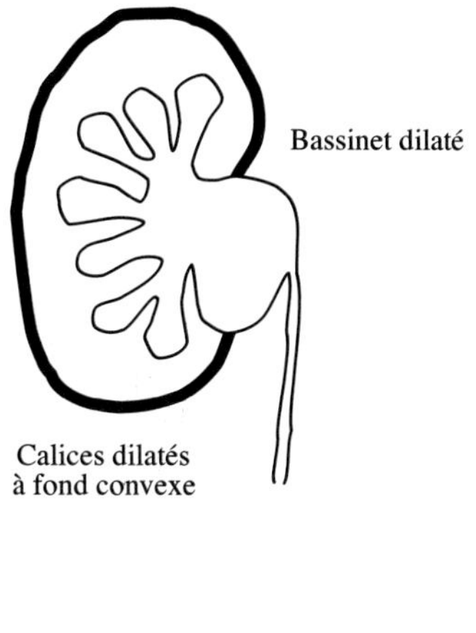

L'obstruction de degré variable, permanente ou intermittente, est responsable d'une distension pyélocalicielle pouvant aller jusqu'à l'**hydronéphrose** géante avec destruction du parenchyme rénal. La stase urinaire pyélique favorise infection et formation de calculs.

Les formes congénitales sont le plus souvent découvertes pendant la période fœtale par les échographies systématiques de surveillance de la grossesse.

Aspects cliniques : après la naissance, la forme typique se voit chez un adulte jeune souffrant de lombalgies intermittentes ou ayant des complications (infection urinaire, calcul, HTA et insuffisance rénale). Dans les formes évoluées chez des sujets maigres, un gros rein d'hydronéphrose peut être palpé.

Le diagnostic est assuré par le couple échographie-uroscanner. Il permet aussi d'éliminer des affections pouvant mimer un syndrome de jonction (calcul enclavé, tumeur urothéliale de la jonction, chez le sujet plus âgé).

Le traitement des syndromes de jonction est chirurgical (résection de la jonction et anastomose pyélo-urétérale termino-terminale) dans les formes compliquées. L'abstention est licite en cas de forme mineure (pas de signes fonctionnels et pas de complication). En cas de rein détruit non fonctionnel (diagnostic par scintigraphie au DMSA), la néphrectomie est faite pour éviter les infections et la possibilité d'HTA.

IX. Infections urinaires nosocomiales

A. EPIDEMIOLOGIE

- Les infections urinaires nosocomiales (**IUN**) représentent 30% de l'ensemble des infections associées aux soins selon l'enquête nationale de prévalence de 2006. Elles constituent un véritable problème de santé publique.
- Les infections sur sonde représentent 65 à 80% des IUN. L'incidence journalière des IUN sur sonde varie de 3 à 10% par journée de sondage et atteint 100% au-delà de 30 jours.
- Elles concernent l'ensemble des services de court séjour (médecine, chirurgie et gériatrie) ainsi que les services de moyen et long séjour et les soins de suite et de rééducation.

Epidémiologie microbienne

- Si *E. coli* reste le germe prédominant, sa fréquence relative est diminuée par rapport à celle observée au cours des IU communautaires au profit de *Enterococcus sp*, *Pseudomonas sp, Staphylococcus sp* et *Candida sp.*
- L'interprétation du caractère pathogène d'une candidurie doit se faire avec prudence. Il s'agit souvent d'une simple colonisation.
- Le taux de bactéries multirésistantes (BMR) est beaucoup plus fréquent que dans les IU communautaires et doit être pris en compte dans la décision thérapeutique.

B. PHYSIOPATHOLOGIE

- En l'absence de sonde urinaire, les IUN répondent à la même physiopathologie que les IU communautaires. Néanmoins, l'alitement et de nombreux facteurs pathologiques (diabète, immunodépression) ou médicamenteux favorisant l'existence d'un résidu post-mictionnel sont fréquents chez les patients hospitalisés et font le lit des IUN.
- Le manuportage (par le personnel mais aussi le patient et son entourage) constitue un véritable vecteur de diffusion des bactéries nosocomiales.

- La sonde urinaire est un facteur favorisant majeur des IUN. En sa présence, les IUN répondent à ***4 mécanismes***:
  - ***Contamination endoluminale*** : rare depuis l'utilisation du système clos et des valves anti-reflux. Elle correspond à une infection par voie ascendante à partir d'urines contaminées dans le sac collecteur ;
  - ***Contamination extraluminale*** : mécanisme prédominant des IUN. Les germes, notamment ceux de la flore digestive, colonisent le périnée puis envahissent l'appareil urinaire en migrant au long de la sonde ;
  - ***Contamination lors du sondage*** ;
  - ***Contamination hématogène*** ou ***lymphatique*** : très discutée.

C. DIAGNOSTIC

- Les IUN sont le plus souvent asymptomatiques (3/4 des cas). Il s'agit alors d'une simple colonisation des voies urinaires.
- Le diagnostic d'IUN repose sur la présence de symptômes évocateurs d'infection de l'appareil urinaire et d'une bactériurie ≥10.3 UFC/mL chez un patient non sondé et ≥10.5 UFC/mL chez un patient sondé.
- La bandelette urinaire a un intérêt moindre pour le dépistage des IUN. En effet, la leucocyturie n'est pas interprétable en présence d'une sonde urinaire. De plus, l 'épidémiologie microbienne particulière des IUN diminue la sensibilité de la recherche de nitrites.
- L'existence de douleurs lombaires doit faire réaliser une imagerie à la recherche d'un obstacle sur les voies excrétrices ou d'un abcès rénal.

D. TRAITEMENT

- Retrait de la sonde chaque fois que possible. Assurer une diurèse minimale et lutter contre les facteurs favorisants (alitement, résidu post-mictionnel).
- La colonisation urinaire n'est pas une indication d'antibiothérapie. Celle-ci ne se justifie qu'en cas de facteurs de risque de morbidité ou de mortalité: grossesse; immunodépression; valvulopathie ; pré-opératoire de chirurgie urologique, cardiaque et orthopédique avec pose de prothèse.
- Toutes les IUN justifient d'un traitement antibiotique dont la durée habituellement recommandée est de 7 jours maximum en cas d'IU basse, de 10 à 14 jours en cas de pyélonéphrite aiguë et de 21 jours en cas de prostatite aiguë.
- La fréquence des BMR et la faible gravité de la plupart des IUN justifient l'attente de l'identification du germe et de l'antibiogramme pour instituer une antibiothérapie, en l'absence de critère de gravité ou de terrain à risque.
- En présence de signe de gravité, notamment état de choc ou obstacle sur les voies excrétrices, une bithérapie associant un antibiotiques actifs sur les bacilles à gram négatifs (bétalactamines +++) et un aminoside doit être instaurée sans délai.

E. PREVENTION

- La prévention des IUN repose sur le respect des précautions universelles d'hygiène, la limitation des indications et de la durée de sondage urinaire au strict minimum, ainsi que sur le respect impératif de l'asepsie et du système clos lors de la pose des sondes urinaires.

SCHEMA DE SYNTHESE

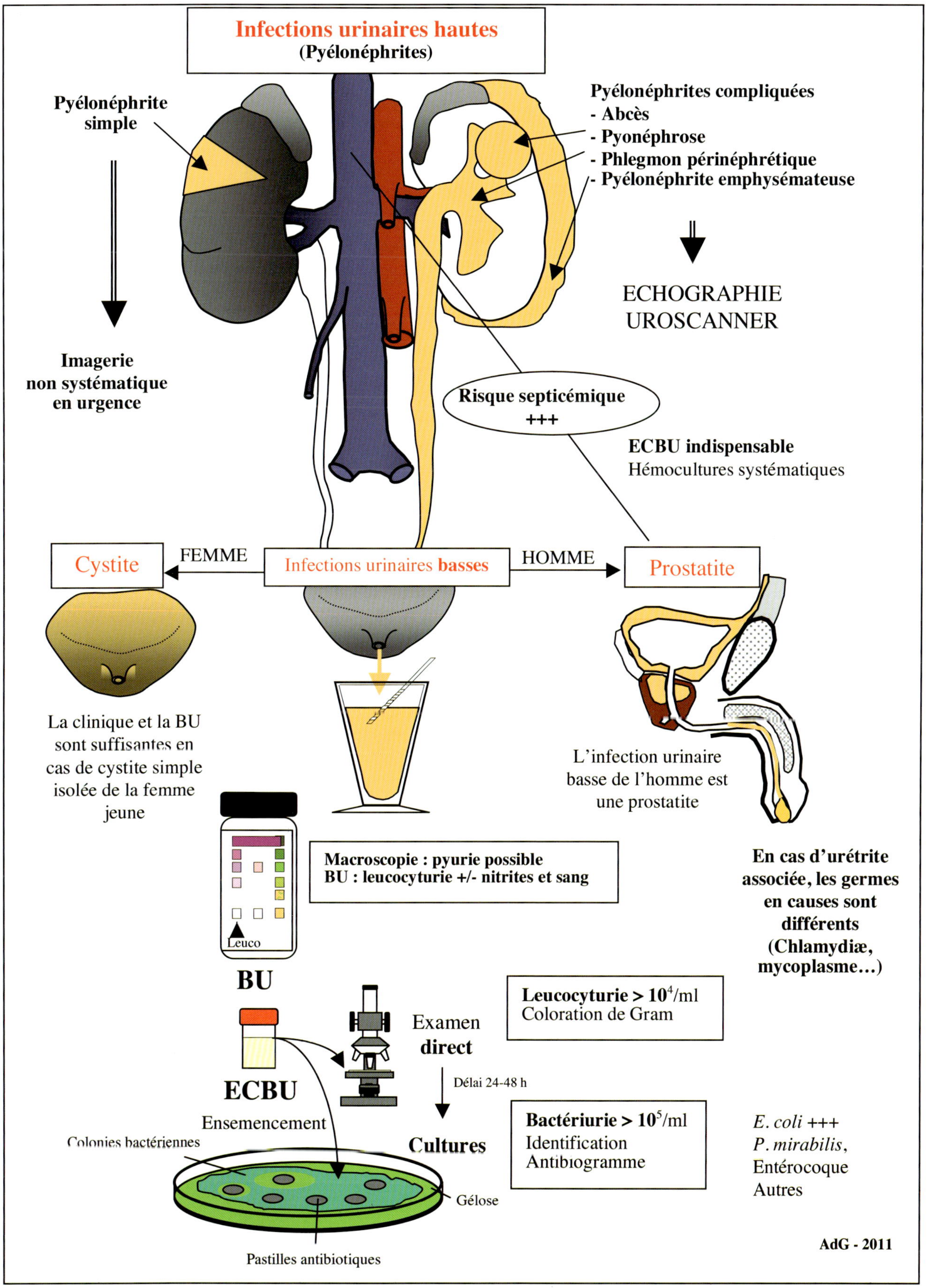

ANNEXES

ANNEXE 1. BILHARZIOSE URINAIRE

Schistosoma hæmatobium est le parasite du genre Helminthiase responsable de la bilharziose urinaire. Elle a été découverte en 1852 par T. Bilharz en Egypte. Elle est actuellement endémique en Afrique Noire, au Moyen-Orient, en Egypte et dans quelques foyers résiduels en Afrique du Nord.

I. EPIDEMIOLOGIE

Le plus souvent, ce sont les hommes qui sont contaminés (sexe ratio : 9 pour 1). En France, la majorité des bilharziens est originaire de 3 pays : le Mali, la Mauritanie et le Sénégal.

Cycle parasitaire

- La pénétration du parasite dans l'organisme se fait par voie transcutanée. L'homme se contamine en se baignant dans les marigots, où le parasite, au stade de furco-cercaire pénètre à travers les téguments des membres inférieurs (le plus souvent : baignades au bord de l'eau). Une fois la pénétration cutanée faite, le parasite ou schistosomule gagne la circulation sanguine, puis migre vers le foie.
- Dans le système porte, les parasites deviennent adultes et s'accouplent avant de rejoindre les plexus veineux pararectaux et péri-vésicaux. Les femelles pondent environ 30 à 3 000 œufs par jour. Les œufs sont éliminés dans les urines. Rejetés dans l'eau, les œufs éclosent pour libérer l'embryon. Il pénètre dans le bulin (mollusque) pour se multiplier, jusqu'au stade de furcocercaires, eux-mêmes pouvant contaminer l'homme.

II. CLINIQUE

1/ Phase d'invasion

Les premiers signes cliniques sont cutanés : prurit et réactions passagères érythémateuses, passant le plus souvent inaperçus. La phase d'invasion est rarement bruyante.

2/ Phase d'état (signes de localisation urinaire apparaissant plusieurs mois après l'infestation) :

- **Hématurie :** maître symptôme, elle est le plus souvent macroscopique de type terminal, mais elle peut être microscopique et découverte alors fortuitement ;
- Troubles urinaires associés : brûlures mictionnelles, dysurie, pollakiurie ;
- Douleurs lombaires en cas d'atteinte urétérale

III. IMAGERIE

1/ ASP

Il recherche des calcifications vésicales pariétales, réalisant au maximum la vessie porcelaine.

2/ Echographie vésicale et rénale

Elle recherche :

- Une dilatation des cavités pyélocalicielles ;
- Une irrégularité de la paroi vésicale, un épaississement régulier ou non, limité ou étendu.

Parfois, visualisation des bilharziomes localisés, surtout au niveau du trigone et du fond ou de la paroi postérieure de la vessie.

3/ Uroscanner sans et avec injection

- Il montre des calcifications linéaires de la paroi vésicale et/ou urétrales, parfois une sténose urétérale iliopelvienne.

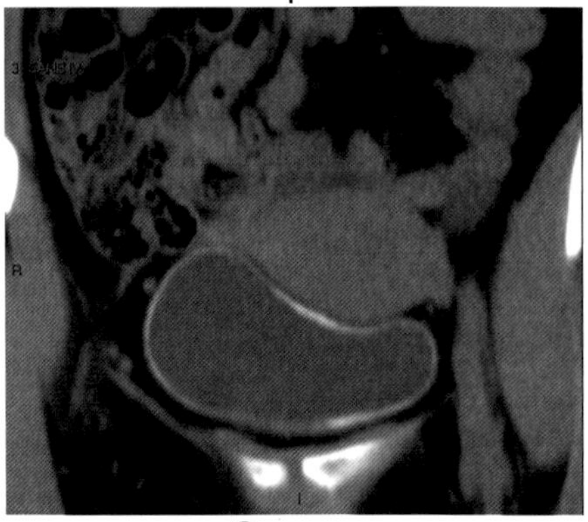

Scanner
(bilharziose vésicale)

IV. CYSTOSCOPIE ET BIOPSIES VESICALE

La cystoscopie montre des lésions primaires (granulations en grains de semoule sur muqueuse érythémateuse), secondaires (nodules jaunâtres ou blanchâtres par confluence des lésions primaires) et tertiaires (**bilharziome : granulome inflammatoire**).

Les biopsies vésicales sont réalisées lors de la cystoscopie, ou, des biopsies de la muqueuse rectale sont effectuées. L'examen anatomopathologique, après fixation ou coloration, révèle le granulome centré sur un œuf.

V. BIOLOGIE

1/ Hyperéosinophilie

Elle n'a qu'une valeur d'orientation. Elle varie dans le temps. Son élévation se fait en règle plus de 6 mois après la date de contamination.

2/ Mise en évidence des œufs à l'examen direct des urines

C'est le diagnostic de certitude. La recherche des œufs doit être répétée 3 jours de suite.

3/ Sérologie

Elle est très utile en cas d'échec de la recherche des parasites, mais peut mettre quelques mois avant de devenir positive et peut se négativer secondairement.

VI. EVOLUTION

- Non traitée, la bilharziose peut s'étendre à tout l'arbre urinaire.
- Au niveau rénal, on peut noter l'apparition d'une insuffisance rénale, soit obstructive, soit liée à une glomérulopathie à complexes immuns.
- Enfin, les organes génitaux : épididyme, vésicules séminales et testicule peuvent être atteints.

1/ Complications infectieuses

- Infections vésicales ;
- Urétrite ;
- Pyélonéphrite aiguë.

2/ Complications obstructives

- Rétrécissement et fistule urétrale ;
- Calculs ;
- Insuffisance rénale obstructive (sténose urétérale).

3/ Autres complications

- Granulome bilharzien (bilharziome) de la vessie, qui peut avoir un aspect pseudotumoral
- **Carcinome épidermoïde de la vessie** ++ : principal risque à long terme de l'atteinte vésicale bilharzienne non traitée.
- Atteinte de l'épididyme, des vésicules séminales et des testicules ;
- Insuffisance rénale par glomérulopathie à complexes immuns ;

VII. TRAITEMENT

A. TRAITEMENT CURATIF

1/ Médicaments

Essentiellement le praziquantel qui est efficace et bien toléré. La posologie est de 40 mg/kg en une prise unique le matin à jeun.

2/ Chirurgie

Elle est fonction des lésions et de leur retentissement fonctionnel :

- Réimplantation urétérale ;
- Remplacement urétéral par un segment d'iléon ;
- Entérocystoplastie d'agrandissement ;
- Cystectomie totale en cas d'apparition de carcinome épidermoïde.

B. PROPHYLAXIE

a) Prophylaxie individuelle

Elle consiste, surtout chez le voyageur, à éviter le contact avec les eaux douces et stagnantes, non contrôlées.

b) Prophylaxie collective

Elle relève de l'hygiène du milieu, en particulier des excrétas et de la lutte contre les mollusques par la destruction chimique ou biologique.

ANNEXE 2. TUBERCULOSE UROGENITALE

I. PHYSIOPATHOLOGIE

- La localisation rénale de la tuberculose est secondaire à une primo-infection (PIT), passée inaperçue.
- L'atteinte urinaire se fait initialement par voie hématogène, ce qui explique la bilatéralité fréquente des lésions urinaires qui n'évoluent pas cependant de façon symétrique. Les lésions rénales progressent de la corticale vers la médullaire : les follicules tuberculeux se groupent pour former un tuberculome. Plusieurs tuberculomes confluent et forment des cavernes, qui vont alors s'exclure ou communiquer avec la voie excrétrice permettant le passage du bacille de Koch dans les urines, point de départ des lésions sténosantes de l'appareil excréteur puis génital. Ainsi, **« le BK emprunte le trajet naturel de l'urine et remonte celui du sperme ».**
- Au total, les localisations les plus fréquentes sont le rein (contamination hématogène), la jonction pyélo-urétérale puis l'uretère, la vessie et l'épididyme, beaucoup plus rarement la prostate et l'urètre.

II. CIRCONSTANCES DE DECOUVERTE

- Le diagnostic est difficile car rarement évoqué. Les différents signes qui doivent suggérer une tuberculose uro-génitale sont : épididymite chronique, cystites répétées, **leucocyturie sans germe** qui est le mode de découverte le plus fréquent.
- Enfin, il faut savoir évoquer ce diagnostic devant une **hématurie macroscopique**, des douleurs lombaires ou une colique néphrétique en l'absence d'autre étiologie.

III. DIAGNOSTIC

A. CLINIQUE

1/ Contexte

Il s'agit le plus souvent d'homme issu de population migrante dont l'âge moyen est entre 20 et 40 ans. Une notion de contage tuberculeux, des antécédents de primo-infection et l'absence de vaccination par le B.C.G. sont recherchés.

2/ Signes fonctionnels

- Pollakiurie diurne et nocturne avec période de rémission ;
- Impériosités ;
- Cystites à répétition ;
- Douleurs testiculaires.

3/ Signes physiques

- Hématuries macroscopiques totales et intermittentes (10% des cas) ;
- Hémospermies ;
- Epididymite avec un noyau caudal ou bipolaire ou une prise en masse de l'épididyme en cimier de casque. Le déférent peut être rigide en crayon ;
- Des calcifications prostatiques et une atteinte des vésicules séminales sont à rechercher par le toucher rectal.
- Fistule épididymo-cutanée

L'examen clinique est plus souvent normal chez la femme.

4/ Signes généraux

Il existe le plus souvent, dans les formes évoluées, une altération de l'état général avec asthénie et anorexie.

B. EXAMENS COMPLEMENTAIRES

1/ IDR

L'IDR à la tuberculine provoque une induration supérieure à 15 mm (lecture à la 72e heure). La réaction à la tuberculine est le plus fréquemment faible ou nulle chez les malades infectés par le VIH (réaction dépendante des lymphocytes).

2/ ECBU

- L'ECBU est répété 3 jours de suite (idéalement 5 jours) sur les urines du matin.
- L'examen direct utilise les colorations de Ziehl-Neelsen ou l'auramine ; il est peu sensible (50% de patients diagnostiqués).
- Les urines sont mises en culture sur le milieu solide de Löwenstein-Jensen.
- Les ECBU sont couplés à des B.K. crachats.
- Actuellement, les techniques de biologie moléculaire, notamment la PCR (Polymerase Chain Reaction) sur les urines sont de plus en plus utilisées pour détecter et identifier la souche de mycobactérie.

3/ Biologie

- L'état de la fonction rénale (créatininémie) sera systématiquement apprécié en cas de tuberculose urinaire confirmée.
- De même, il est nécessaire de vérifier la sérologie VIH car les patients séropositifs ont un risque plus élevé d'avoir une tuberculose à germe multirésistant.

4/ Imagerie

- ***ASP :*** recherche de calcifications rénales, d'un aspect de rein mastic, de calcifications sur les trajets des voies génitales, urétérales ou vésicales et prostatiques.
- ***Uroscanner :*** aspect des calices qui peuvent être exclus, déformés et calcifiés. Les cavités pyélocalicielles peuvent être dilatées, les uretères rigides avec des sténoses parfois étagées. La jonction pyélo-urétérale est un siège classique de sténose tuberculeuse. En fin d'évolution, le rein peut être muet ou détruit et la vessie petite et rétractée.
- ***UPR*** (***urétéropyélographie rétrograde***), quand elle est réalisée, confirme une éventuelle sténose et permet de récupérer des urines pyéliques pour examen cytobactériologique.

Enfin, la radiographie de thorax sera faite de façon systématique pour rechercher des lésions de primo-infection tuberculeuse ou une tuberculose évolutive. De même, une maladie de Pott sera recherchée par des radiographies du rachis.

IV. TRAITEMENT

A. TRAITEMENT ANTITUBERCULEUX

- Le traitement est ambulatoire sauf en cas de misère sociale. Son but est de stériliser les lésions actives pour préserver le plus de tissu rénal et de rendre le malade non contagieux en cas d'atteinte pulmonaire associée.
- Le traitement nécessite l'association de 3 antituberculeux (isoniazide, rifampicine et pyrazinamide) pendant 2 mois puis une bithérapie (isoniazide, rifampicine) pendant 4 mois. Le traitement sera prolongé en cas d'immunodépression et l'éthambuthol sera rajouté les 2 premiers mois en cas de suspicion de BK résistant.
- Une corticothérapie est parfois associée pour limiter les risques de fibrose.

En pratique :

- Isoniazide, rifampicine et pyrazinamide : 1 cp/10 kg de poids sans dépasser 6 cp/j pendant 2 mois ;
- Puis rifampicine et isoniazide : 2 cp/j pendant 4 mois.

B. TRAITEMENT CHIRURGICAL

Le traitement chirurgical est indiqué en cas de lésions fixées, inaccessibles au seul traitement médical. Il doit être le plus conservateur possible. Il consiste le plus souvent à traiter une sténose urétérale ou une rétraction vésicale par interposition d'intestin grêle. Un rein détruit peut aussi être retiré lorsqu'il est symptomatique (infections à répétitions, douleur, HTA, ...)

C. SURVEILLANCE DU TRAITEMENT

Les malades sont revus à 3, 6 et 12 mois après la fin du traitement avec à chaque fois un ECBU 3 jours de suite sur les urines du matin, un uroscanner et les éléments nécessaires à la surveillance du traitement antituberculeux.

SOUS COLLES QR

Questions-Réponses

1 - Handicap - Douleur
2 - Conférences de consensus
3 - L'ECN en Qrocs
4 - Pédiatrie
5 - Ophtalmo - Stomatologie - ORL
6 - Hépato-Gastro-Entérologie
7 - Gynécologie - Obstétrique
8 - Cardiologie
9 - Neurologie
10 - Médecine interne
11 - Gériatrie
12 - Hématologie
13 - Cancérologie
14 - Endocrinologie - Diabétologie - Nutrition
15 - Orthopédie - Traumatologie
16 - Pneumologie
17 - Psychiatrie - Pédopsychiatrie
18 - Rhumatologie
19 - Santé publique
20 - Dermatologie
21 - Maladies infectieuses
22 - Urgences - Réanimation
23 - Néphrologie - Maladies rénales
24 - Urologie

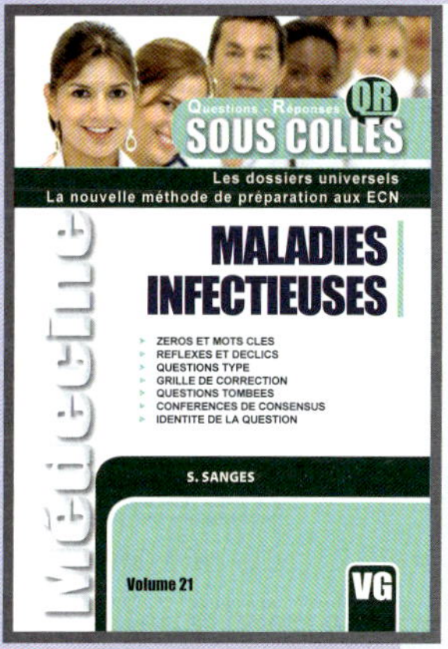

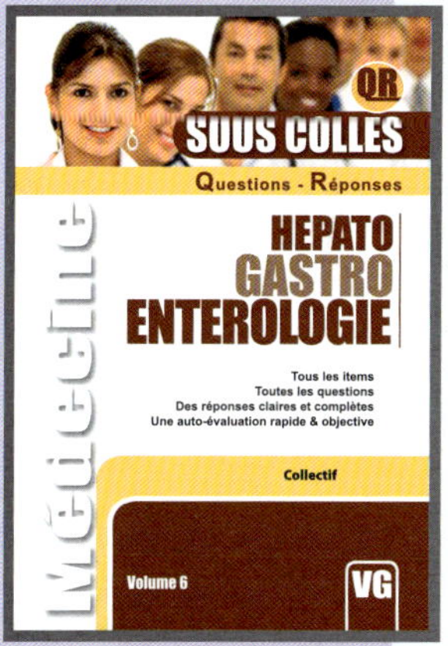

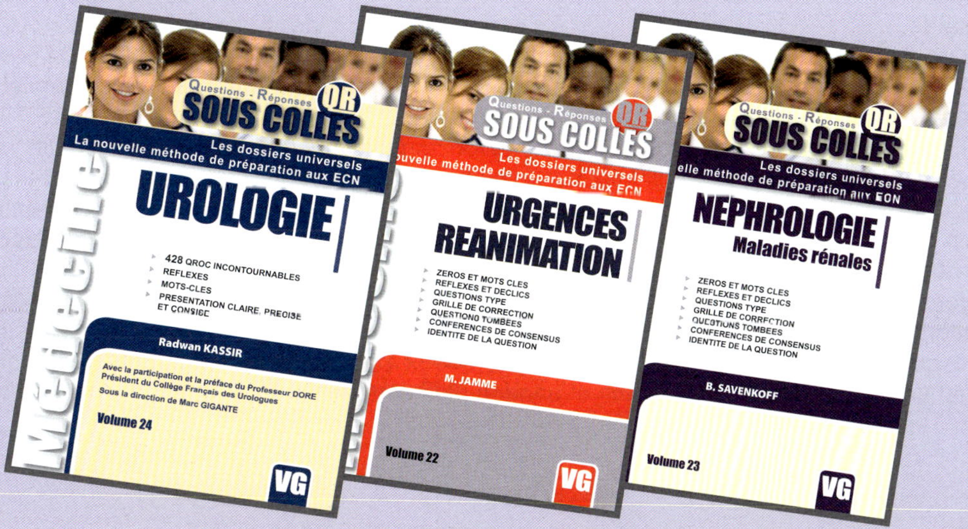

LITHIASE URINAIRE

Module 11
Item 259

Objectifs du CNCI

- *Diagnostiquer une lithiase urinaire.*
- *Argumenter l'attitude thérapeutique et planifier le suivi du patient.*

PLAN	MOTS CLES
FICHE FLASH I. EPIDEMIOLOGIE II. PHYSIOPATHOLOGIE III. POUVOIR PATHOGENE IV. DIAGNOSTIC V. DIAGNOSTICS DIFFERENTIELS VI. EVOLUTION VII. TRAITEMENT ANNEXES SCHEMA DE SYNTHESE	**Maladie multifactorielle, maladie lithiasique, calculs mixtes à prédominance calcique, calcul obstructif, colique néphrétique, insuffisance rénale, hématurie, ASP, échographie, scanner, traitement médical de la colique néphrétique, lithotritie extracorporelle, urétéroscopie, néphrolitothomie percutanée, bilan biologique de 1ère intention, traitement préventif de la récidive**

Introduction

La lithiase urinaire est une maladie multi-factorielle qui aboutit à la formation de calculs dans la voie excrétrice urinaire. Ces derniers ont des structures chimiques souvent mixtes et sont alors essentiellement formés de composés calciques.
Cette maladie affecte surtout le haut appareil urinaire. D'autres localisations sont possibles mais rares, en particulier dans la vessie **(Annexe 1).**

LES POINTS CLES

Le pronostic de la **lithiase urinaire** du haut appareil urinaire est lié à la survenue de complications lié au **calcul obstructif** (lithiase et calcul ne sont pas synonymes : la lithiase est la **maladie qui se traduit par des calculs**) : **colique néphrétique** avec ses propres risques évolutifs **et insuffisance rénale** par une destruction à bas bruit du rein. De plus, en cas d'infection urinaire associée, un syndrome septique sévère peut mettre en jeu le pronostic vital.
Le calcul est révélé le plus souvent par une **colique néphrétique,** parfois des douleurs lombaires, une **hématurie**, une infection urinaire, ou enfin, de façon fortuite, lors d'une imagerie (**ASP**, **échographie**) réalisée pour un autre motif.
L'**uroscanner** est l'examen de référence pour le diagnostic de calcul, il apprécie le retentissement sur le haut appareil urinaire et permet de rechercher une cause urologique favorisante.
La nature de la lithiase et sa cause sont recherchées par l'analyse directe du calcul (si possible) et un **bilan biologique de 1ère intention** en cas de découverte de la lithiase, plus complet et/ou orienté en cas de récidive et/ou de lithiase secondaire.
Le traitement médical curatif est indiqué pour favoriser l'évacuation spontanée des petits calculs obstructifs symptomatiques (antalgique, anti-inflammatoires) ou quand leur nature urique permet leur dissolution (alcalinisation des urines). Le traitement urologique instrumental est indiqué pour les plus gros calculs (**lithotritie extracorporelle**, **urétéroscopie**, **néphrolitothomie percutanée**. La chirurgie à ciel ouvert est réservée aux gros calculs coralliformes.
Un traitement préventif de la récidive sera possible en fonction de la nature et de la cause de la lithiase qui doivent donc être recherchées au mieux par l'analyse spectrophotométrique du calcul et un bilan métabolique sanguin et urinaire plus complet.

FICHE FLASH

(l'essentiel du dernier tour)

Rappel : la lithiase est une maladie, les calculs sont la conséquence de la maladie

I. EPIDEMIOLOGIE

- Fréquence en augmentation, corrélée à l'évolution des habitudes alimentaires.
- Favorisée par aliments riches en protéines, purine, calcium et certains terrains…
- Lithiase oxalocalcique +++.
- Typiquement plus fréquente chez l'homme et se révélant entre 30 et 50 ans.

II. PHYSIOPATHOLOGIE

- **Lithogenèse :** sur-saturation et cristallisation sur pH urinaire favorisant…
- **Terrains favorisants :** anomalies de la voie excrétrice, infections urinaires.
- **Nature des calculs :**
  - calciques (80% des cas)
  - non calciques : urique, cystinique…

Le plus souvent mixte ++.

III. DIAGNOSTIC

1-Diagnostic de lithiase = découverte d'un calcul

- Circonstances de découverte :
  - Colique néphrétique, douleur lombaire +++
  - Hématurie
  - Infection urinaire
  - Insuffisance rénale
  - Fortuitement.
- Imagerie :
  - ASP, échographie des voies urinaires
  - **Scanner hélicoïdal non injecté et injecté** (uroscanner)

2-Nature du calcul

- Analyse du calcul si elle est possible (spectromètre infrarouge)
- Bilan initial (dés le premier calcul) :
  - Bilan sanguin : calcium, urée, ac. urique, phosphate
  - Bilan urinaire : pH, cristallurie, BU, ECBU, calcium, sodium,

IV. EVOLUTION

1-Evolution simple

- Expulsion spontanée (fréquent) ;
- Bonne tolérance (calculs coralliformes).

2-Evolution compliquée

- Récidive
- Infection urinaire
- Obstruction (risque d'insuffisance rénale aiguë ou chronique par atteinte rénale).

V. TRAITEMENT

1-Traitement urologique des calculs (lithotritie, urétéroscopie, néphrolithotomie).

2-Traitement de la lithiase :

- **Mesures générales :** augmentation des boissons > 2 l/jour
- **Mesures spécifiques :**
  - Traitement médical dissolvant pour les calculs uriques ou cystiniques ;
  - Antibiothérapie pour les calculs de phosphate ammoniaco-magnésien liés à l'infection urinaire, après le traitement urologique ;

I. EPIDEMIOLOGIE

- La lithiase rénale a pratiquement triplé en incidence depuis la fin de la dernière guerre mondiale. Cette augmentation reflète les nouvelles habitudes alimentaires des pays industrialisés.
- En France, elle touche près de 2 millions de personnes (prévalence 3%). La lithiase oxalo-calcique est la plus fréquente. Elle touche deux hommes pour une femme et se révèle le plus souvent entre la 3e et la 5e décennie. Elle est responsable de 100.000 à 120.000 épisodes aigus par an (le plus souvent des coliques néphrétiques).
- Les facteurs nutritionnels pèsent lourd dans l'étiologie. Les aliments riches en **protéines, en purines, en sel, en sucre raffiné** et en calcium favorisent l'apparition de calculs, surtout chez les sujets porteurs d'un trouble métabolique sous-jacent et particulièrement en cas d'apport hydrique insuffisant.
- Les patients ayant un syndrome métabolique ont un risque lithogène accru.

II. PHYSIOPATHOLOGIE : FORMATION DES CALCULS

L'ensemble des facteurs qui concourent à former un calcul est un phénomène complexe, relevant de plusieurs événements physico-chimiques (lithogenèse) et d'un terrain favorisant **(Annexe 2).**

A. LITHOGENESE

Un calcul est un agglomérat de cristaux liés par une matière organique. La lithogénèse regroupe l'ensemble des processus qui vont conduire au développement d'un calcul dans les voies urinaires. Il existe sept étapes.

1/ La sursaturation urinaire

Elle traduit l'excès de concentration d'une substance dans les urines par rapport aux capacités de dissolution de celles-ci. Le produit de solubilité de cette substance est la concentration au-delà de laquelle elle ne peut plus être dissoute. Lorsque la concentration de la substance dépasse le produit de solubilité la formation des cristaux est possible.

2/ La germination cristalline

Le niveau de sursaturation à partir duquel les cristaux se forment rapidement est appelé produit de formation. Lorsque le produit de formation d'une espèce est atteint, des germes cristallins se forment à partir des ions de la substance en solution dans l'urine. La nucléation est dite homogène lorsqu'il existe une seule espèce cristalline et hétérogène lorsqu'il en existe plusieurs qui s'associent. Les ions qui participent à la formation des espèces insolubles sont appelés <u>promoteurs de la cristallisation</u> (oxalate, calcium, phosphate, magnésium, ammonium, urate, sodium, potassium, DH 2,8-adénine, xanthine, cystine). D'autres substances ionisées appelées <u>inhibiteurs de la cristallisation</u> s'opposent aux effets des promoteurs en réduisant le risque de cristallisation ou en se fixant à la surface des germes cristallins pour les empêcher de grossir (citrate, aspartate, glutamate, protéine de Tamm-Horsfall, néphrocalcine, uropontine, caprotectine etc.)

3/ La croissance cristalline

Les cristaux issus d'une sursaturation élevée sont de très petite taille. Ils vont grossir en captant de nouvelles molécules pour arriver à former des particules plus volumineuses. Ce phénomène est relativement lent.

4/ L'agrégation des cristaux

Elle met en jeu des phénomènes électrostatiques et constitue un processus relativement rapide qui conduit à la formation de particules plus volumineuses mesurant jusqu'à plusieurs centaines de microns. Ce phénomène constitue une étape majeure dans la lithogénèse.

5/ L'agglomération cristalline

Elle implique la présence de macromolécules urinaires qui peuvent se fixer à la surface des cristaux et attirer de nouveaux cristaux en les organisant pour former l'architecture du calcul. Les macromolécules en question sont le plus souvent des protéines dont certaines peuvent avoir aussi un rôle d'inhibiteurs de la cristallisation : leur rôle peut donc être variable en fonction des conditions locales.

6/ La rétention des particules cristallines

Cette étape conduit à la formation du calcul proprement dit. Les particules cristallines vont être retenues dans le rein et croître pour conduire la formation du calcul. Il existe quatre possibilités :

- L'adhésion d'un cristal ou d'un agrégat cristallin à la surface de l'épithélium tubulaire,
- La rétention d'un agrégat cristallin dans le tube collecteur,
- L'accrochage direct de cristaux à la papille,
- Le blocage ou la sédimentation dans un pli muqueux ou une zone déclive (calice inférieur, diverticule).

7/ La croissance du calcul

- Elle se fait à une vitesse variable, en fonction de l'importance des anomalies physico-chimiques de l'urine. Lorsqu'il existe une origine diététique, la croissance du calcul se fait par poussées, liées aux écarts alimentaires. Lorsqu'il existe une origine génétique, la croissance du calcul est plus régulière.
- La compréhension des différentes étapes de la lithogénèse et des particularités de certains types de calcul permet d'appréhender les facteurs de risques individuels des patients.

B. NATURE ET COMPOSITION DES CALCULS

Un calcul est toujours pathologique. Il témoigne de processus pathogènes très divers. L'analyse morpho-constitutionnelle et spectrophotométrique du calcul renseigne sur son origine. Tout calcul doit donc être analysé.

1/ Les espèces cristallinese

- **Oxalate de calcium (mono ou dihydraté)**

  C'est le constituant le plus fréquent qui existe essentiellement sous deux formes cristallines. La plus fréquente est la forme mono-hydratée (whewellite) qui est liée à une hyperoxalurie : les calculs sont très radio opaques. L'autre forme est di-hydratée (weddelite) et principalement liée à une hypercalciurie. Les calculs sont radio opaques.

- **Phosphate de calcium**

  Il en existe plusieurs variétés dont la plus fréquente est la carbapatite (ou phosphate de calcium carbonaté). Elle peut être liée à une augmentation du pH urinaire, à une hypercalciurie voire à une infection chronique de l'appareil urinaire. Ces calculs sont très radio opaques.
- **Struvite**

  Appelée encore phosphate ammoniacomagnésien hexahydraté, elle est liée à la présence de d'une infection chronique de l'appareil urinaire. Certains calculs résultent d'une infection chronique des voies urinaires par des germes ayant une uréase qui hydrolyse l'urée et produit des ions ammonium et une augmentation du pH responsable de la cristallisation de struvite. Ces calculs sont faiblement radio opaques.
- **Acides uriques**

  Il en existe deux formes, anhydre et di-hydratée. L'hyperacidité urinaire et l'hyper uricurie en sont les principales causes. Ces calculs sont radio- transparents.
- **Urates**

  Ils se forment dans des urines plutôt alcalines. L'urate d'ammonium et le plus fréquent. Il est faiblement radio opaque
- **Autres purines**

  La xhantine et la 2,8 dihydroxyadénine sont liées à des déficits enzymatiques rarissimes qui peuvent conduire à la formation de calculs. Ces calculs sont radio-transparents.
- **Cystine**

  Les calculs de cystine proviennent d'une anomalie génétique de transport des acides aminés di-basiques dans le tube proximal. La cystine est excrétée en grande quantité et sa faible solubilité urinaire la rend lithogène. Ces calculs sont faiblement radio-opaques.
- **Médicaments**

  Certains d'entre eux (*cristaux d'indinavir*, cotrimoxazole, allopurinol, amiodarone, diurétiques thiazidiques...) peuvent précipiter dans les urines et former des calculs. Ils sont radio transparents.

2/ La composition des calculs

Les calculs purs, constitués d'une seule espèce moléculaire et cristalline, ne représentent que 5 à 7 % de ceux rencontrés en pratique clinique. Dans plus de 80 % des cas il existe au moins trois constituants différents. Le tableau rapporte les principaux constituants majoritaires. Il apparaît que la lithiase calcique est majoritaire.

Constituant majoritaire	Fréquence
Oxalate de calcium	72%
Mono-hydraté	48%
Di-hydraté	24%
Phosphate de calcium	14%
Carbapatite	12%
Autres	2%
Struvite	2%
Purines	10%
Acide urique anhydre	8%
Acide urique dihydraté	1,5%
Autres	0,5%
Cystine	1,5%
Autres (médicaments, etc.)	0,5%

3/ Classification morpho-constitutionnelle des calculs

- L'examen morphologique des calculs est de réalisation simple et apporte beaucoup d'informations sur les caractéristiques structurales permettant de déterminer le type morphologique (il existe 6 grands types morphologiques de calculs). Une analyse en **spectrophotométrie à infrarouge** complète l'analyse morphologique. Il existe une corrélation morpho- pathologique qui va aider le clinicien au diagnostic étiologique. L'analyse morphoconstitutionnelle des calculs est donc un élément d'information déterminant et obligatoire dans l'exploration étiologique de tout patient lithiasique.

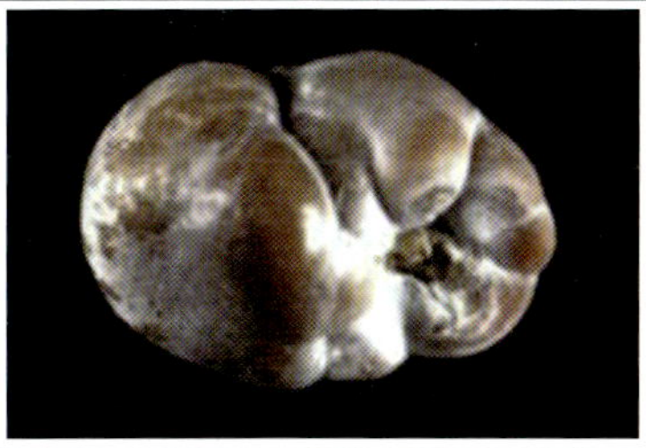	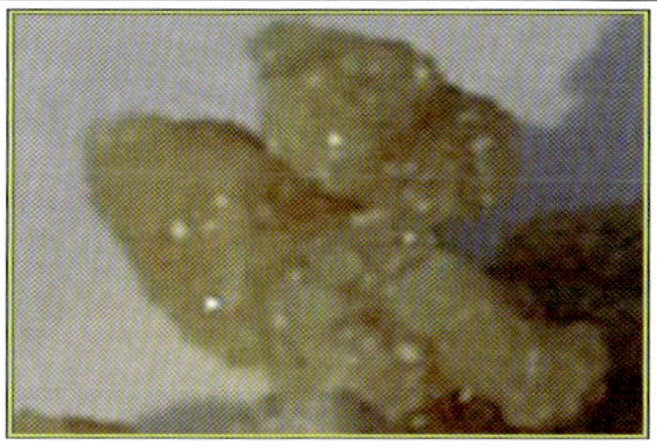	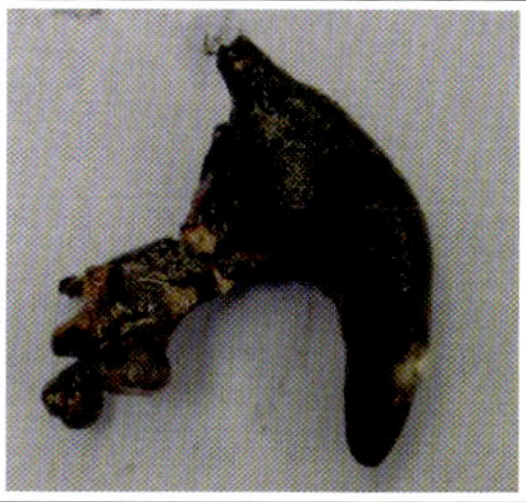
Oxalate de calcium monohydraté	**Oxalate de calcium dihydraté**	**Coralliforme de struvite**

C. TERRAIN FAVORISANT

Les sept étapes de la lithogenèse sont potentialisées chez certains sujets et/ou par certaines circonstances favorisantes :

1/ Existence d'un déficit en facteurs inhibant la cristallisation

(Citrate et magnésium) et/ou d'un **déficit en facteurs inhibant l'agrégation** (protéine néphro-calcine et protéine de Tamm-Horsfall).

2/ Présence d'anomalies de la voie excrétrice

Maladie de Cacchi-Ricci, malformation de la jonction pyélo-urétérale et toute autre cause de stase des voies urinaires.

3/ Survenue d'infection(s) urinaire(s)

Favorisant avant tout l'apparition de calculs de phosphate ammoniaco-magnésien (germe uréasique type *Protéus*).

III. POUVOIR PATHOGENE DES CALCULS

La pathologie liée aux calculs urinaires se résume aux conséquences de l'obstacle à l'écoulement des urines. Le degré d'obstruction provoqué par le calcul urinaire est variable, allant de l'obstruction complète au libre passage des urines.

1/ Modulation de l'obstruction en fonction de plusieurs facteurs

- Taille du calcul ;
- Siège du calcul ;
- Importance de la réaction inflammatoire ou œdémateuse de la paroi de la voie excrétrice en regard du calcul.

2/ Les conséquences de l'obstruction (voir chapitre colique néphrétique)

- Augmentation des pressions à l'intérieur du système pyélo-caliciel.
- Répercussion dans les tubules intra-rénaux et le tissu interstitiel de soutien.

Des lésions de fibrose et de sclérose affectent essentiellement la médullaire par modification du tissu interstitiel. Ces lésions sont regroupées sous le nom de **néphropathie interstitielle**. Elles aboutissent à une altération progressive (plus ou moins rapide selon le degré d'obstruction) de la fonction rénale.

IV. DIAGNOSTIC

Deux temps : diagnostic du calcul puis détermination de sa nature.

A. CIRCONSTANCES DE DECOUVERTE

Les circonstances de découverte d'un calcul urinaire sont variables.

1/ La douleur est le symptôme le plus fréquent

- Elle peut être aiguë, c'est la colique néphrétique (Cf. question consacrée) ;
- Elle peut être chronique :
  - *Localisée au rein* (douleur sourde, lombaire, exacerbée par l'activité) ;
  - *Localisée à l'uretère*, notamment au bas uretère pouvant alors être associée à des signes d'irritation vésicale (pollakiurie, impériosités), traduisant un calcul bloqué dans les derniers centimètres de l'uretère.

2/ Autres circonstances : hématurie et complications

- **Hématurie**
  - *Microscopique,* quasiment constante, facile à déceler par la bandelette réactive ++ ;
  - *Macroscopique,* plus rare et imposant toujours la recherche d'une autre cause ++.
- **Infection urinaire** avec ou sans signes généraux :
  - *Sur l'ECBU,* l'infection urinaire associée à un calcul est fréquente et peut n'entraîner qu'un minimum de symptômes. La découverte d'une infection urinaire impose la recherche d'un calcul (sauf en cas de cystite chez la femme jeune) ;
  - *Associée à de la fièvre,* il existe une atteinte du parenchyme rénal (pyélonéphrite). Un syndrome septique sévère (choc toxique à Gram négatif) peut apparaître brutalement et mettre en cause le pronostic vital. Ce risque est d'autant plus élevé que le calcul est responsable d'un obstacle complet à l'écoulement des urines.
- **Insuffisance rénale**
  - *Aiguë,* elle peut être la complication d'une infection aiguë du parenchyme rénal avec choc bactériémique et tubulopathie. Elle peut aussi révéler un obstacle par migration calculeuse dans la voie excrétrice d'un rein unique et réalise alors un tableau d'insuffisance rénale aiguë avec anurie (ou migration bilatérale).
  - *Chronique,* elle est l'aboutissement d'un obstacle chronique et bilatéral, peu symptomatique. Les calculs coralliformes bilatéraux peuvent évoluer à bas bruit et entraîner une insuffisance rénale chronique. Cette circonstance de découverte est devenue très rare.

3/ Découverte fortuite

Une radiographie de l'abdomen peut révéler un calcul rénal asymptomatique. En effet, certains calculs ne donnent lieu à aucune symptomatologie et sont parfaitement bien tolérés.

B. EXAMEN DU PATIENT

1/ L'interrogatoire s'enquiert :

- *Des antécédents familiaux :* maladie lithiasique familiale (8 à 10% des cas), maladie urique ou cystinique ?
- *Des antécédents personnels :* autres crises de colique néphrétique, terrain goutteux, notion d'immobilisation prolongée, habitus alimentaire, maladie avec ostéolyse, traitement cytolytique ou par anti-protéase, abus de thérapie à base de calcium, vitamine D, diurétiques ?

2/ L'examen physique

En dehors de la crise de coliques néphrétiques décrite (question 14), l'examen physique d'un patient porteur d'un calcul est en règle normal.

C. IMAGERIE

Plusieurs examens sont à la disposition du clinicien, chacun d'entre eux ayant ses indications particulières, soit dans un intérêt diagnostique, soit dans un but thérapeutique.

1/ ASP

- Réalisé de face en décubitus, cet examen est primordial car 90% des calculs sont radio-opaques.
- L'ASP peut être normal, ne montrant pas le calcul s'il est radio-transparent (acide urique), ou s'il est radio-opaque mais de petite taille ou encore projeté devant une structure osseuse de même tonalité.
- Enfin, il peut être difficile de faire la différence avec une calcification non urologique près du trajet de la voie excrétrice.

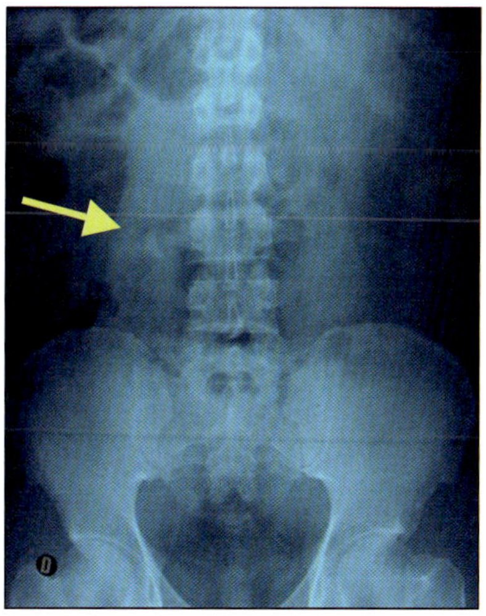

ASP : calcul urétéral droit DR : FD

2/ Echographie rénale

- Du fait de son caractère peu invasif, cet examen est volontiers demandé avec la radiographie sans préparation de l'appareil urinaire (ASP).
- Les meilleures images (interface net et cône d'ombre) sont obtenues pour des calculs intra-rénaux dépassant 4 mm, ainsi que pour des calculs situés dans la partie toute terminale de l'uretère. En revanche, les calculs qui se situent dans les autres portions de l'uretère peuvent échapper à l'écho-détection. Un des intérêts majeurs de l'échographie est de pouvoir détecter un calcul radio-transparent.

- L'échographie permet aussi de se faire une opinion sur la perméabilité de la voie excrétrice urinaire (calice fin ou dilaté) ainsi que sur un éventuel retentissement sur le parenchyme rénal par mesure de son épaisseur.

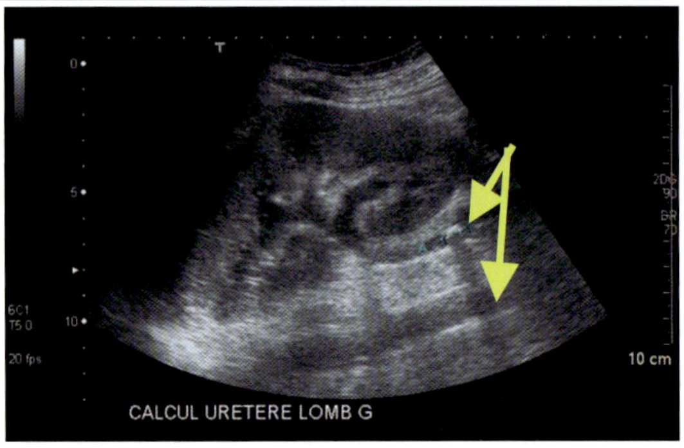

Echographie des voies urinaires
(calcul lombaire et son cône d'ombre postérieur)

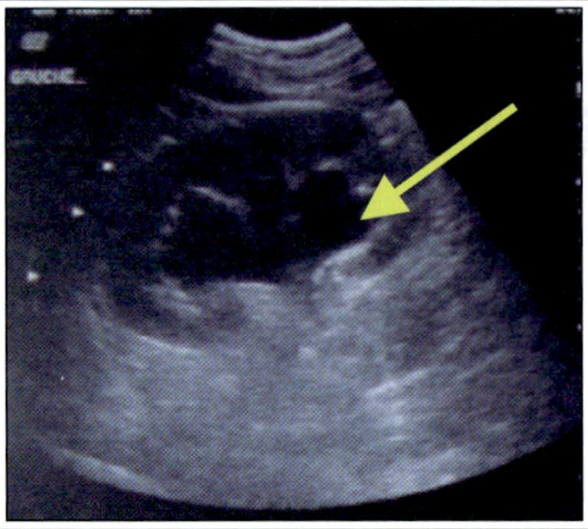

Echographie des voies urinaires
(dilatation pyélocalicielle)

3/ Scanner hélicoïdal non injecté et uroscanner

- Le ***scanner hélicoïdal sans injection*** est l'examen de référence dans l'urgence, pour le diagnostic des coliques néphrétiques. Il permet la mise en évidence des calculs millimétriques, radio-opaques ou non, une éventuelle dilatation de la voie excrétrice et une infiltration péri-rénale.

  Il permet aussi la mesure de la densité du calcul.

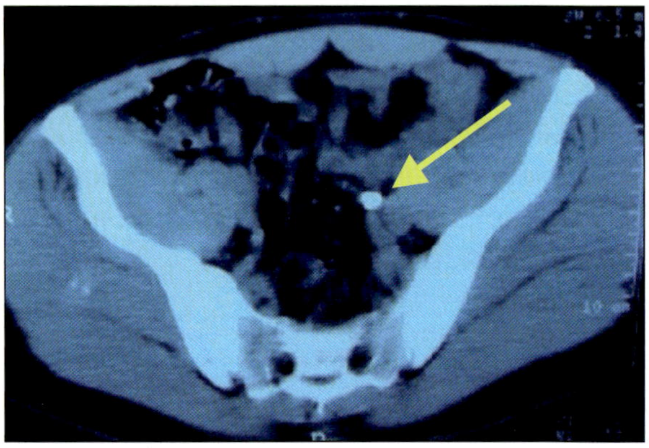

Scanner hélicoïdal : calcul de l'uretère gauche

- Le ***scanner avec injection*** (uroscanner) est l'examen de référence dans le bilan étiologique. Il remplace l'UIV.

  Il fait apparaître avec précision la morphologie de la voie excrétrice et la localisation du calcul.

4/ Uro-IRM

Encore peu développée, elle est de grand intérêt chez la femme enceinte, chez l'insuffisant rénal ou l'allergique aux produits iodés.

5/ Urétéro-pyélographie rétrograde

Elle n'a sa place que comme document peropératoire pour localiser un calcul et décider d'une stratégie de traitement.

D. LES EXAMENS BIOLOGIQUES

Un bilan biologique minimal est nécessaire afin de déterminer la nature de la lithiase, sa cause et les facteurs métaboliques favorisants. Il sera d'autant plus étendu qu'il s'agit d'une récidive du calcul ou si une lithiase secondaire est suspectée.

1/ Analyse spectrophotométrique à infrarouge du calcul

- S'il est obtenu, spontanément lors du filtrage des urines au cours d'une colique néphrétique, ou après intervention, il peut permettre de tirer des enseignements d'intérêt thérapeutique.
- Cependant, la composition d'un calcul est rarement simple. L'intérêt est de connaître la nature du noyau promoteur du calcul.

2/ Bilan biologique de 1ère intention

A distance (1 mois) d'un traitement ou d'un épisode aigu.

- ***Sang*** : créatinine, calcium, acide urique, glycémie à jeun ;
- ***Urines*** :
  - ***Du matin*** : BU (pH, densité), ECBU ;
  - ***Des 24 heures*** : volume, créatinine, urée, acide urique, calcium, sodium ;

3/ Bilans exhaustifs

Ils se discutent au cas par cas et selon les résultats du bilan de 1ère intention et l'évolution.

V. DIAGNOSTICS DIFFERENTIELS

1/ En cas de colique néphrétique (cf. question colique néphrétique)

- C'est essentiellement l'interprétation de la douleur et des signes d'accompagnement qui peuvent poser un problème diagnostique avec : une colique hépatique, une appendicite, une occlusion intestinale du fait des vomissements et du météorisme, une affection gynécologique aiguë (torsion d'un kyste de l'ovaire, GEU), une torsion du cordon spermatique… (Cf. question 14).
- Une hématurie microscopique à la bandelette est de grande valeur pour orienter le diagnostic vers une colique néphrétique.

2/ En cas d'anomalie sur l'uroscanner

- Calcification extra-urinaire au temps non injecté ?
- Tumeur de la voie excrétrice au temps injecté ?
- Les performances actuelles de l'imagerie résolvent la plupart de ces interrogations et laissent très peu de place à l'ambiguïté qui est donc en pratique levée par le scanner hélicoïdal injecté.

VI. EVOLUTION

A. EVOLUTION SIMPLE

La plupart des calculs évoluent simplement :

- Elimination par les voies naturelles. Il s'agit en règle de calculs urétéraux de petite taille (inférieure à 5-6 mm) ;
- Persistance à l'intérieur des cavités rénales sans se modifier ni provoquer le moindre trouble et ceci pendant des années ;
- Une dissolution spontanée par changement de régime ou sous traitement médical est possible pour les calculs uriques.

B. EVOLUTION COMPLIQUEE

1/ L'obstruction

- Le calcul peut obstruer le cours des urines par sa présence mais aussi par la réaction inflammatoire et œdémateuse qu'il entraîne au niveau de l'urothélium. C'est par ce phénomène d'obstruction, dont tous les degrés sont possibles, qu'un calcul peut entraîner la destruction plus ou moins rapide du rein sus-jacent.
- Une obstruction qui s'installe de façon aiguë et brutale est facile à reconnaître car elle s'accompagne d'un tableau de colique néphrétique.
- A l'inverse, une obstruction incomplète qui s'installe de façon progressive n'entraîne guère de symptomatologie identifiable et peut de ce fait n'être reconnue que tardivement lorsque le rein est déjà très altéré (exemple du calcul coralliforme).

2/ L'infection

Ici encore, tous les degrés sont possibles :

a) *Infection urinaire aiguë avec obstacle : colique néphrétique fébrile*

- La pyélonéphrite aiguë est bruyante cliniquement avec fièvre, frissons, lombalgies. La bactériémie qui accompagne cet état peut aboutir à un choc septique avec tubulopathie bilatérale et insuffisance rénale aiguë.
- Pour prévenir cette complication gravissime, les patients doivent être traités en **urgence absolue** (antibiothérapie et drainage).

b) *Infection urinaire chronique favorisée par la présence d'un calcul*

- L'altération du parenchyme rénal ne se fait que très progressivement : mécanisme de pyélonéphrite bactérienne chronique.
- La stérilisation urinaire de ces patients ne peut véritablement être obtenue qu'après avoir enlevé tous les calculs et poursuivi une antibiothérapie adaptée et prolongée.

3/ Les récidives (20 à 50% des calculs)

- Certaines maladies lithiasiques sont récidivantes avec formation répetée des calculs et nombreuses crises de coliques néphrétiques.
- Ce type d'évolution commande impérativement de rechercher, et ceci de façon approfondie, un ou plusieurs des facteurs connus de la lithogenèse.

VII. TRAITEMENT

- Le traitement de la colique néphrétique, entraînée par un calcul, est abordé dans la question correspondante.
- Le traitement des calculs est d'autant plus une nécessité chirurgicale que ceux-ci sont gros et mal supportés (colique néphrétique récidivante, infections récidivantes). Le traitement de la lithiase est médical, parfois urologique s'il existe une cause favorisante chirurgicalement curable (malformation, obstruction).

A. LE TRAITEMENT UROLOGIQUE DES CALCULS

Le principe du traitement urologique consiste à débarrasser la voie excrétrice du calcul et à corriger les anomalies congénitale ou acquise qui peuvent favoriser la lithogenèse.

1/ La lithotritie extracorporelle (LEC)

- Son principe est de fragmenter le calcul par des ondes de choc.
- Le produit de cette fragmentation doit être suffisamment fin pour pouvoir s'éliminer sans difficulté par les voies naturelles. Tout le problème des bonnes indications de la lithotritie extracorporelle réside dans cette recherche.

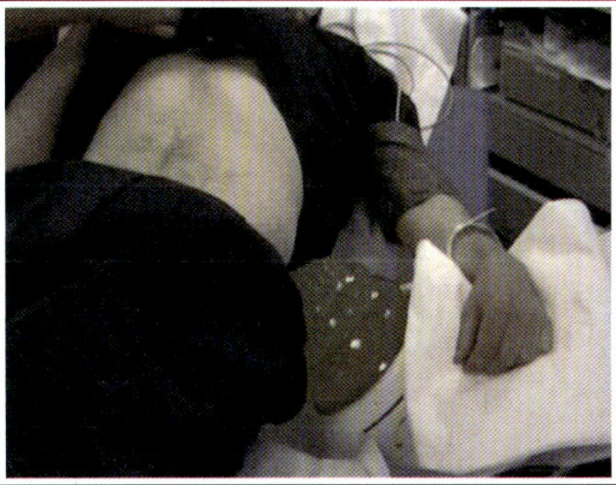

- Ces indications prennent en compte les facteurs suivants :
  - *Taille du calcul :* on estime qu'un calcul qui dépasse 20 mm de diamètre devient une mauvaise indication de L.E.C. du fait du risque d'obstruction urétérale par de nombreux fragments.
  - *Structure chimique du calcul :* certains calculs tels les oxalates monohydratés et des calculs de cystine sont difficilement fragmentables par les ondes de choc.
  - *Siège du calcul :* difficultés d'élimination des fragments d'un calcul du calice inférieur du rein et difficultés de repérage d'un calcul de l'uretère iliaque.

Au total, la L.E.C. peut traiter environ 70% à 80% des calculs urinaires, urétéraux ou rénaux.

2/ L'urétéroscopie

- L'urétéroscopie consiste, à l'aide d'appareils rigides miniaturisés, à pénétrer dans l'uretère par voie rétrogade intra-vésicale et à capturer ou détruire des calculs.
- L'urétéroscopie est en général indiquée après un échec de la lithotritie extracorporelle. Ce geste est d'autant plus efficace que le calcul est proche de la vessie (uretère iliaque ou pelvien).
- Il existe aussi des urétéroscopes souples qui permettent de remonter dans le rein pour extraire (sonde à panier) ou détruire des calculs < 20 mm.

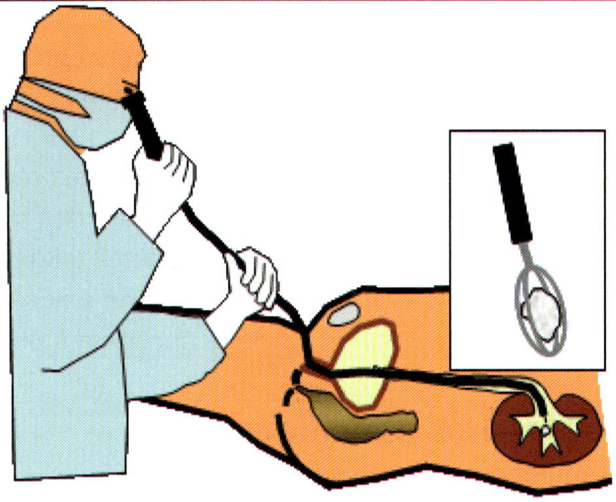

3/ L’extraction par voie percutanée : néphrolithotomie percutanée

Cette technique, qui consiste à créer un tunnel entre la peau et un calice à travers le parenchyme rénal, a fait la preuve de son efficacité pour débarrasser le rein de calculs relativement volumineux. Elle est donc indiquée pour des calculs dont la taille est supérieure à 20-25 mm. Ce geste peut être utilisé isolément ou bien associé à une L.E.C.

4/ La chirurgie à ciel ouvert

Elle s’adresse aux volumineux calculs coralliformes qui ne peuvent être traités efficacement par les méthodes précédemment décrites. Ces calculs sont devenus rares (1 à 2% des cas).	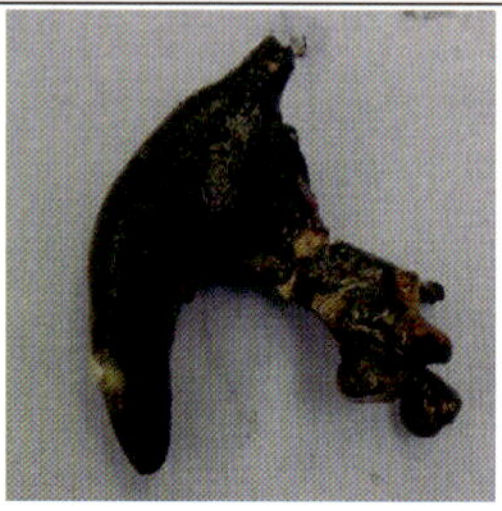	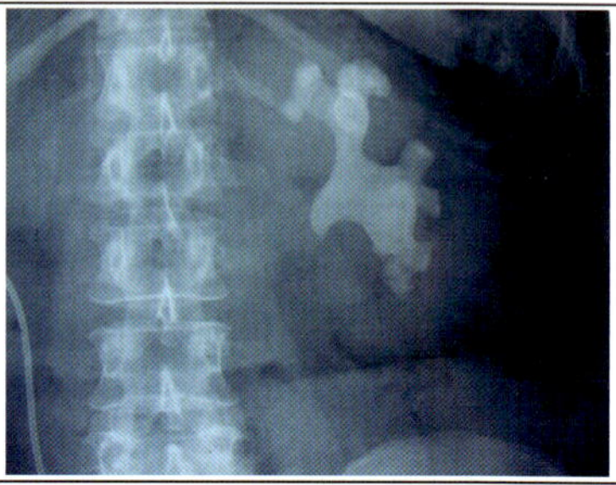

5/ Conclusion

Il est actuellement possible de faire le choix le plus adapté avec la méthode la moins invasive pour traiter les calculs de la voie excrétrice. Pour éviter la récidive, une enquête étiologique est toujours nécessaire et, en cas d’anomalie, le patient doit être convaincu de se soumettre à un traitement médical.

B. LE TRAITEMENT MEDICAL DE LA LITHIASE

Il cherche à prévenir la récidive des calculs et, dans certains cas (Ac urique), permet leur dissolution.

1/ Mesures générales

Il s’agit de règles hygiéno-diététiques :

- Boissons de 2 litres au minimun par jour et bien réparties, voire plus s’il fait chaud ou en cas d’activités sportives
- Activité physique régulière
- Eviter l’excès de calories et les sucres rapides
- Varier l’alimentation et consommer des fibres (fruits et légumes)
- Réduire l’apport protidique (1 à 1,2 g/kg/j)
- Réduire l’apport sodé à < 8 g/j (ne pas saler à table)
- Maintenir l’apport calcique quotidien à 800-1000 mg.

2/ Mesures spécifiques

Sont fonction des du type de lithiase

- LITHIASE URIQUE

a) Traitement curatif

L’alcalinisation des urines, par apport de bicarbonates (eau de Vichy) ou de citrate de sodium ou de potassium en amenant le pH urinaire à 7, doit entraîner la dissolution d’un calcul d’acide urique en 1 à 3 mois.

Cette dissolution ne peut être obtenue que sous plusieurs conditions :

- Pas d’obstruction de la voie excrétrice urinaire ;

- Diurèse élevée, supérieure à deux litres ;
- pH, contrôlé par papier coloré réactif, maintenu à 7 y compris la nuit (contrôle le soir et le matin) ;
- Absence d'infection urinaire (l'alcalinisation en milieu infecté aboutit au dépôt de phosphate de calcium insoluble à la surface du calcul d'acide urique) ;
- Surcharge sodée supportable pour le patient (Bicarbonate de Sodium), sinon il faut recourir à d'autres alcalinisants, type citrate de potassium.
- Un régime avec réduction des apports en protéines animales (charcuterie, abats) sera mis en œuvre et un traitement hypo-uricémiant doit être associé lorsqu'il existe une hyperuricémie avec hyperuricurie.

b) Traitement préventif

Il est basé sur la poursuite d'un régime +/- un traitement hypo-uricémiant (allopurinol).

- LITHIASE CALCIQUE

a) Lithiase idiopathique

Aucune dissolution n'est à ce jour possible. Le traitement médical vise donc essentiellement à prévenir les récidives une fois le calcul enlevé.

L'essentiel du traitement vise à éviter la phase de sur-saturation en sels minéraux. Les deux méthodes pour y parvenir sont :

- L'hyperdiurèse permettant de diluer les urines qui est la méthode la plus efficace. Une **diurèse supérieure à deux litres** est nécessaire et souvent suffisante pour éviter la constitution de calculs ;
- Le maintien d'un apport calcique quotidien de l'ordre **de 800-1000mg**. Un régime pauvre en calcium n'empêcherait pas la lithogénèse mais modifierait la composition des calculs.

b) Lithiase secondaire

En ce qui concerne la lithiase calcique secondaire à une maladie identifiable, elle doit bénéficier si possible du traitement de la maladie causale. Il en est ainsi de la lithiase calcique secondaire à un adénome para-thyroïdien (hyper PTH ⇒ hyper Ca) qui disparaît après l'ablation chirurgicale.

- LITHIASE CYSTINIQUE

La cystinurie est une maladie congénitale dans laquelle le défaut de réabsorption tubulaire de la cystine entraîne une sur-saturation de celle-ci. La maladie est combattue par trois méthodes :

- Solubilisation par l'obtention d'une forte diurèse (près de 4 litres) et d'une diurèse alcaline (pH supérieur à 7,5) afin de pouvoir maintenir une faible concentration urinaire en cystine ;
- Diminution des apports en méthionine précurseur de la cystine (escargots, viande de cheval, morue, parmesan, caviar etc) ;
- Chélation par la D-pénicillamine (classique mais aux effets secondaires parfois sévères), le captopril ou l'acadione.

Quoi qu'il en soit, le traitement médical de la lithiase cystinique est très contraignant et difficile à suivre en permanence.

- LITHIASE INFECTIEUSE

Les calculs de phosphate ammoniaco-magnésien se forment en présence de germes uréasiques (*Protéus*) et en milieu alcalin. Outre **l'ablation des calculs**, le traitement repose sur l'obtention d'une stérilisation urinaire permanente par une antibiothérapie adaptée, au besoin prolongée. En effet, l'acidification des urines qui serait théoriquement souhaitable n'est guère réalisable de façon durable.

ANNEXES

ANNEXE 1. CALCULS DE LA VESSIE

Jadis, il s'agissait d'un véritable problème de société, connu depuis l'Antiquité et en rapport avec les habitudes alimentaires, le manque d'hygiène et l'impossibilité de traiter efficacement chez l'homme les troubles mictionnels liés aux obstacles infra-vésicaux.
Actuellement, les calculs de la vessie sont devenus rares. La découverte d'un calcul dans une vessie est quasiment toujours le témoignage d'un obstacle du bas appareil urinaire situé au niveau du col ou de la prostate.
Le traitement consiste donc, outre l'ablation de la pierre, à traiter conjointement l'obstacle du bas appareil urinaire, prostatique le plus souvent. Cette double intervention peut se faire dans la grande majorité des cas par les voies naturelles. Toutefois, certains volumineux calculs de la vessie requièrent une ouverture de la vessie pour pouvoir être extraits de façon satisfaisante.

ANNEXE 2. MECANISMES DE FORMATION DES CALCULS

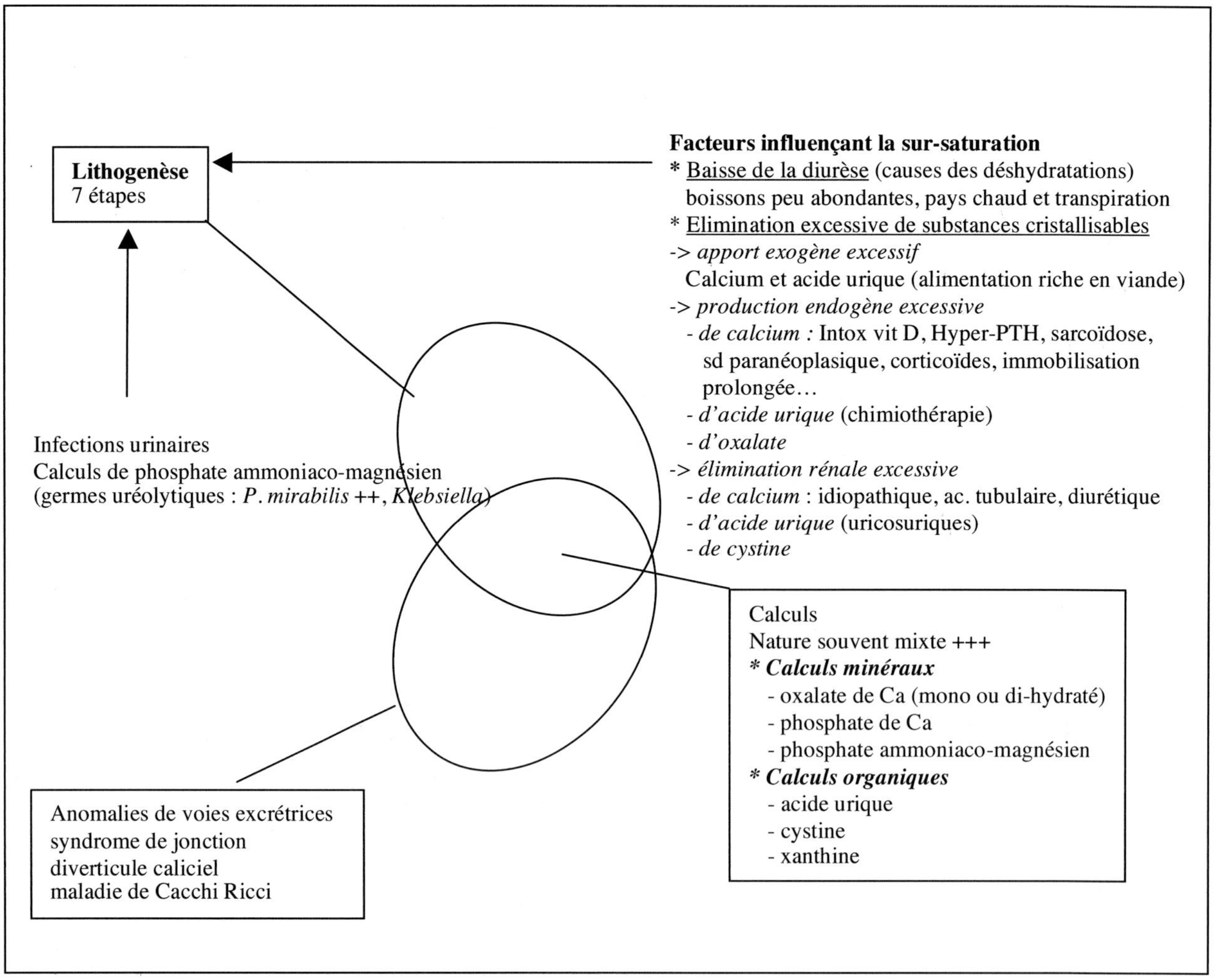

SCHEMA DE SYNTHESE

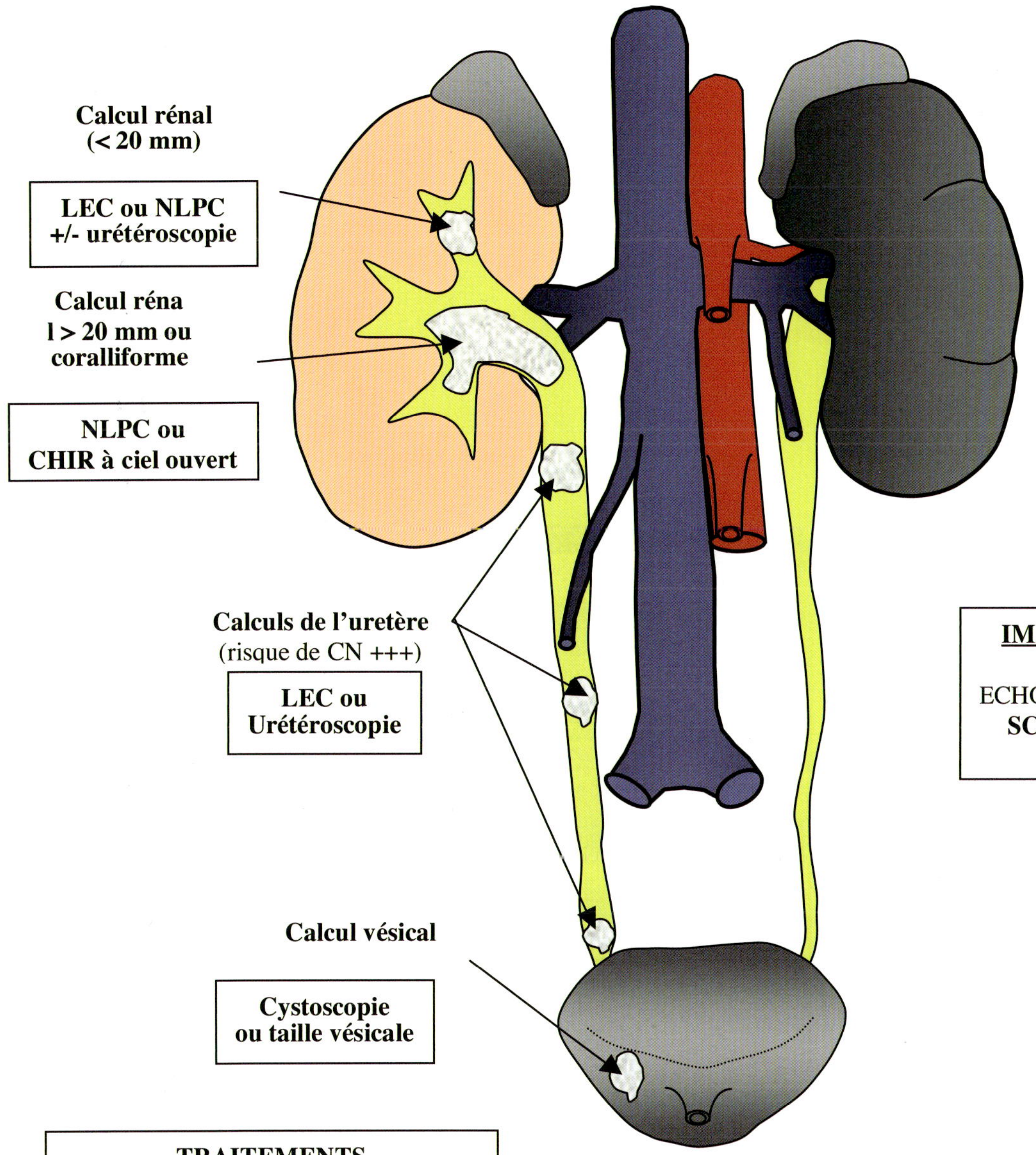

IMAGERIE
ASP
ECHOGRAPHIE
SCANNER
IRM

TRAITEMENTS
Lithotritie extracorporelle (LEC)
Urétéroscopie
Néphrolithotomie percutanée (NLPC)
Cystoscopie
Chirurgie « à ciel ouvert » (rare)

Traitements médicaux
(alcalinisation si lithiase urique)

CAS PARTICULIERS
* Colique néphrétique : traitement de la douleur
* Infection urinaire : antibiothérapie + drainage des urines
* Lithiase urique : alcalinisation des urines

TRAUMATOLOGIE

Question non référencée ECN

PLAN	MOTS CLES
I. TRAUMATISMES DU REIN **II. TRAUMATISME DE L'URETRE** **III. TRAUMATISME DE LA VESSIE**	**Cancer hormonodépendant, adénocarcinome, toucher rectal, dosage du PSA, dépistage individuel, biopsie prostatique, grade et score de Gleason, IRM prostatique, scintigraphie osseuse, classification TNM, prostatectomie totale, radiothérapie externe, curiethérapie, castration médicale (suppression ou blocage androgénique), chimiothérapie**

I. TRAUMATISMES DU REIN

Situés dans la partie postérieure de l'abdomen en position rétropéritonéale, en avant des dernières côtes, les reins sont assez mobiles, retenus principalement par leur pédicule vasculaire.

De cette réalité anatomique découlent deux modes de traumatisme rénal fermé :

- Tout choc direct dans la région lombaire peut entraîner une contusion rénale et/ou une blessure par embrochement sur des côtes fracturées.
- Lors d'un traumatisme abdominal important (accident de la voie publique, chute d'une hauteur importante), l'ébranlement rénal brutal peut aboutir à la rupture du pédicule vasculaire (mécanisme de décélération).

Autant la première situation attire facilement l'attention sur le risque d'atteinte rénale traumatique, autant la seconde est source de piège, l'atteinte rénale pouvant être occultée par des lésions plus évidentes, en particulier osseuses (fractures) et neurologique (troubles de conscience).

Environ 10 à 20 % des traumatismes abdominaux touchent le rein.

A part, la plaie pénétrante du rein : le point d'entrée cutané suggère la possibilité de l'atteinte rénale.

A. CLASSIFICATION ANATOMOPATHOLOGIQUE DES LESIONS TRAUMATIQUES DU REIN

Les lésions du haut appareil urinaire peuvent être associées et toucher :

- La capsule et le parenchyme rénal :
  - Foyer(s) simple(s) de contusion parenchymateuse
  - Hématome(s) sous capsulaire(s), rupture de la capsule avec hématome lombaire
  - Fracture du rein avec fragment parenchymateux totalement dissocié.
- La voie excrétrice :
  - Ruptures calicielle ou pyélique
  - Obstruction par caillots.
  - L'atteinte de la voie excrétrice surajoute un risque infectieux.
- Les vaisseaux :
  - Artères rénales avec hématome rétropéritonéal pouvant engager le pronostic vital ; les ruptures artérielles, le plus souvent par étirement peuvent être complètes ou sous adventicielles.
  - Veines rénales avec une évolution thrombogène.

La classification en 5 types se fait sur les données de l'imagerie (uroscanner), précisée de visu en cas d'intervention chirurgicale (types IV et V, ou dans le cadre d'une laparotomie pour polytraumatisme (atteinte hépatique, rupture de rate associée).

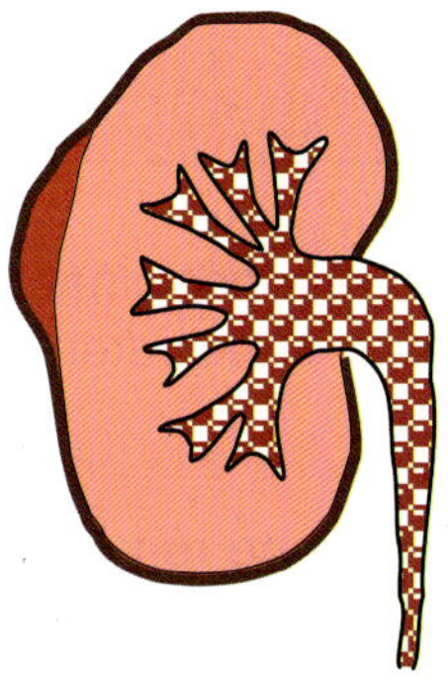	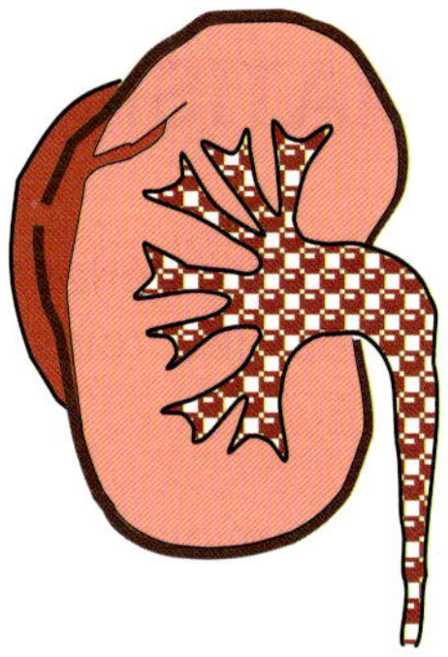
Type I : Hématome sous capsulaire sans fracture ni hématome péri-rénal. Pas d'atteinte de la voie excrétrice.	**Type II** : Fracture superficielle (< 1cm) avec hématome péri-rénal Pas d'atteinte de la voie excrétrice.
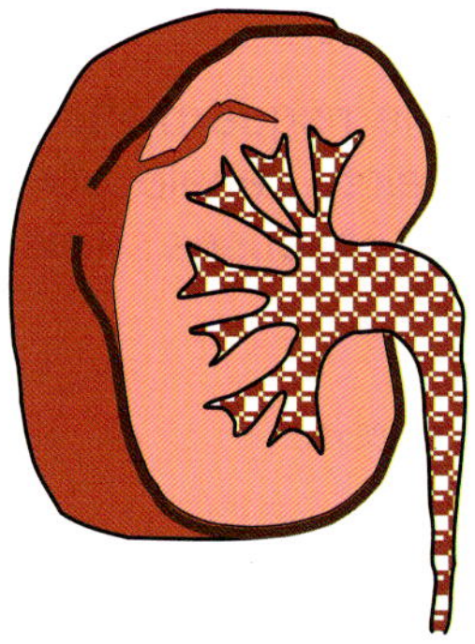	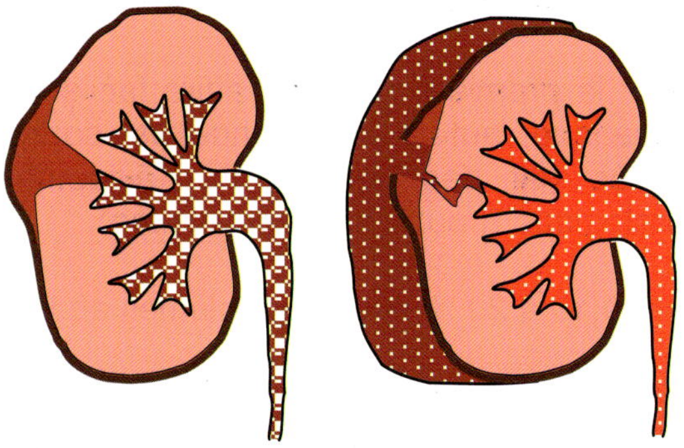
Type III : Fracture profonde (> 1cm) avec hématome péri-rénal. Pas d'atteinte de la voie excrétrice.	**Type IV** : Fracture profonde avec atteinte de la voie excrétrice (Hématurie ++) et/ou atteinte d'une branche vasculaire principale (artérielle ou veineuse)

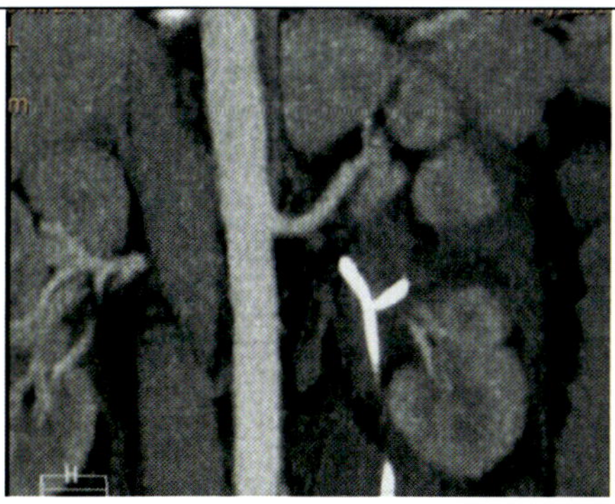

Type V : Rein détruit avec atteinte du pédicule rénal et avulsion pyélo-urétérale

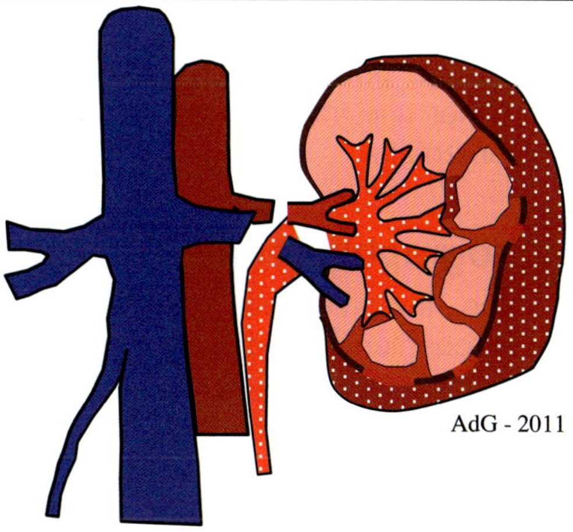

D'après la classification de Moore (1989), reprise par Hohenfellner (2007)

B. CLINIQUE

Le contexte est évident, mais l'atteinte rénale doit toujours être suspectée en cas de traumatisme important, même si la région lombaire ne semble pas directement touchée.

Deux notions importantes sont à rechercher par l'interrogatoire :

- Date de la dernière miction après le traumatisme,
- Aspect des urines (hématurie macroscopique ?).

Les signes cliniques à rechercher :

- L'**hématurie** :
  - Elle signe une atteinte de la voie excrétrice ;
  - Macroscopique, elle nécessite le recours à un uroscanner ;
  - Microscopique (bandelette urinaire systématique ++), elle nécessite une échographie et un scanner au moindre doute.
- Symptomatologie lombaire :
  - Douleur,
  - Ecchymose,
  - Empâtement ou défense lombaire (hématome rétropéritonéal), contact lombaire, (gros rein fracturé).
- Examen complet :
  - Etat hémodynamique +++ : peut être la traduction de la gravité immédiate (hématome rétropéritonéal important, hémorragies associées dans le cadre d'un polytraumatisme) nécessitant le recours rapide aux solutés de perfusion macromoléculaires puis aux culots globulaires en cas de choc hémorragique ;
  - Bilan lésionnel complet, systématique d'autant que le traumatisme a été important (rate, foie, thorax, bassin, rachis, crâne et membres).

C. EXAMENS COMPLEMENTAIRES

- ASP et échographie sont systématiques, l'uroscanner est indispensable en cas d'hématurie macroscopique. Les autres examens d'imagerie sont fonction du contexte clinique.
- Le bilan biologique est fonction de la situation clinique initiale et du bilan d'imagerie.

1-ASP

Il a surtout pour but, en cas de traumatisme direct de la région lombaire, de rechercher une fracture des 11e et 12e côtes qui présente un risque lésionnel rénal supplémentaire.

2-Echographie rénale +/- doppler

- Non invasive, elle permet de voir rapidement s'il existe un hématome rétropéritonéal et d'évaluer la structure du parenchyme rénal.
- En cas de traumatisme intense, la recherche d'un hémopéritoine est systématique, ainsi que celle d'une atteinte des autres organes rétropéritonéaux (pancréas) et intrapéritonéaux (foie, rate). Au moindre doute, un doppler des vaisseaux rénaux doit être réalisé en complément.

3-Uroscanner

- Examen de **référence**, il remplace l'UIV s'il est disponible. Il permet la meilleure définition du bilan lésionnel rénal et explore dans le même temps la cavité abdominale à la recherche de lésions associées ou de complications. Les clichés tardifs explorent la voie excrétrice.
- Note : Un scanner thoracique et parfois cérébral peut lui être associé en fonction des symptômes et de l'importance du traumatisme.

4-Artériographie rénale ou angioscanner ou angio-IRM + reconstruction

- L'artériographie rénale est réalisée en urgence en cas de rein muet à l'uroscanner pour rechercher une lésion vasculaire pouvant bénéficier d'un geste chirurgical immédiat. Elle est programmée avant une intervention, pour avoir une cartographie vasculaire rénale.
- Elle est de plus en plus remplacée par **l'angioscanner**.

5-Bilan biologique

- Créatininémie et bandelette urinaire sont systématiques.
- Le bilan biologique est étendu (Groupe, NFS, Hémostase...) :
  - D'emblée, en cas de polytraumatisme ou de situation hémodynamique inquiétante,
  - Dans un deuxième temps, si le bilan complémentaire l'impose ou en cas d'indication opératoire.

D. SYNTHESE ET CONDUITE A TENIR

- Toute contusion abdominale ou lombaire avec suspicion d'atteinte rénale impose au minimum une échographie rapide et un scanner doit être discuté.
- La plupart des traumatismes rénaux sont traités de façon conservatrice (stades I, II, III) : mesures de réanimation si nécessaire, surveillance en milieu chirurgical.
- La chirurgie est discutée pour les stades IV et systématique pour les stades V.

II. Traumatismes de l'uretre

Touchant essentiellement l'homme, les traumatismes de l'urètre présentent des enjeux différents selon le niveau anatomique atteint. On distingue ainsi :

- Les traumatismes touchant la partie pénienne de l'urètre, de meilleur pronostic, avec un mécanisme le plus souvent direct ;
- Les traumatismes de l'urètre postérieur (urètre membraneux le plus souvent, parfois urètre prostatique), de mécanisme indirect, et survenant le plus souvent dans un contexte de traumatisme du bassin ou lors d'un polytraumatisme.

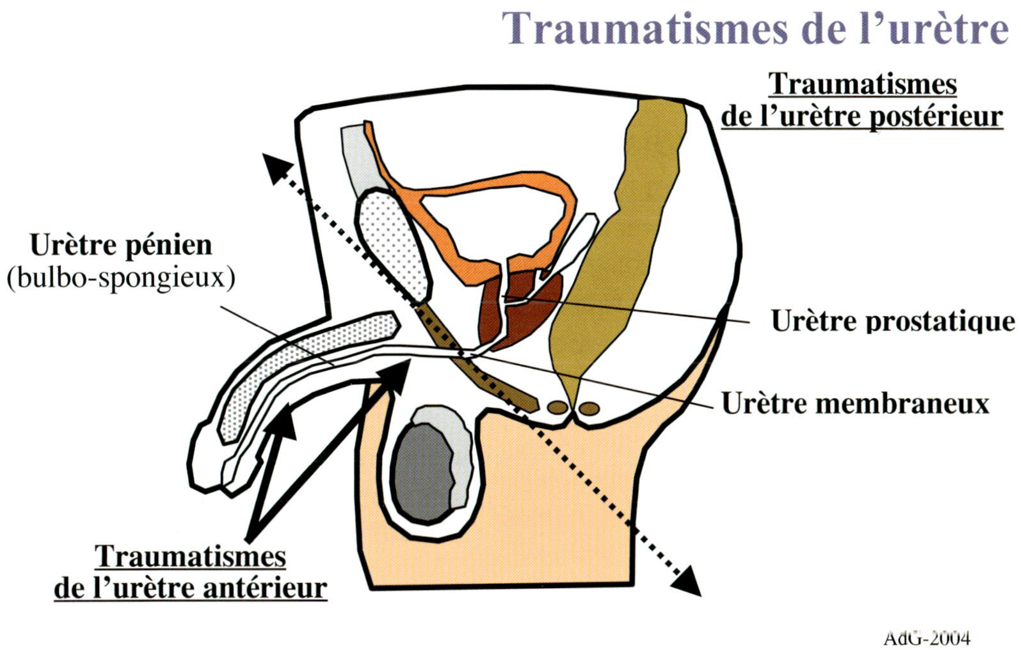

A. TRAUMATISME DE L'URETRE ANTERIEUR

1-Physiopathologie

L'urètre antérieur peut être lésé :

- au cours d'un traumatisme direct fermé ou ouvert du périnée. Le mécanisme le plus fréquent est l'écrasement sur la symphyse pubienne (chute à califourchon sur support dur, coup de pied…) occasionnant de la contusion simple jusqu'à la rupture partielle ou complète de l'urètre responsable alors d'un uro-hématome pénien pouvant s'étendre au scrotum, au périnée et à la paroi abdominale.
- par une plaie (couteau, projectile) ou une contusion violente pénienne (« faux pas » du coït…) pouvant léser aussi les corps caverneux et/ou spongieux (fracture des corps caverneux)

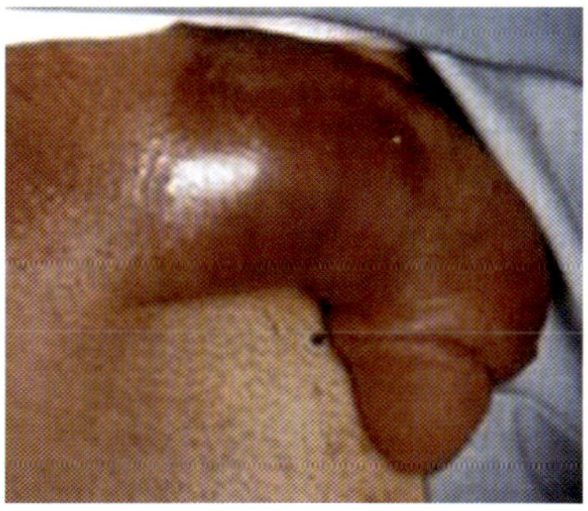

2-Aspects cliniques

1) Cas typique du traumatisme par écrasement de l'urètre sur la symphyse pubienne :
   - Douleur pénienne ;
   - Urétrorragie ou hématurie initiale ;
   - Dysurie pouvant aller jusqu'à la rétention aiguë d'urine (globe vésical) ;
   - Hématome de la verge pouvant s'étendre au scrotum, au périnée et à la paroi abdominale.

2) Cas particuliers :
   - Plaie pénienne ;
   - Rupture des corps caverneux associée.

3-Conduite à tenir immédiate

1) Dans le cas du traumatisme typique, deux situations peuvent se présenter :
   - Si le patient peut uriner mais a une urétrorragie ou une hématurie initiale => surveillance simple immédiate et discuter une opacification à distance.
   - **En cas de dysurie ou de rétention aiguë d'urine :**
     - **Interdire au patient de pousser pour uriner** (risque d'aggravation de l'uro-hématome probable) ;
     - **Proscrire le sondage vésical ;**
     - **Dérivation en urgence des urines par un cathéter sus-pubien ;**
     - **Opacification par cystographie sus-pubienne dès que le patient a récupéré une miction naturelle ou sus-pubienne et rétrograde s'il n'urine pas.**

2) Dans le cas d'une plaie pénienne ou d'une fracture des corps caverneux => exploration et réparation chirurgicale en urgence.

4-Imagerie

Elle n'est pas nécessaire en urgence et n'est faite que lorsqu'une miction naturelle est possible avec pour but de rechercher une extravasation de produit de contraste signant une brèche dans l'urètre.

- Il s'agit préférentiellement d'une cystographie par voie sus-pubienne réalisée après vérification de la stérilité des urines.
- En cas d'extravasation, l'éventuel cathéter sus-pubien est maintenu avec nouvelle cystographie sus-pubienne 10 jours plus tard.

5-Traitement

- Traitement chirurgical en urgence en cas de plaie pénienne ou de fracture caverneuse ;
- Cathéter sus-pubien en cas de dysurie ou de rétention aiguë d'urine ;
- Antibiothérapie en cas d'infection urinaire ;
- Traitement chirurgical à distance d'une éventuelle sténose urétrale cicatricielle.

B. TRAUMATISME DE L'URETRE POSTERIEUR

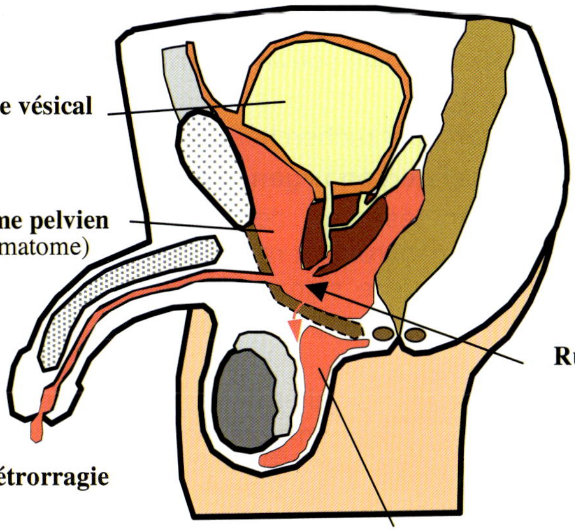

1-Physiopathologie

- L'atteinte de l'urètre postérieur concerne essentiellement sa portion sous prostatique, l'urètre membraneux, lésé par arrachement ou cisaillement lors de traumatismes du bassin. Rarement, dans le même contexte, il s'agit d'une lésion directe par fragment osseux de fracture d'une branche du cadre obturateur.
- La rupture peut être partielle ou complète avec éloignement variable des fragments proximal et distal selon l'intensité du traumatisme et de l'hématome pelvien (évoluant en uro-hématome) qui en découle refoulant prostate et vessie vers le haut (schéma).

2-Aspects cliniques

- Le diagnostic de rupture de l'urètre membraneux doit être suspecté chez tout patient ayant une fracture du bassin.
- Dans ce contexte, les signes évocateurs sont :
  - L'impossibilité d'uriner ;
  - La douleur hypogastrique ;
- L'examen recherche :
  - Une urétrorragie ;
  - Un hématome périnéal et des bourses en « ailes de papillon » ;
  - Un globe vésical ;
  - Une perte du contact prostatique au toucher rectal.
- Bilan lésionnel complet si contexte de polytraumatisme +++.

3-Examens complémentaires

- Le bilan complémentaire est orienté par les signes d'appel, en se méfiant dans un contexte de polytraumatisme, et ce d'autant qu'il existe des signes hémodynamiques (tachycardie ++, hypotension...) faisant suspecter une hémorragie interne :
  - Hémopéritoine par atteinte d'un organe profond (fissure et rupture de rate +++, foie),
  - Hématome intracrânien (traumatisme crânien avec troubles de conscience et/ou signes de localisation),
  - Hémopneumothorax en cas de traumatisme thoracique,

- Traumatisme rénal (qs),
- Hématome des parties molles sur fracture (fémur ++).

-> Biologie : recherche des signes de spoliation sanguine (anémie ++, mais hématocrite et taux d'hémoglobine souvent normaux initialement).

-> Imagerie :

- Radiographie du bassin pour rechercher une fracture ;
- **Scanner abdomino-pelvien en urgence +++.**

- Il permet le meilleur bilan lésionnel des organes parenchymateux intra et rétropéritonéaux (rate, foie, pancréas et reins), de rechercher épanchement intra péritonéal ou un pneumopéritoine signant une atteinte d'un organe creux. La vessie comprimée par l'hématome pelvien est ascensionnée et en réplétion (rétention aiguë d'urine).
  - Echographie et UIV sont une alternative en cas de non-disponibilité de scanner mais ne permettent pas un bilan lésionnel précis.

4-Traitement

- ***La pose d'un cathéter sus-pubien sous contrôle échographique (repérage clinique difficile de la vessie du fait du refoulement du globe vésical par l'hématome pelvien) est le premier temps urgent du traitement.***
- Le traitement des lésions associées en hiérarchisant en fonction de l'urgence.
- Sur le plan du traumatisme pelvien, la chirurgie urgente s'applique :
  - En cas de lésion rectale associée (risque d'infection de l'hématome pelvien) ;
  - Rupture intra péritonéale de vessie ;
  - Incarcération de l'urètre dans un foyer de fracture du bassin.
- La chirurgie des lésions urétrales se fait dans un délai variable :
  - Réalignement endoscopique précoce entre le 3e et le 10e jour par double voie d'abord, trans-urétrale et sus-pubienne, avec cicatrisation sur sonde urétrale maintenue quelques semaines ;
  - Reconstruction urétrale par voie sus-pubienne et périnéale (urétrorraphie termino-terminale sur une sonde urétrale laissée en place plusieurs semaines.
- Chirurgie différée (à 3 mois) d'une éventuelle sténose urétrale.

III. TRAUMATISMES DE LA VESSIE

Les traumatismes vésicaux sont rares et entrent généralement dans le cadre d'un polytraumatisme avec atteinte d'autres organes abdominaux et pelviens. Ainsi, le pronostic est davantage lié à la gravité des atteintes associées. Il peut s'agir d'un traumatisme fermé ou d'une plaie pénétrante. On différencie généralement les traumatismes vésicaux fermés suivant le type de rupture associée qui peut être sous-péritonéale ou intra-péritonéale. Les plaies pénétrantes sont beaucoup plus rares.

A. TRAUMATISME FERMES

Un traumatisme vésical est présent dans 1 à 5 % des traumatismes abdominaux. Il est lié dans la majorité des cas à un accident de la voie publique et parfois à un accident du travail ou à un accident sportif. Il existe fréquemment des lésions associées qui sont 9 fois sur 10 une fracture du bassin, 5 fois sur 10 des lésions digestives et 2 fois sur 10 une atteinte de l'urètre. Le risque d'observer une lésion vésicale est corrélé à l'importance des lésions osseuses.

1-Physiopathologie

Bien que la vessie soit relativement protégée par le cadre osseux elle peut subir des lésions traumatiques pour lesquelles on distingue deux mécanismes :

• **Contusion directe sur vessie pleine** provoquant une rupture du dôme vésical par hyperpression. Il existe alors une extravasation d'urine dans le péritoine. • **Contusion du bassin avec fracture** provoquant des lésions vésicales par étirement des ligaments pubo-vésicaux ou par perforation par des fragments osseux. L'extravasation d'urine se fait alors dans l'espace sous péritonéal. Rupture possible associée de l'urètre.	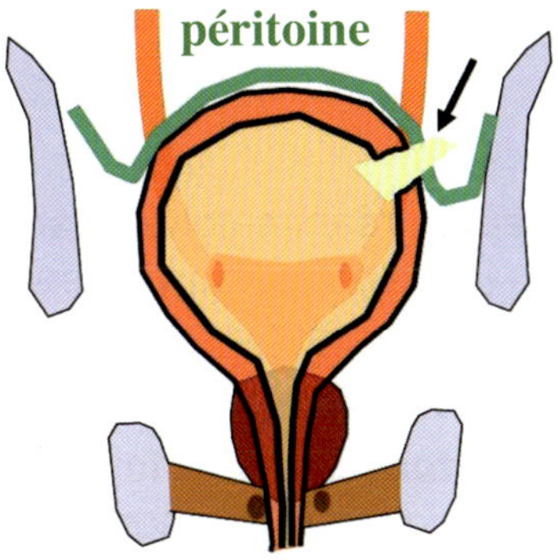 Stade I : rupture intrapéritonéale	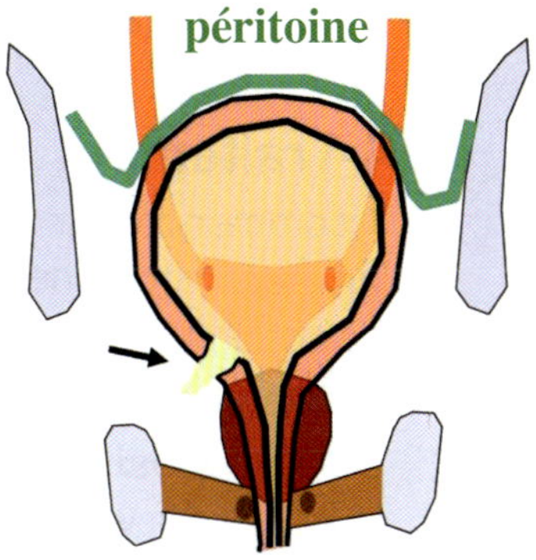 Stade II : rupture sous péritonéale

2-Diagnostic clinique

- **Très souvent l'attention est attirée par d'autres lésions associées qui sont au premier plan. Il peut exister un état de choc hémorragique. Toutefois il faut évoquer le diagnostic de traumatisme vésical chez tout patient ayant une contusion abdominale associée à une fracture du bassin et à une hématurie. De même la présence d'une urétrorragie et d'une rétention d'urine doit orienter vers une atteinte de l'urètre et de la vessie.**
- La rupture intra péritonéale s'accompagne généralement d'un tableau d'irritation péritonéale liée à la présence d'urines (uro-péritoine) : douleurs intenses, défense généralisée.

3-Examens complémentaires

- **Les examens sanguins** recherchent une anémie. L'augmentation de la créatininémie et de l'urée plasmatique peuvent être liées à la présence d'urine dans le péritoine.
- **Imagerie :**
  - ***L'échographie*** est un examen de débrouillage qui recherche un épanchement péritonéal urineux ou hémorragique.
  - ***La cystographie*** : il s'agit d'un examen simple qui permet d'explorer l'urètre et si possible la vessie. Elle commence par une urétrographie qui permet d'éliminer une rupture urétrale, suivie d'une cystographie avec clichés en remplissage et après vidange. En cas de rupture sous péritonéale il existe une extravasation du produit de contraste dans l'espace péri vésical. La rupture intra péritonéale se traduit par une opacification de l'espace péritonéal et des gouttières pariéto-coliques.

- ***Le scanner*** : il permet de réaliser un bilan complet des lésions abdomino-pelviennes, de rechercher une atteinte osseuse du bassin et une rupture de la vessie. L'injection intra vésicale du produit de contraste permet la réalisation d'un « cysto-scanner » qui remplace de plus en plus souvent la cystographie rétrograde. Une rupture sous péritonéale de la vessie s'accompagne d'une opacification de l'espace de Retzius, voire des espaces latéro-vésicaux ou pré-sacrés. La rupture intra péritonéale se traduit par une diffusion du produit de contraste dans la cavité péritonéale. Le scanner peut également mettre en évidence une rupture vésicale mixte.

4-Traitement

Il commence par les mesures réanimatoires habituelles dictées par l'état du patient. Les lésions qui mettent en jeu le pronostic vital sont traitées en premier (cf questions).

La prise en charge des lésions vésicales se fait ensuite :

- ***Les lésions sous péritonéales*** sont le plus souvent traitées par un drainage par sonde vésicale double courant de bon calibre, destinée à éviter le caillotage. Dans certains cas une irrigation vésicale peut s'avérer nécessaire si l'hématurie est très abondante. Dans la quasi-totalité des cas l'étanchéité vésicale est obtenue en deux à trois semaines.

  Dans certains cas il peut être nécessaire de réaliser une exploration et une suture chirurgicale de la brèche vésicale, en particulier lorsqu'il existe des fragments osseux intra vésicaux. De même, lorsqu'il existe une indication d'ostéosynthèse du bassin on peut-être amené à suturer la plaie vésicale associée.
- ***Les ruptures intra péritonéales*** sont toujours traitées chirurgicalement. Le drainage vésical seul ne permet pas d'empêcher la réabsorption des urines par le péritoine et d'obtenir une fermeture spontanée de la brèche. Il est donc nécessaire de réaliser une laparotomie et une toilette péritonéale avant de fermer la vessie et de laisser en place un drainage par sonde de Foley pendant 8 à 10 jours.

5-Pronostic

- Dans l'immédiat, il est essentiellement lié aux lésions viscérales et osseuses associées.
- A moyen et long terme le pronostic fonctionnel vésical est bon.
- Néanmoins, il peut exister une incontinence d'urine séquellaire liée à une atteinte du col vésical, ou une rétention chronique liée à une atteinte associée des plexus sacrés

B. TRAUMATISME PENETRANT

Ils sont le plus souvent liés à des plaies par arme blanche ou par arme à feu. L'orifice d'entrée est le plus souvent abdominal mais peut également être latéral, postérieur ou périnéal. Les plaies par arme à feu sont associées 8 fois sur 10 à des lésions viscérales multiples.

1-Diagnostic clinique

- On recherche l'orifice d'entrée et un éventuel orifice de sortie. Certaines plaies par arme à feu très délabrantes s'accompagnent d'un état de choc. De même, certains signes cliniques sont directement liés aux lésions viscérales associées.
- Il existe rarement un écoulement d'urine par la plaie. Le plus souvent on constate un empâtement sus-pubien chez un patient décrivant un ténesme vésical et une impossibilité d'uriner.

2-Examens complémentaires

- ***Le bilan biologique*** est celui de tout patient ayant une plaie abdominale.
- ***L'échographie abdominale*** recherche un épanchement péritonéal.
- ***Un scanner abdomino pelvien*** est réalisé afin de mieux préciser les lésions, en l'absence d'instabilité hémodynamique justifiant une intervention chirurgicale urgente.

3-Traitement

Outre les mesures de réanimation classiques, on est le plus souvent amené à réaliser une exploration chirurgicale afin de traiter les lésions associées ainsi que la ou les lésions vésicales :

- ***La plaie isolée du dôme et des faces latérales*** de la vessie est traitée par une suture chirurgicale et un drainage prolongé.
- ***La plaie de la base vésicale*** est suturée par voie transvésicale : il est parfois nécessaire de mettre en place un drainage urétéral bilatéral en plus du drainage vésical.
- ***Les exceptionnelles dilacérations vésicales étendues*** peuvent justifier de réaliser une dérivation des urines par urétérostomie.

4-Pronostic

Il est essentiellement lié aux lésions associées. Des séquelles fonctionnelles telles qu'une incontinence peuvent exister en cas d'atteinte trigonale.

C. CONCLUSION

- ***Les traumatismes fermés*** de la vessie sont souvent traités de façon conservatrice par un drainage prolongé lorsqu'ils s'accompagnent d'une brèche sous péritonéale ;
- ***Les traumatismes pénétrants*** justifient une prise en charge chirurgicale.
- ***Les lésions associées*** conditionnent souvent le pronostic.

HEMATURIE

Module 11
Item 315

Objectifs du CNCI

- Devant une hématurie, argumenter les principales hypothèses diagnostiques et justifier les examens complémentaires pertinents.

PLAN	MOTS CLES
FICHE FLASH **I. CONDUITE A TENIR IMMEDIATE** **II. DEMARCHE DIAGNOSTIQUE** **III. ETIOLOGIES** **SCHEMA DE SYNTHESE** **ANNEXES**	**Hématurie macroscopique, hématurie microscopique, bilan d'hémostase, groupe sanguin et RAI, tumeur du rein, tumeur de la vessie, calcul, infection urinaire, ECBU, échographie des voies urinaires, uroscanner, fibroscopie vésicale.**

Introduction

Une hématurie est définie par l'excrétion d'une quantité anormale de globules rouges dans les urines (plus de 5.000 hématies par ml ou $5/mm^3$).

Selon son abondance, elle peut être :

- **Macroscopique,** colorant les urines en rouge plus ou moins sombre ;
- **Microscopique,** dépistée sur une bandelette réactive, et confirmée par l'analyse d'un culot urinaire.

POINTS CLES

- Une **hématurie** est un **signal d'alarme** qui, même isolé et/ou unique, ne doit **jamais** être négligé. Qu'elle soit **macroscopique** ou **microscopique**, l'hématurie a la même valeur sémiologique de départ.
- L'interrogatoire du patient et la réalisation d'une bandelette urinaire sont les deux moyens rapides qui peuvent permettre de ne pas méconnaître ce symptôme.
- En cas d'hématurie **macroscopique abondante,** le retentissement doit être apprécié à la recherche de **signes de gravité** impliquant l'adoption de **mesures d'urgence.**
- **Isolée,** l'**hématurie** doit être considérée comme la traduction d'une **tumeur de la vessie** ou **d'un cancer du rein** jusqu'à preuve du contraire. Les examens complémentaires adaptés à leur recherche seront systématiques.
- L'association à d'autres signes cliniques permettra des explorations complémentaires dirigées.

FICHE FLASH

« L'essentiel - Dernier tour »

DEFINITION

- Présence de plus de 5 hématies/mm^3 d'urine.
- Selon abondance, hématurie micro ou macroscopique.

I. CONDUITE A TENIR IMMEDIATE

Rechercher les signes de gravité ++.

- **Cas de l'hématurie macroscopique**
  - Rechercher la rétention aiguë, l'anémie, le choc hémorragique.
  - Hospitalisation si signes de gravité pour : transfusion, sondage +/- lavage vésical (caillots).
- **Cas de l'hématurie microscopique**
  - Rechercher une infection urinaire, une néphropathie (HTA, insuffisance rénale chronique).

II. DEMARCHE DIAGNOSTIQUE

1-Etape clinique

Type de l'hématurie, analyser le terrain, l'état général et rechercher les signes urologiques associés.

- Antécédents :
  - Exposition professionnelle, tabac ;
  - Colique néphrétique, lithiase connue ;
  - Affection urologique ou néphrologique connue ;
  - Traumatisme lombaire ;
  - Contexte de bilharziose, tuberculose, diabète, drépanocytose, de prise d'AINS.
- Signes urologiques :
  - Type de l'hématurie ++ ;
  - Troubles mictionnels irritatifs ou obstructifs ;
  - Masse pelvienne, vésicale ou prostatique aux touchers pelviens ;
  - Gros rein, globe vésical, varicocèle, souffle vasculaire à l'examen de l'abdomen.
- Signes généraux :
  - Altération de l'état général ;
  - Douleurs osseuses ;
  - Fièvre.

Toute hématurie macro ou microscopique <u>cliniquement isolée et sans protéinurie</u> associée doit faire éliminer une tumeur de la vessie ou un cancer du rein.

2-Examens complémentaires : Biologie, imagerie et examens endoscopiques.

- Biologie :
  - NFS et hémostase ;
  - ECBU ;
  - Protéinurie des 24 heures.
- Imagerie : (tumeurs et calculs)
  - ASP
  - Echographie des voies urinaires
  - Uroscanner
- Cytologie urinaire
- Endoscopie vésicale

III. ETIOLOGIES

*Voir **schéma de synthèse** et **annexe 2.***

En se rappelant que, devant **une hématurie isolée,** les **tumeurs de la vessie** et les **tumeurs du rein doivent être recherchées en priorité absolue.**

I. Conduite a tenir immediate

Si le problème principal posé par une hématurie est avant tout celui d'un diagnostic étiologique, elle peut parfois nécessiter des mesures d'urgence.

A. CAS DE L'HEMATURIE MACROSCOPIQUE

Le constat d'une **hématurie macroscopique** impose d'évaluer immédiatement son retentissement et de rechercher les signes de gravité suivants :

- **Rétention aiguë d'urine** par caillotage vésical. **L'impossibilité d'uriner** succède à un épisode d'hématurie abondante
- **Anémie objectivée sur la pâleur cutanéo-muqueuse et qui doit faire réaliser une NFS en urgence.**
- **Choc hémorragique** (exceptionnel => demander groupe sanguin et RAI en urgence) : objectivé par un pouls filant puis une hypotension artérielle.

Si des signes de gravité sont présents, il faut hospitaliser le malade pour :

- Perfusion et éventuelle transfusion ;
- Sondage et lavage vésical continu (éviter le caillotage). Contre-indication au cathéter sus pubien (calibre de sonde insuffisant, risque d'essaimage d'une possible tumeur vésicale)

En l'absence de signe de gravité, il faut :

- Rassurer le patient, et recommander des boissons abondantes (pour éviter la formation de caillots) ;
- Prévoir les examens complémentaires nécessaires au bilan étiologique.

B. CAS DE L'HEMATURIE MICROSCOPIQUE

Le pronostic vital est très rarement engagé. Une attitude rapide peut-être nécessaire en cas :

- d'infection urinaire avec syndrome septique sévère ; l'hématurie qui est alors associée à une leucocyturie ne domine pas le tableau ;
- de maladie néphrologique évoluée avec insuffisance rénale et HTA.

II. Demarche diagnostique

- Macroscopique ou microscopique, ces deux types d'hématurie ont la même valeur sémiologique de départ et conduisent donc à la même démarche pour l'obtention du diagnostic étiologique.
- La première étape est clinique. Menée d'une façon attentive, elle permet souvent une première orientation étiologique afin de décider de la hiérarchie des examens complémentaires.

A. ETAPE CLINIQUE

1/ Interrogatoire

Il analyse le terrain du patient (antécédents), recherche des signes urologiques associés et apprécie l'état général (signes généraux).

a) Antécédents

- **Consommation de tabac** ou profession exposée aux colorants ou aux goudrons (tumeurs de la vessie) ;
- Colique néphrétique et/ou antécédent de calcul urinaire ;
- Origine ethnique et/ou voyage en zone d'endémie de bilharziose urinaire ;
- Traumatisme lombaire ou abdominal, même ancien ou minime pouvant faire évoquer un traumatisme du rein ou plus exceptionnellement de la vessie ;
- Affection néphrologique (polykystose rénale, néphropathie, syndrome d'Alport) ou urologique connue ;
- Terrain particulier : tuberculose, diabète, drépanocytose, prise d'AINS ou d'anticoagulants…

b) Signes urologiques

- *Type de l'hématurie :* en cas d'hématurie macroscopique, l'interrogatoire tente de définir le type : initiale, terminale ou totale, et s'il existe des caillots (voir chapitre II. A. 2) ;
- *Troubles mictionnels :* dysurie ou pollakiurie et brûlures mictionnelles ;
- *Douleurs lombaires ou colique néphrétique* évoquant un obstacle urétéral (calcul ou présence de caillots dans les voies excrétrices).

c) Signes généraux d'accompagnement

- Altération de l'état général, perte de poids ;
- Douleur osseuse ;
- Fièvre.

2. Examen physique

a) Examen des urines

En cas d'hématurie macroscopique, il faut éliminer les principales causes de coloration rouge des urines **(Annexe 1).** L'interrogatoire et surtout la bandelette urinaire puis l'ECBU permettent de lever un doute éventuel.

L'analyse de l'hématurie macroscopique consiste à :

- Rechercher la **présence de caillots.** L'absence de caillots et le caractère isolé de l'hématurie doivent faire suspecter une cause néphrologique.
- Définir son **type :**
    - × **Initiale,** elle prédomine en début de miction et traduit le plus souvent une affection urétro-prostatique ou cervicale ;
    - × **Terminale,** elle prédomine en fin de miction et traduit le plus souvent une affection vésicale (cystite, tumeur, bilharziose) ;
    - × **Totale,** elle dure toute la miction et n'apporte pas d'information sur la cause du saignement.

Mais, toute hématurie abondante peut être totale quelle que soit son origine.

L'examen des urines par BU et/ou ECBU en cas d'hématurie microscopique pourra montrer une éventuelle pyurie témoin d'une infection urinaire.
L'examen général est systématique : prise de TA, recherche d'œdèmes déclives.

b) Toucher rectal

Il recherche une masse pelvienne, vésicale ou prostatique.
Mais le diagnostic d'hypertrophie bénigne de la prostate comme cause de l'hématurie doit rester un **diagnostic d'élimination** (tumeur du rein, tumeur de la vessie et calcul avant tout).

c) Examen de l'abdomen

Il recherche les anomalies suivantes :

- *Gros rein* par le palper des fosses lombaires (contact lombaire traduisant dans ce contexte une **tumeur du rein :** cancer ou polykystose notamment) ;
- *Globe vésical* par le palper hypogastrique (caillotage vésical ou rétention par obstacle prostatique : cancer ou adénome de prostate) ;
- *Varicocèle* « démasquée » en position debout (compression de la veine spermatique ou envahissement de la veine cave par un thrombus lié à un cancer du rein) ;
- *Souffle vasculaire* par l'auscultation de l'abdomen et des fosses lombaires traduisant une affection vasculaire rénale (anévrisme ou fistule artério-veineuse) ou aortique (dissection ou anévrisme fissuré).

3/ Au total, l'hématurie peut être :

- *Soit associée* à d'autres symptômes évocateurs de son origine. Les examens complémentaires seront alors réalisés selon une certaine hiérarchie.
- *Soit isolée :* en l'absence de protéinurie, elle doit être considérée comme la traduction d'une **tumeur de la vessie** ou du **rein** jusqu'à preuve du contraire. Les examens complémentaires seront réalisés en conséquence (échographie en premier lieu…).

B. EXAMENS COMPLEMENTAIRES

La biologie (NFS, TP, TCA ; ECBU ; protéinurie des 24 heures), l'imagerie (échographies, UIV, scanners) et les examens endoscopiques.

1/ NFS et Hémostase pour rechercher

- *Une anémie* (par déglobulisation, syndrome inflammatoire ou paranéoplasique d'un cancer du rein) ; à l'inverse, une polyglobulie peut aussi être observée (syndrome paranéoplasique d'un cancer du rein) ;
- *Une hyperleucocytose* (infection urinaire, syndrome inflammatoire) ;
- *Une thrombopénie ou une modification du TP et/ou du TCA* (sans ou avec un anticoagulant) *induisant un trouble de l'hémostase significatif* qui sont des facteurs favorisant le saignement d'une lésion urologique qui devra être recherchée.

2/ ECBU qui a trois intérêts

- Confirmer le diagnostic d'hématurie en montrant la présence d'une quantité anormale de globules rouges, éliminant ainsi les autres causes de coloration rouge des urines **(Annexe 1).**
- Rechercher une infection urinaire (basse le plus souvent) : la cystite est la cause la plus fréquente d'hématurie chez la femme jeune. Cette infection peut être asymptomatique. Après stérilisation des urines, le reste du bilan sera réalisé s'il persiste une hématurie.
- Rechercher la présence de cylindres hématiques évoquant une origine néphrologique.

Selon le contexte, une recherche de tuberculose ou de bilharziose sera effectuée.

3/ Protéinurie des 24 heures

Cet examen est indispensable si l'hématurie est isolée et sans caillot.

- Une protéinurie > 1 g par 24 heures orientera d'emblée vers une étiologie néphrologique. La maladie de Berger (antécédent récent de pharyngite) et le syndrome d'Alport (surdité associée et contexte familial) sont les affections néphrologiques les plus souvent rencontrées en cas d'hématurie « isolée ». Certaines glomérulopathies peuvent néanmoins ne s'accompagner que d'une protéinurie minime.
- En l'absence de protéinurie associée, la cause de l'hématurie n'est a priori pas néphrologique jusqu'à la preuve du contraire, c'est-à-dire jusqu'à la normalité d'un bilan urologique complet bien conduit (+++). La normalité de ce dernier pourra conduire à reconsidérer à nouveau le diagnostic étiologique et faire évoquer une affection néphrologique nécessitant parfois le recours à une biopsie rénale.

4/ Cytologie urinaire

En particulier chez les patients à risque de tumeur urothéliale (tabagisme, exposition professionnelle, ...) pour rechercher des cellules de haut grade de malignité.

5/ Endoscopie vésicale (cystoscopie)

Souple puis rigide (si nécessaire) pour rechercher surtout une tumeur vésicale, parfois l'éjaculation sanglante par l'un des méats urétéraux lorsque l'origine de l'hématurie est une affection du haut appareil urinaire.

6/ Les autres examens

Il s'agit d'examens d'imagerie qui permettent un bilan urologique morphologique :

- *Echographie rénale :* pour la recherche de tumeur et/ou de calculs rénaux ;
- *Echographie vésico-prostatique sus-pubienne :* pour la recherche de tumeur vésicale, de calcul du bas uretère ;

En cas de normalité, ce bilan sera cependant complété selon les cas par :

- ***Un scanner spiralé*** **(uroscanner + reconstruction) qui analyse au mieux les uretères et remplace l'UIV.**
- *Une artériographie rénale* sélective est utile lorsque l'ensemble de ce bilan est normal.

III. ETIOLOGIES

- De très nombreuses affections urologiques **(Annexe 2)** peuvent se révéler par une hématurie associée à un autre symptôme.
- Lorsqu'il s'agit d'une **hématurie isolée,** les **tumeurs de la vessie** et les **tumeurs du rein** doivent être recherchées en priorité absolue.

A. AFFECTIONS UROLOGIQUES

1/ Tumeur du rein (voir item 158)

- En sa faveur : une hématurie « totale », une lombalgie associée à un contact lombaire de « gros rein ».
- **Echographie rénale** (qui sera d'emblée abdominale) et **l'uroscanner** sont les deux examens clés du diagnostic.

2/ Tumeur de la vessie et autres tumeurs urothéliales

- En sa faveur : une hématurie « terminale », la notion d'une exposition professionnelle, de tabagisme. **L'endoscopie vésicale (cystoscopie)** est l'examen clé du diagnostic de tumeur vésicale et l'analyse histologique des copeaux de tumeur obtenus par résection endoscopique est celui du diagnostic de malignité et du degré d'infiltration.
- Tumeur urothéliale du haut appareil urinaire : recherchée de façon systématique en cas d'hématurie comme pour le cancer de vessie et du rein. Le diagnostic est confirmé par **l'uroscanner** (autres examens selon les cas : cystoscopie avec opacification rétrograde de l'uretère, urétéroscopie, UIV).
- Ces lésions peuvent s'accompagner d'une cytologie urinaire de haut grade.

3/ Calcul urinaire (item 259)

- En sa faveur : une symptomatologie de colique néphrétique, des antécédents du même type et/ou un calcul connu.
- Le diagnostic est affirmé par **l'ASP**, **l'échographie** et surtout **l'uroscanner** (l'UIV est rarement un recours, mais une alternative en cas de scanner non disponible).

4/ Infections urinaires (item 93)

L'hématurie est possible dans les infections du rein (pyélonéphrite), de la vessie (cystite) et de la prostate (prostatite) mais n'est en général pas le symptôme dominant. Elles doivent néanmoins être systématiquement recherchées.

a) Cystite

Affection très fréquente chez la femme, pouvant occasionner des hématuries macroscopiques et dont l'expression est dominée par les signes fonctionnels urinaires : brûlures et impériosités mictionnelles avec une pollakiurie. Confirmation du diagnostic par la bandelette urinaire (leucocyturie +/- nitrites associés à l'hématurie). L'ECBU n'est en général pas réalisé en cas d'épisode isolé de cystite simple.

b) Pyélonéphrite

L'hématurie est plus rare et en général de type microscopique. Les signes fonctionnels urinaires peuvent manquer. La lombalgie, la douleur et l'ébranlement lombaire associés à un syndrome infectieux sont évocatrices. La bandelette urinaire (BU) et l'ECBU d'une part, la biologie sanguine d'autre part, apportent le diagnostic d'infection urinaire : leucocyturie à la BU et direct ECBU positif réalisé en urgence (avec confirmation par cultures à 48 heures) avec atteinte parenchymateuse rénale (syndrome inflammatoire : hyperleucocytose, élévation de la CRP). L'uroscanner peut être utilisé pour les formes restant fébriles sous traitement (recherche d'un abcès du rein).

c) Prostatite

- Cause fréquente d'hématurie initiale de l'homme jeune, l'infection urinaire basse chez homme doit être considérée comme une prostatite.
- En sa faveur : des troubles mictionnels (pollakiurie, brûlures mictionnelles) associés à un syndrome septique, des douleurs périnéales, un ténesme rectal. Un TR douloureux dans les cas typiques. La confirmation biologique d'une infection urinaire et d'un syndrome inflammatoire.

d) A part, la bilharziose urinaire et la tuberculose urinaire

- *Bilharziose urinaire :* en sa faveur, l'origine ethnique (Afrique, Péninsule arabique, Est méditérranéen). Le diagnostic est évoqué par l'imagerie (ASP, échographie vésicale, UIV), la NFS (hyperéosinophilie), la cystoscopie (visualisation des différentes lésions caractéristiques) et confirmé par la mise en évidence des œufs à l'examen direct des urines. La sérologie est parfois nécessaire en dernier recours.
- *Tuberculose urinaire :* en sa faveur, le terrain, le contexte pleuropulmonaire, la leucocyturie sans germe, l'aspect caractéristique à l'UIV et les lésions uro-génitales associées.

5/ Affections prostatiques (cancer de la prostate item 156 et HBP item 247)

- L'hématurie n'est pas un signe classique et fréquent permettant la découverte d'une affection tumorale prostatique. Ainsi, **l'origine prostatique d'une hématurie reste un diagnostic d'élimination** qui peut être retenu que lorsque toutes les autres causes possibles d'hématurie ont été éliminées.
- L'hématurie d'origine prostatique est typiquement de type « initial » et s'observe plus volontiers dans les formes évoluées des tumeurs de la prostate, en particulier en cas de malignité.

6/ Hématuries rénales traumatiques

a) Fracture du rein

En sa faveur, le contexte traumatique, mais l'événement peut être lointain. Echographie, scanner et parfois l'artériographie font le diagnostic.

b) Biopsie rénale

Lien de causalité évident.

c) Litothritie extracorporelle

La fragmentation du calcul et la migration des produits de la lithotritie peut léser la muqueuse de l'arbre urinaire et engendrer une hématurie.

B. MALADIES NEPHROLOGIQUES

1/ Polykystose rénale (item 277 : voir fiche synthèse de la question tumeur du rein)

Evoquée facilement par un contexte familial connu et par l'échographie.

2/ Nécrose papillaire

Elle doit être évoquée chez le diabétique, le drépanocytaire et les sujets prenant des AINS. En sa faveur, une colique néphrétique sans calcul à l'échographie, une image additionnelle calicielle à l'uroscanner.

3/ Glomérulopathies

En leur faveur, l'existence d'une HTA, d'un syndrome œdémateux, d'une protéinurie importante et de cylindres hématiques à l'ECBU. La biopsie rénale, si elle est faite, apporte le type d'atteinte glomérulaire.

4/ Maladie de Berger

Hématuries macroscopiques récidivantes au décours immédiat d'un épisode infectieux des voies aériennes supérieures.

5/ Les néphropathies immuno-allergiques

En leur faveur, la prise de certains médicaments (sulfamides…).

6/ La thrombose de la veine rénale

En sa faveur, le terrain thrombogène (antécédents de phlébite, état d'hypercoagulabilité, contraception orale). Survient surtout chez la femme jeune.

7/ L'infarctus rénal

En sa faveur, le terrain thromboembolique (ACFA), la drépanocytose, maladie artérielle.

C. CAS PARTICULIERS

1/ Micro-hématuries asymptomatiques

- Il s'agit classiquement d'hématuries de découverte systématique à la bandelette urinaire en médecine du travail. <u>Elles nécessitent le même bilan étiologique de départ que les hématuries macroscopiques isolées.</u>
- En effet, elles révèlent une tumeur urologique (vessie et rein) dans 3 à 5% des cas et une affection urologique non-néoplasique (infection, calcul) ou néphrologique dans 8 à 10% des cas.
- Dans 70% des cas, aucune anomalie véritablement en rapport avec l'hématurie ne peut être mise en évidence. Dans ce cas, aucune surveillance ultérieure n'est nécessaire en l'absence de modification de la symptomatologie, puisque avec un recul de 10 à 20 ans, le risque d'apparition d'une tumeur génito-urinaire est nul.

2/ Hématuries sous anticoagulants

- Un traitement anticoagulant ne doit pas être accepté comme cause unique d'une hématurie, même microscopique, car près de 82% des patients ayant une hématurie sous anticoagulants ont une anomalie urologique.

3/ Hématuries d'effort

- Micro ou macroscopiques, elles sont de constatation courante : 17% des marathoniens, et jusqu'à 60% des joueurs de football après les matchs (hématurie macroscopique dans 16% des cas).
- Elles sont en rapport avec des lésions traumatiques « spontanées » (mobilisation répétées des reins ou lésions traumatiques du dôme vésical vide heurtant le trigone) durant la course à pieds, ou non traumatiques par vasoconstriction splanchnique au cours de l'effort, ou augmentation de la perméabilité glomérulaire.
- Elles sont à distinguer des hémoglobinuries dues à la marche, survenant de façon retardée, 1 à 3 heures après l'exercice, en rapport probablement avec des lésions des globules rouges au cours de leur passage dans la voûte plantaire, et des myoglobinuries d'effort, apparaissant 24 à 48 heures après l'exercice, due à une rhabdomyolyse.
- La conduite à tenir en cas d'hématurie d'effort est, après avoir éliminé un traumatisme externe, de réévaluer le patient après 72 heures de repos et de répéter l'analyse d'urine. En cas de persistance d'une hématurie, un bilan complet associant échographie et endoscopie vésicale est nécessaire.

4/ Hématuries essentielles unilatérales (exceptionnelles)

- Elles sont définies par la persistance d'une hématurie, dont le caractère unilatéral est mis en évidence par l'endoscopie vésicale (cystoscopie) (éjaculation sanglante urétérale unilatérale), et dont le bilan étiologique standard complet est normal.
- Dans ces cas, l'artériographie sélective peut parfois mettre en évidence de petites lésions passées inaperçues lors des explorations standards, mais la meilleure approche diagnostique et thérapeutique est endo-urologique. Elle consiste à explorer directement le haut appareil urinaire, par urétéroscopie, éventuellement complétée par un abord percutané du rein.
- Les lésions mises en évidence sont le plus souvent des angiomes sous-muqueux, petites élevures brunâtres siégeant autour des calices. Dans 90% des cas, il s'agit d'une lésion unique facilement traitée par électrocoagulation. Parfois, il s'agit de lésions diffuses intra-rénales, pétéchiales, dont le traitement est au mieux assuré au cours d'un abord percutané du rein.
- Quelle que soit l'étiologie réelle de ces hématuries dites « essentielles », le traitement endo-urologique permet leur guérison dans 80% des cas.

SCHEMA DE SYNTHESE

Hématurie macroscopique

Type d'hématurie macroscopique
(l'épreuve classique des 3 verres *)

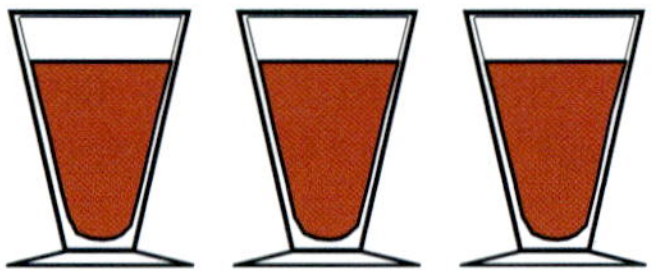

Hématurie « totale »
origine rénale probable

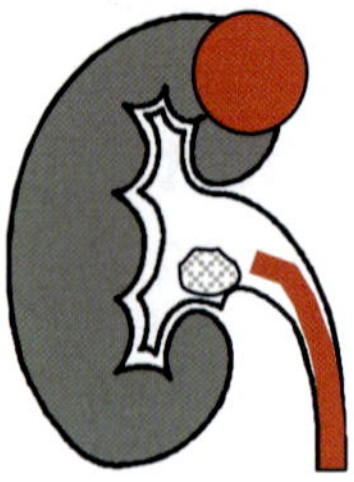

CANCER du REIN
(ECHO et TDM)

Traumatisme du rein

Calcul urinaire
(ASP, ECHO, Uroscanner)

Tumeur urothéliale

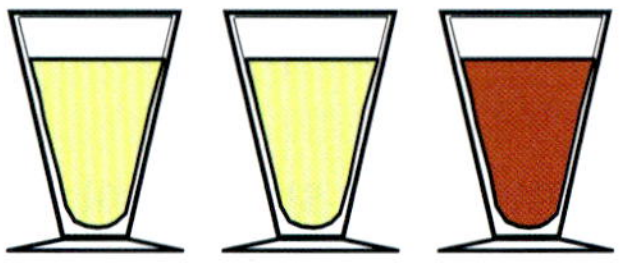

Hématurie « terminale »
origine vésicale probable

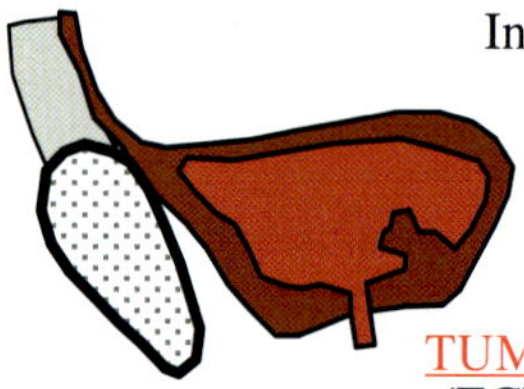

Infections urinaires
(BU et ECBU)

TUMEUR de la VESSIE
(ECHO et Cystoscopie)

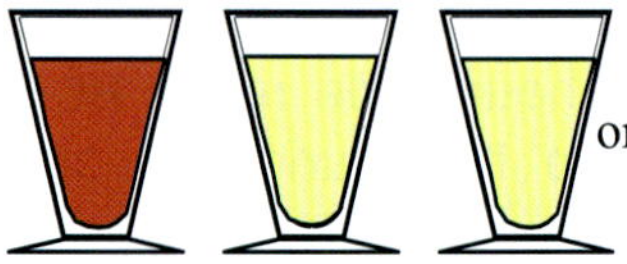

Hématurie « initiale »
origine urétro-prostatique
probable

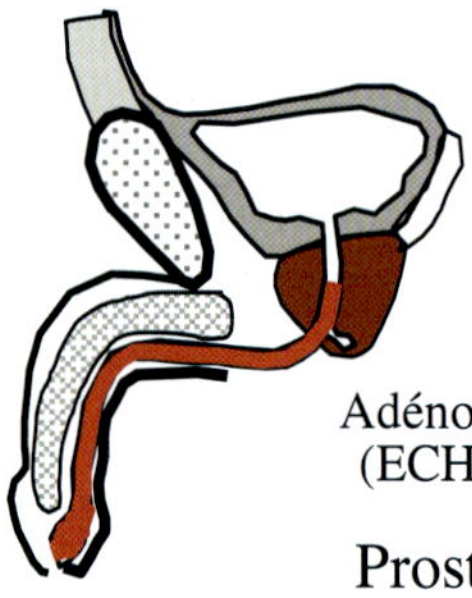

Adénome et K de prostate
(ECHO, PSA, Biopsies)

Prostatite, Urétrite

*** Mais ces affections peuvent aussi provoquer des hématuries microscopiques et le type de l'hématurie macroscopique n'est pas pathognomonique.**

Présence de caillots ?

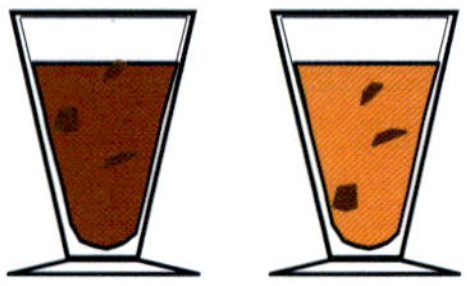

La présence de caillot signe l'origine urologique.
L'absence de caillots et le caractère isolé de l'hématurie doivent faire suspecter une cause néphrologique.
Mais l'origine urologique reste possible et doit être

Hématurie microscopique

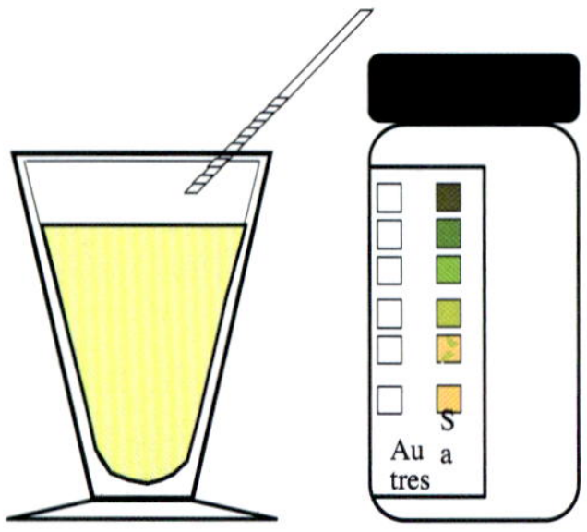

La bandelette urinaire
Elle est sensible à la présence d'hémoglobine et de myoglobine. Elle détecte les hématies en cas d'hématurie, mais aussi les hémoglobinuries par hémolyse et les myoglobinuries par rhabdomyolyse.

Les bandelettes urinaires testent souvent de façon simultanée d'autres paramètres : leucocyturie, protéinurie, nitrites, glucosurie, cétonurie, pH…

ECBU
Seul l'examen direct d'un ECBU affirme l'hématurie.

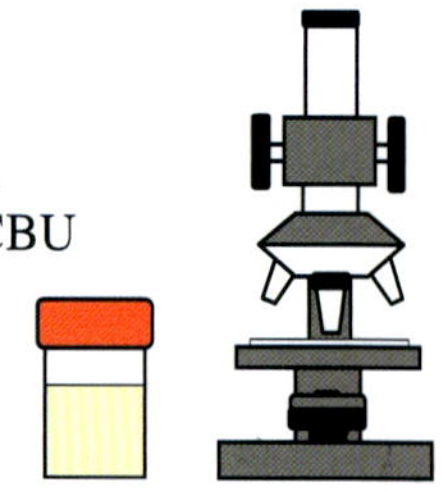

Toutes les étiologies sont possibles : urologiques ou néphrologiques.

AdG - 2011

ANNEXES

ANNEXE 1. DIAGNOSTICS DIFFERENTIELS DE L'HEMATURIE

*** Principales autres causes de coloration rouge des urines**

Facilement éliminées par la bandelette urinaire et surtout l'examen direct de l'ECBU montrant la présence de globules rouges dans les urines. En effet, les bandelettes réactives urinaires sont sensibles à la présence d'hémoglobine et de myoglobine. Les hémoglobinuries par hémolyse et les myoglobinuries par rhabdomyolyse peuvent donc faire réagir les bandelettes et faussement orienter vers une hématurie. Il faut donc toujours confirmer le diagnostic d'une hématurie par un ECBU.

MEDICAMENTS
- Acide Aminosalicylique
- Anti-inflammatoires coliques
- Laxatifs type anthracénique ou phénolphtaléine
- Chélateur du fer
- Ibuprofène
- Phénothiazine
- Phénytoïne
- Rifampicine
- Antracycline

ALIMENTS
- Betteraves
- Mûres

COLORANTS
- Eosine

METABOLIQUES
- Hémoglobine par Hémolyse
- Myoglobine par Rhabdomyolyse
- Porphyrie : les urines noircissent à la lumière
- Infection à *Serratia marcescens*
- Cristallurie urique

*** Urétrorragie**

Il s'agit de l'émission de sang pur par le méat urétral, <u>en dehors des mictions</u> (ce qui fait classer cette affection comme diagnostic différentiel).

Le plus souvent, l'urétrorragie est en rapport avec un traumatisme de l'urètre.

*** Saignement d'origine gynécologique chez la femme**

La présence de sang dans un prélèvement d'urine au cours des règles est fréquente et ne doit pas faire déclencher un bilan urologique sans avoir vérifié l'existence de l'hématurie à distance.

ANNEXE 2. PRINCIPALES CAUSES D'HEMATURIE

I. CAUSES UROLOGIQUES

1-A éliminer en priorité du fait de leur gravité et/ou leur fréquence

- Cancer du rein (+++)
- Tumeurs de la vessie et de la voie excrétrice (+++)
- Calculs urinaires (++)
- Infections urinaires (cystite ++, prostatite, pyélonéphrite)
- Affections tumorales prostatiques (cancer et adénome)
- Traumatisme urologique (rein ++, vessie).

Rappel : le diagnostic d'hypertrophie bénigne de la prostate comme cause d'une hématurie est un diagnostic d'élimination qui ne doit être retenu que lorsque toutes les autres causes possibles d'hématurie ont été éliminées, compte tenu de la très grande fréquence de cette affection.

2-Plus rarement

- Tuberculose rénale
- Bilharziose urinaire
- Malformations vasculaires du rein
- Endométriose urinaire.

II. CAUSES NEPHROLOGIQUES

1-Glomérulopathies ++

- De nombreuses néphropathies glomérulaires peuvent donner une hématurie.
- A retenir :
  - Glomérulopathies prolifératives
  - Maladie de Berger ++
  - Syndrome d'Alport…

2-Autres causes (non glomérulaires)

- Polykystose rénale
- Nécrose papillaire (diabète, drépanocytose, abus d'AINS)
- Thrombose de la veine rénale et infarctus rénal
- Néphropathies immuno-allergiques.

III. CAS PARTICULIERS

1-Hématuries sous anticoagulants

Rappel : un traitement anticoagulant ne doit jamais être retenu comme cause d'une hématurie, mais comme un facteur favorisant. Il doit faire rechercher une cause néphro-urologique.

2-Hématuries d'effort

3-Hématuries unilatérales essentielles

Hématurie

COLIQUE NEPHRETIQUE

Question non référencée internat

PLAN	MOTS CLES
FICHE FLASH I. DIAGNOSTIC POSITIF II. ETIOLOGIES III. DIAGNOSTIC DIFFERENTIEL IV. TRAITEMENT SYMPTOMATIQUE SCHEMA DE SYNTHESE ANNEXE	**Urgence médicochirurgicale, calcul urinaire, douleur lombaire, hématurie, ASP, échographie, uroscanner, formes compliquées (anurie, infection, hyperalgie), terrains particuliers (femme enceinte, rein unique, transplanté), traitement médical antalgique, drainage des urines**

Introduction

La colique néphrétique est une douleur liée à la mise en tension brutale de la voie excrétrice supérieure. Le mécanisme obstructif le plus fréquent est un calcul urinaire (près de 90% des cas).

Motif de consultation très fréquent dans les services d'urgence, elle touche préférentiellement l'homme entre 20 et 60 ans avec un fort taux de récidive.

POINTS CLES

La **colique néphrétique** est une urgence, médicale dans sa forme simple (symptomatologie typique, sans fièvre, à diurèse conservée chez un sujet jeune et sans antécédents) et chirurgicale (drainage des urines) dans les formes compliquées (infection urinaire, hyperalgie, anurie). Sa survenue sur certains terrains (femme enceinte, insuffisant rénal, transplanté rénal) nécessite le recours rapide au spécialiste (urologue, néphrologue, gynécologue-obstétricien).

L'obstruction responsable de la colique néphrétique est le plus souvent liée à un **calcul** urinaire, mais des diagnostics différentiels doivent être évoqués, surtout en cas de formes atypiques.

Le couple d'imagerie **ASP-échographie** et parfois le **scanner spiralé sans injection** sont essentiels dès la prise en charge en urgence. Ces examens permettent de lever un éventuel doute diagnostique, de visualiser parfois le calcul, mais surtout d'évaluer l'existence et l'importance d'une **dilatation de la voie urinaire** en amont du calcul.

L'UIV est désormais remplacée par l'**uroscanner**. Rarement indispensable dans le cadre de l'urgence, ce dernier est nécessaire pour le bilan étiologique d'une première crise de colique néphrétique.

La prise en charge des coliques néphrétiques simples qui évoluent favorablement sous traitement médical ne justifie pas d'hospitalisation. Celle-ci ne s'impose qu'en cas de forme compliquée ou de doute diagnostique.

FICHE FLASH

(« L'essentiel - Dernier tour »)

I. DIAGNOSTIC POSITIF

1-Forme typique de CN

- Douleur lombaire unilatérale intense, tournant dans le flanc, irradiant vers la région inguinale et les organes génitaux externes.
- Signes digestifs d'accompagnement.
- Signes urinaires inconstants : troubles mictionnels, hématurie (BU ++).
- Examen physique pauvre.
- Recherche d'ATCD de CN, de facteurs déclenchants.

2-Examens complémentaires

- **Imagerie :**
  - **ASP, échographie des voies urinaires (+++) ou scanner hélicoïdal non injecté ;**
  - **Uroscanner** à distance.
- Biologie +/- systématique (prise en charge hospitalière) : créatininémie au minimum... NFS, CRP, ECBU, hémocultures si contexte d'infection urinaire (fièvre, leucocyturie à la BU)...

3-Formes compliquées de CN

- CN fébrile : infection urinaire.
- CN avec anurie : obstacle bilatéral ou unilatéral sur rein controlatéral non fonctionnel.
- CN hyperalgique : résistance de la douleur au traitement antalgique médical => obstacle complet probable avec risque de rupture de la voie excrétrice.

-Formes particulières de CN

- Hospitalisation systématique et avis spécialisé
  - CN chez femme enceinte (contre-indication des AINS)
  - CN sur rein unique connu ou insuffisance rénale chronique connue.

II. ETIOLOGIES

- **Calculs +++** => bilan métabolique.
- Autres : syndrome de la jonction pyélo-urétérale, tumeur de la voie excrétrice, caillot, sténoses urétérales, adénopathies lombaires, fibrose rétropéritonéale, tumeur du petit bassin.

III. DIAGNOSTIC DIFFERENTIEL

1-Affections urologiques non lithiasiques

- Pyélonéphrite aiguë (association possible : attention ++).
- Tumeurs rénales, de vessie ou de voie excrétrice.
- Infarctus rénaux.

2-Affections non urologiques

- Torsion de kyste ovarien (++).
- Appendicite (++), diverticulite, colique hépatique, ulcère gastrique, nécrose du cæcum.

IV. TRAITEMENT SYMPTOMATIQUE

La colique néphrétique est une urgence médicale (forme simple), médico-chirurgicale (formes compliquées).

1-Traitement médical

- ***AINS :*** voie parentérale puis *per os* ou rectale, en l'absence de contre-indications.
- ***Autres :*** paracétamol, antispasmodique, morphine injectable.
- ***Recommandations :*** à remettre après la résolution de la crise

2-Traitement chirurgical (indispensable dans les formes compliquées)

- Drainage des urines en cas d'infection urinaire associée, de forme hyperalgique, d'anurie sur obstacle : sonde urétérale, drain de néphrostomie.

Antibiothérapie après prélèvements (hémocultures, ECBU) si infection urinaire.

I. DIAGNOSTIC POSITIF

A. DIAGNOSTIC CLINIQUE DE COLIQUE NEPHRETIQUE NON COMPLIQUEE

Le diagnostic d'une colique néphrétique typique est avant tout clinique.

1/ La colique néphrétique proprement dite

Mise en tension douloureuse de la voie excrétrice en amont d'un obstacle plus ou moins complet sans préjuger de sa nature.

a) Caractéristiques de la douleur

- Unilatérale de siège lombaire, tournant dans le flanc ;
- D'emblée maximale, extrêmement intense, avec des renforcements paroxystiques ;
- Irradiant vers la région inguinale et les organes génitaux externes.

b) Signes d'accompagnement

- Agitation du patient, expliquée par l'absence de position antalgique ;
- Les signes digestifs sont habituels, à type de nausées, vomissements liés à un iléus réflexe.

Dans certains cas, la colique néphrétique est précédée de symptômes à type de douleurs lombaires vagues, de sensation de malaise, de nausées.

2/ Les signes urinaires associés

- Inconstants, ils sont observés plus volontiers en cas de calcul.
- Les ***troubles mictionnels*** existent surtout lorsque le calcul est situé dans l'uretère pelvien :
  - La pollakiurie,
  - Les impériosités.
- L'***hématurie*** *microscopique* (bandelette urinaire systématique) est pratiquement constante lorsqu'il existe un calcul (75 à 100% des cas). Elle peut être macroscopique, totale, en général peu abondante.

3/ Reste de l'examen clinique

Il a pour but de conforter le diagnostic de colique néphrétique et du caractère non compliqué. Il participe donc à évoquer le diagnostic différentiel et à rechercher les complications.

- L'interrogatoire recherchera :
  - Des antécédents de colique néphrétique et/ou de calcul ;
  - Des facteurs déclenchants récents comme l'effort physique, un voyage ;
  - Les antécédents urologiques (rein unique, insuffisance rénale, ...) ;
  - La prise de certains médicaments pourvoyeurs de calculs (antirétroviraux : indinavir...).
- *L'examen abdominal* montre un abdomen souple, parfois météorisé et une fosse lombaire sensible. Il n'y a pas de globe vésical.

- *La fièvre* n'existe pas dans une colique néphrétique non compliquée.
- *La diurèse* est conservée : il n'y a pas d'anurie.

> *Au total,* devant une douleur de type colique néphrétique, il faut :
> Rechercher des signes fonctionnels urinaires ;
> **Mesurer la température ;**
> **Vérifier l'absence d'anurie (et de globe vésical) ;**
> Faire systématiquement une bandelette urinaire (BU) +++.

B. COLIQUES NEPHRETIQUES COMPLIQUEES

- Les complications à rechercher sont l'infection urinaire et l'anurie.
- L'échec d'un traitement antalgique bien conduit signe une forme hyperalgique en rapport le plus souvent à une hyperpression d'amont sur obstacle complet.
- Les coliques néphrétiques sur terrain particulier sont à considérer comme potentiellement compliquées.
- Le drainage du haut appareil peut être indiqué et se fait par sonde urétérale ou néphrostomie percutanée.

1/ Infection urinaire : pyélonéphrite sur obstacle

Evoquée par l'existence d'une fièvre, confirmée par la BU et surtout l'ECBU. L'infection des urines et du rein en amont de l'obstacle expose au risque de septicémie à point de départ urinaire. **Elle nécessite un traitement antibiotique et un drainage du haut appareil en urgence.**

2/ Anurie

Elle doit faire évoquer, soit un blocage des deux uretères par des calculs, soit une obstruction unilatérale sur un rein fonctionnellement ou anatomiquement unique. **Elle nécessite un drainage du haut appareil en urgence** car l'enjeu est la survenue rapide d'une insuffisance rénale aiguë. Celle-ci peut parfois s'observer en l'absence d'anurie.

3/ Colique néphrétique hyperalgique

- Elle est caractérisée par la persistance ou la répétition des crises malgré un traitement antalgique adapté. **Elle nécessite parfois un drainage du haut appareil en urgence à visée antalgique.**
- L'évolution peut en effet se faire vers une rupture des voies excrétrices (rupture du fornix) qui se traduit par la disparition de la douleur, un uro-rétropéritoine qui sera résorbé par les lymphatiques. Le drainage s'impose en cas de syndrome infectieux associé.

4/ Colique néphrétique sur terrain particulier

- Antécédents urologiques péjoratifs (rein unique, insuffisance rénale chronique, transplantation rénale) ;
- Femme enceinte.

L'hospitalisation est souvent la règle, d'autant qu'il existe des contre-indications à l'utilisation de certains médicaments.

C. EXAMENS COMPLEMENTAIRES

- Il s'agit essentiellement de l'imagerie : couple ASP-échographie des voies urinaires.
- En milieu hospitalier, la fonction rénale (créatininémie) est généralement contrôlée même en l'absence de signes de gravité.
- Les autres examens biologiques (NFS, ECBU, hémocultures...) sont fonction du contexte (infection urinaire ++).

1/ ASP

L'abdomen sans préparation recherche une opacité au niveau de l'aire rénale et du trajet de l'uretère. Sa normalité n'exclut pas le diagnostic. Situés dans le petit bassin, les calculs du bas uretère (siège fréquent de blocage dans le trajet terminal intramuqueux vésical de l'uretère) posent souvent le problème du diagnostic différentiel avec un phlébolite (calcification veineuse) pelvien.

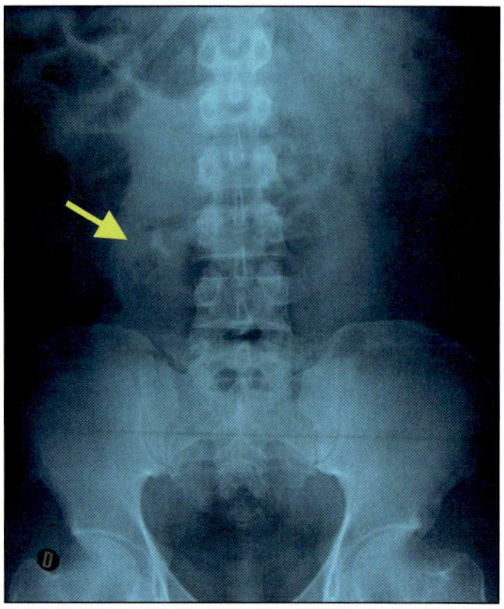

ASP : Calcul urétéral droit

2/ Echographie des voies urinaires

- L'échographie rénale et vésicale en période aiguë **permettra d'apprécier le retentissement de l'obstruction sur le rein :**
  - Dilatation des cavités excrétrices qui confirme le diagnostic, mais n'est pas toujours immédiate ;
  - Taille des reins et épaisseur du parenchyme qui permettent d'apprécier la valeur fonctionnelle des deux reins.
- L'échographie évalue également l'existence d'autres calculs dans le rein, notamment dans le rein controlatéral. ; elle ne visualise pas bien les calculs de l'uretère, sauf ceux enclavés dans la jonction pyélo-urétérale ou la jonction urétéro-vésicale grâce à la fenêtre acoustique de la vessie ;

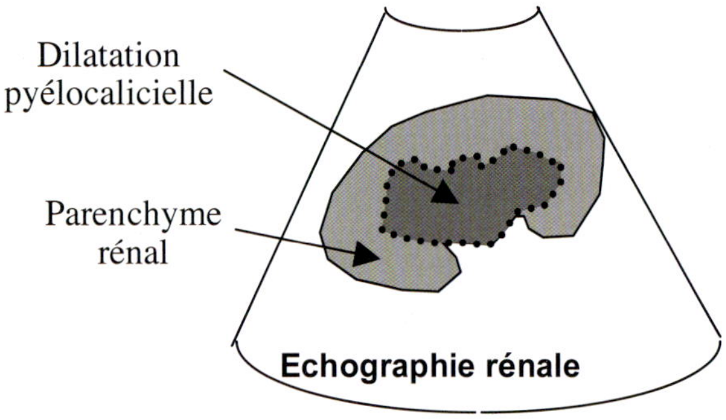

Echographie rénale

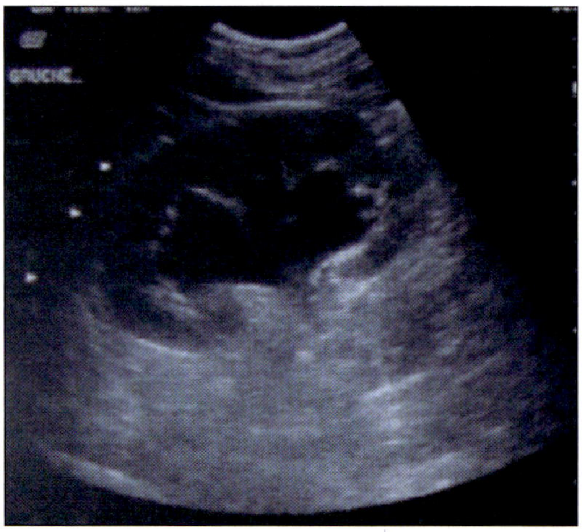

La recherche d'une dilatation des voies urinaires par échographie **est une urgence en cas de :**

- **Colique néphrétique fébrile ou hyperalgique**
- **Pyélonéphrite ne cédant pas à 48 heures d'antibiothérapie adaptée**
- **Insuffisance rénale aiguë ou anurie.**

3/ Scanner hélicoïdal (sans injection)

Il est devenu l'examen de référence pour l'urgence.

Il permet :

- la détection des calculs (quelle que soit leur nature avec évaluation de la taille, précision de la position exacte ;
- le diagnostic et le degré d'obstruction : importance de la dilatation d'amont, degré de néphromégalie, infiltration périrénale ;
- le diagnostic différentiel entre calcul et autres causes obstructives ou de la douleur.

Cependant, tous les centres ne disposent pas de cet équipement.

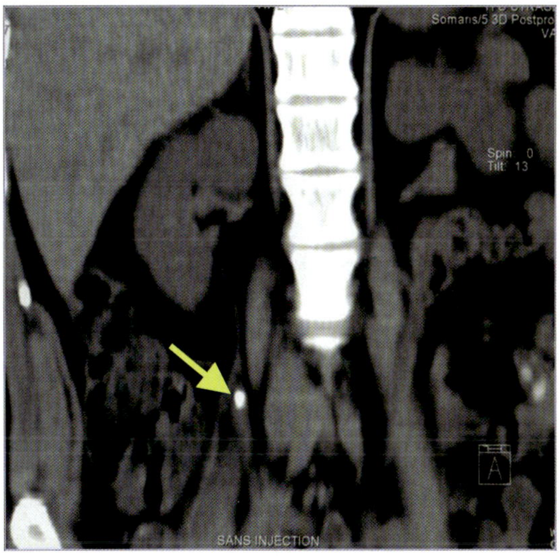

4/ Uroscanner

- Il a remplacé l'UIV et n'a sa place qu'à distance de la colique néphrétique pour faire le bilan définitif de sa cause.
- En l'absence de lithiase connue, **tout sujet ayant une première crise de colique néphrétique doit avoir un uroscanner à distance.** Il ne faut pas refaire cet examen lors de nouvelles crises si le calcul est connu et qu'il n'y a pas de complications ou d'éléments atypiques dans la symptomatologie.
- Sur les clichés d'UIV post-scanner, le calcul est visualisé sous forme d'une image spontanément dense s'il est radio-opaque (calcul de nature calcique), d'une lacune au sein du produit de contraste s'il est radio-transparent (calcul urique).
- Le retard de sécrétion du côté de la douleur est très caractéristique, pouvant aller de quelques minutes à quelques heures. L'absence de sécrétion à 24 heures constitue un rein muet et impose de lever rapidement l'obstacle

Au décours de la crise douloureuse, après l'expulsion du calcul, il peut persister un aspect d'hypotonie résiduelle de la voie excrétrice et un retard à l'élimination du produit de contraste du côté de la douleur.

L'uroscanner permet aussi d'évaluer le retentissement du calcul sur la voie excrétrice et sur le parenchyme rénal, et enfin de rechercher toutes les anomalies urologiques congénitales ou acquises susceptibles de favoriser la formation des calculs : syndrome de la jonction pyélo-urétérale, maladie de Cacchi-Ricci et autres uropathies malformatives. Des clichés avec reconstruction sont réalisés à la demande si on suspecte une malformation.

Enfin, scanner hélicoïdal et uroscanner peuvent prédire le taux d'expulsion des calculs selon leur taille (> 90% si < 5 mmm)

Rappel : l'injection d'iode nécessite d'avoir vérifié l'absence d'allergie et d'insuffisance rénale.

SYNTHESE SUR LES INDICATIONS DE L'IMAGERIE EN URGENCE

Sur la base de l'actualisation 2008 de la 8e Conférence de Consensus (1999) concernant la « Prise en charge des coliques néphrétiques de l'adulte dans les services d'accueil et d'urgences », quatre situations schématiques peuvent être identifiées :

1/ Colique néphrétique non compliquée chez un sujet sans antécédent et répondant bien au traitement médical

- Le couple ASP/échographie ou le scanner hélicoïdal sont à proposer en 1ère intention. L'uroscanner en urgence est donc inutile.
- *Il est à noter que cette attitude se démarque de celle trop souvent constatée en pratique ou l'échographie n'est effectuée qu'en cas de forme compliquée. Un radiologue ne devrait pas refuser cet examen en urgence sous prétexte qu'il s'agit d'une forme « simple ».*

2/ Colique néphrétique compliquée (fébrile, hyperalgique ou oligoanurique)

Ces formes imposant une certitude sur l'existence et le degré d'un obstacle, les examens les plus rapidement accessibles et les plus performants seront proposés, le meilleur étant le scanner hélicoïdal sans injection.

3/ Terrains particuliers

- Grossesse : échographie systématique en urgence ;
- Insuffisance rénale : le scanner hélicoïdal sans injection, s'il est accessible, est préférable au couple ASP/échographie.

4/ Doute diagnostique

- Indication du scanner spiralé sans puis avec injection si nécessaire, en urgence
- **En pratique courante, au minimum en l'absence de scanner spiralé, l'échographie devrait pouvoir être obtenue devant toute colique néphrétique atypique pour ne pas méconnaître un diagnostic différentiel.**

II. ETIOLOGIES

1/ Calcul (> 90%)

- soit isolé et souvent bloqué dans la partie basse de l'urètre, parfois associé à une (ou des) calcul(s) du bassinet ou des calices ;

2/ Obstacles intrinsèques

- Syndrome de la jonction pyélo-urétérale (< 5%) ;
- Tumeur de la voie excrétrice ;
- Caillot ;
- Sténose urétérale : tuberculose, bilharziose, radiothérapie, urétérite sur anévrisme de l'aorte abdominale, sténose iatrogène ;
- Nécrose papillaire (diabétique ++).

3/ Obstacles extrinsèques

- Adénopathie lombaire (métastases : cancer testicule...), carcinose péritonéale ;
- Fibrose rétropéritonéale ;
- Tumeur du petit bassin (tumeur de l'utérus ou de l'ovaire, cancer de la vessie ou de prostate).

L'ensemble des étiologies de colique néphrétique est décliné dans l'**annexe 1.**

III. DIAGNOSTIC DIFFERENTIEL

Des affections urologiques ou non peuvent simuler une crise de colique néphrétique et doivent être évoquées surtout dans les formes atypiques. Le scanner injecté peut alors être indiqué rapidement.

1/ Affections urologiques non lithiasiques

- Pyélonéphrite aiguë (++) ;
- Tumeurs rénales, de la vessie ou de la voie excrétrice ;
- Infarctus rénaux (drépanocytose, diabète) ;
- Torsion du cordon spermatique (forme atypique).

2/ Affections non urologiques

- Torsion de kyste ovarien (++) ;
- Appendicite (++) ; diverticulite ;
- Colique hépatique ;
- Ulcère gastrique, nécrose du cæcum ;
- Fissuration d'anévrisme de l'aorte ;
- Pneumonie ;
- Arthrose lombaire.

IV. TRAITEMENT SYMPTOMATIQUE

- La colique néphrétique est une urgence médicale dans sa forme simple et médico-chirurgicale dans ses formes compliquées.
- L'obstruction complète ou partielle des voies excrétrices urinaires due à un obstacle aigu entraîne une augmentation brutale de la pression intracavitaire ; cette hyperpression stimule par ailleurs la synthèse des prostaglandines E2 de la médullaire rénale qui entraînent une augmentation du flux sanguin rénal donc de la filtration glomérulaire aboutissant à un effet diurétique et une augmentation de la pression intra-pyélique.
- Cette physiopathologie explique les objectifs du traitement symptomatique qui recherche :
  - Un effet antalgique,
  - Une diminution de la pression pyélique.
- Le traitement sera toujours médical dans l'immédiat et chirurgical si nécessaire (formes compliquées).

A. TRAITEMENT MEDICAL

En règle générale, il se fait par voie parentérale (IV, IM) en urgence et les premiers jours d'une éventuelle hospitalisation. En ambulatoire, le traitement de relais utilise les voies orale et rectale.

1/ Anti-inflammatoires non-stéroïdiens

- Ils inhibent la synthèse des prostaglandines, réduisent le flux sanguin rénal, la filtration glomérulaire et la sécrétion d'urine. Il s'ensuit une diminution de la pression intra-pyélique et de la tension des parois pyéliques et urétérales. Ils ont de plus une action antalgique centrale et périphérique.
- En cas de contre-indication (antécédents d'allergie, d'ulcère gastroduodénal et d'insuffisance rénale de rein unique, de traitement par inhibiteur de l'enzyme de conversion), la morphine pourra être utilisée d'emblée.

a) Par voie intraveineuse : (Service d'urgences et hospitalisation)

- Kétoprofène : 100 mg en 20 minutes
  - 3 fois par jour, au maximum pendant 2 jours.

b) Par voie intramusculaire

- Diclofénac : 75 mg
  - 1 fois par jour, au maximum pendant 2 jours.

c) Par voies orale ou rectale

- Kétoprofène 100 mg : en suppositoires ou comprimés
- Diclofénac 50 mg : en comprimés
  - 2 ou 3 fois par jour en traitement court de 3 à 5 jours maximum.

Cas particulier de la femme enceinte

- En dehors d'un avis gynéco-obstétrical, les AINS ne sont pas recommandés et sont formellement contre-indiqués pendant le 3e trimestre.
- Le paracétamol n'est pas contre-indiqué.
- La morphine peut être prescrite en dehors de la période du travail.

2/ Les antalgiques

- ***Chlorhydrate de Morphine IV*** à la dose initiale de 0,1 mg/kg toutes les 4 heures. Respect des contre-indications et à utiliser en titration (dilution).
- ***Paracétamol et dérivés***
- ***Antispasmodiques :*** souvent associés mais sans avoir fait la preuve de leur efficacité.

Après la phase d'urgence, le traitement peut être continué par voie orale ou rectale et associe AINS en courte durée (3 à 4 jours en général) associé ou non à un IPP, antalgiques et antispasmodiques.

3/ Les recommandations après la crise

Elles doivent être expliquées et remises par écrit au patient(e)

- Poursuivre les traitements comme prescrits ; ne pas modifier les doses sans avis médical ;
- Application de chaleur sur le flanc douloureux ou bain chaud ;
- Tamiser les urines à travers un filtre à café et conserver les calculs expulsés pour les apporter en consultation ;
- Consulter en urgence si fièvre, frissons, vomissements, réapparition de la douleur, urines rouges, absence de miction > 24h ;
- Faire le bilan prescrit et l'amener en consultation ; la disparition de la douleur ne signifie pas la guérison et ce bilan est donc indispensable.

B. TRAITEMENT INSTRUMENTAL

- Le traitement instrumental de la crise de colique néphrétique est nécessaire en cas de complication :
    1. **Infection urinaire associée ;**
    2. **Colique néphrétique hyperalgique ;**
    3. **Insuffisance rénale aiguë obstructive avec ou sans anurie.**
- Il consiste à drainer les cavités pyélo-excrétrices :
    - Soit par une sonde urétérale, simple ou double J ;
    - Soit par un drain de néphrostomie antérograde sous contrôle échographique.
- Le geste chirurgical sera accompagné d'un traitement médical préventif d'un éventuel syndrome de levée d'obstacle (hyperdiurèse osmotique).

Le drainage urinaire est une **urgence** en cas d'infection urinaire ou d'anurie **sur obstacle**.

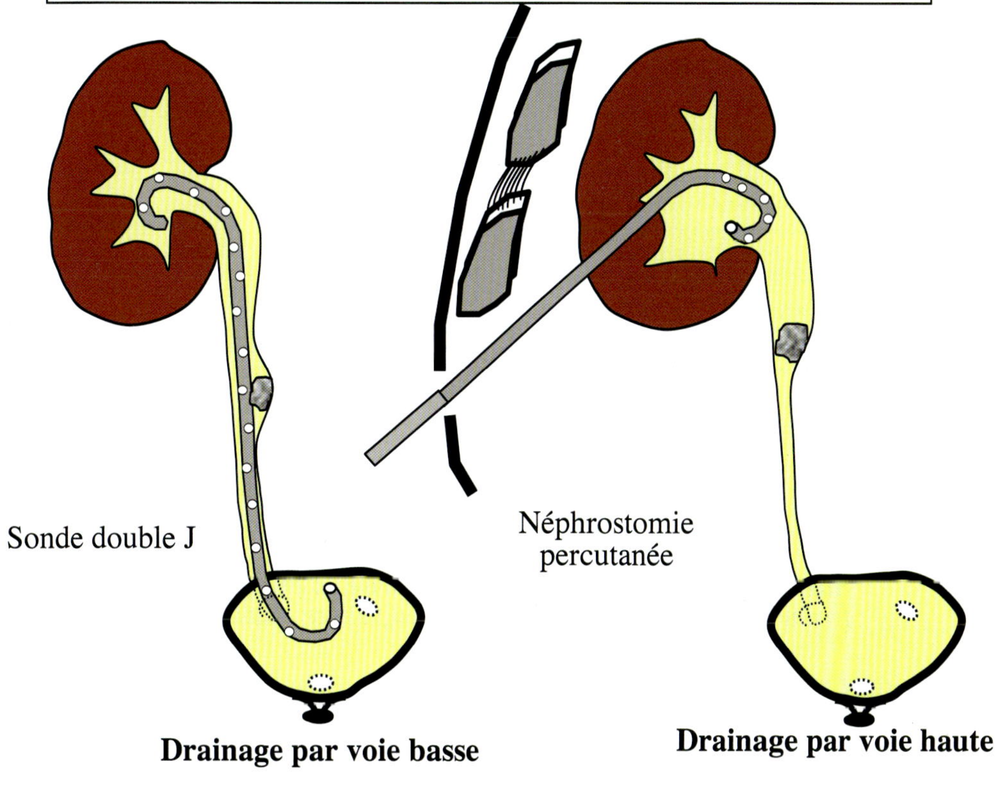

ANNEXES

ANNEXE 1. CONDUITE A TENIR DEVANT UNE COLIQUE NEPHRETIQUE

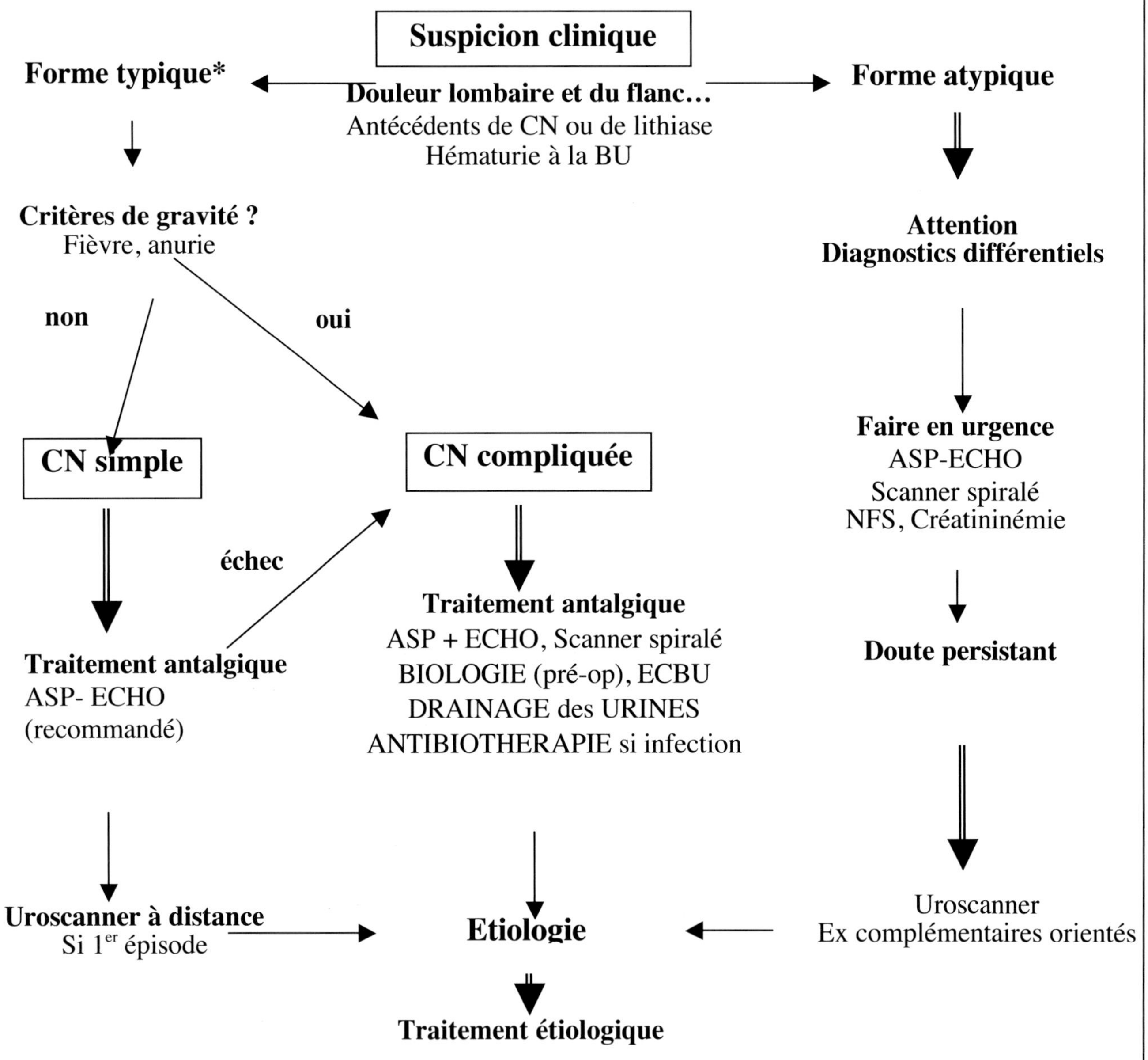

**** Attention aux terrains particuliers => prise en charge spécialisée***
femme enceinte, rein unique connu, insuffisance rénale connue

ANNEXE 2. ETIOLOGIES DES COLIQUES NEPHRETIQUES

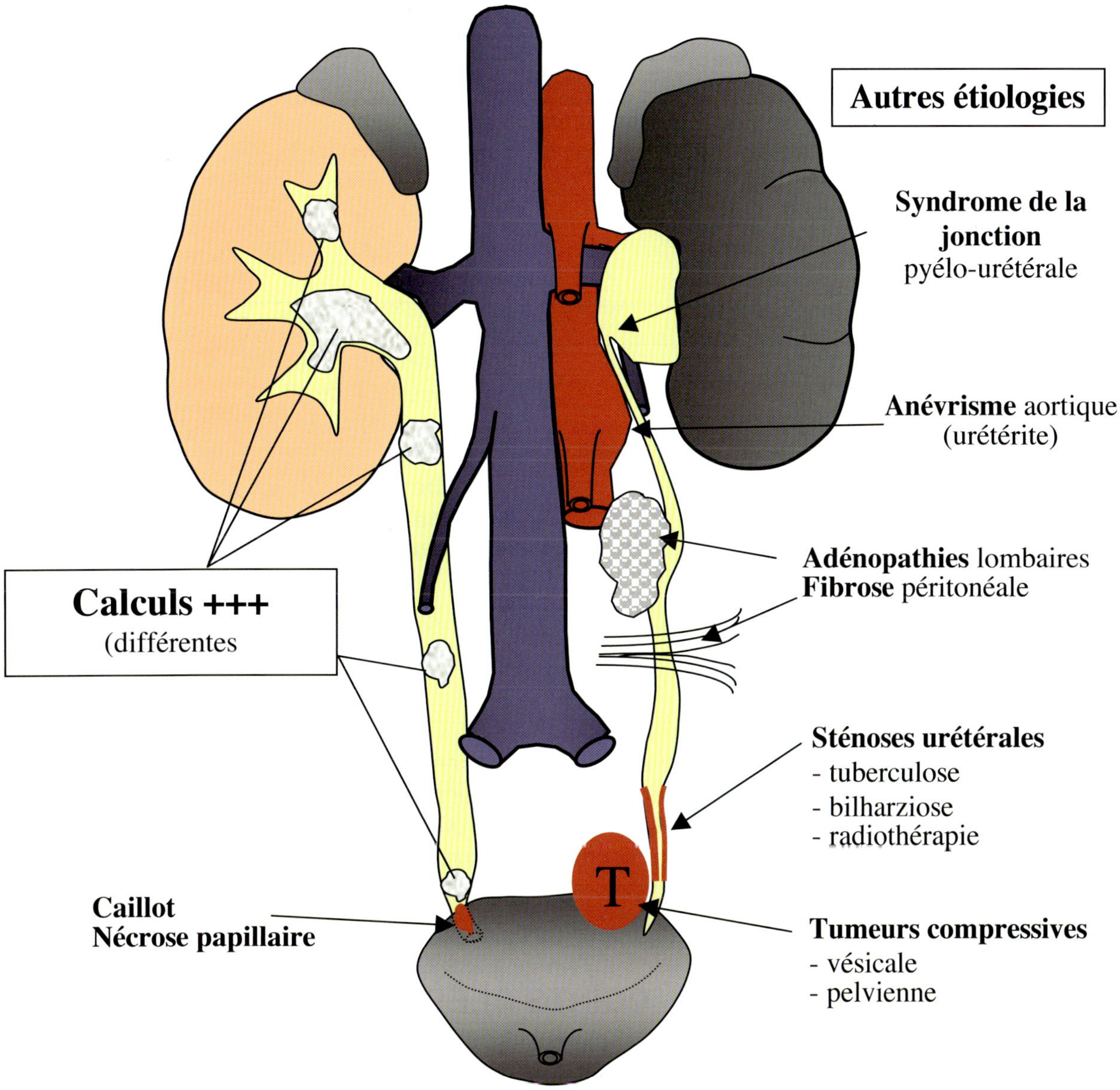

DIAGNOSTICS DIFFERENTIELS

** Affections urologiques non lithiasiques*
Pyélonéphrite aiguë
Tumeurs (rein, vessie, voie excrétrice)
Infarctus rénaux

** Affections non urologiques*
Torsion de kyste ovarien
Appendicite, diverticulite, colique hépatique, ulcère gastrique, nécrose du cæcum…

DYSFONCTION ERECTILE

Module 11
Item 338

Objectifs du CNCI

- Devant un trouble de l'érection, argumenter les principales hypothèses diagnostiques et justifier les examens complémentaires pertinents

PLAN	MOTS CLES
FICHE FLASH **I. RAPPELS ANATOMO-PHYSIOLOGIQUES** **II. EPIDEMIOLOGIE ET FACTEURS DE RISQUE** **III. DIAGNOSTIC** **IV. TRAITEMENT** **ANNEXES**	**Diagnostic : interrogatoire, réalité ; Facteur prédictif d'évolution péjorative d'un terrain cardiovasculaire ; Bilan cardiovasculaire et métabolique ; échodoppler artériel ; inhibiteurs de la phosphodiestérase (IPDE 5)**

Introduction

Les troubles de l'érection, encore appelés impuissance ou dysfonction érectile (DE), se définissent par l'incapacité d'obtenir ou de maintenir une érection suffisante pour permettre un rapport sexuel satisfaisant. L'érection est liée à la mise en tension des corps érectiles qui entraîne la turgescence puis la rigidité de la verge.

POINTS CLES

L'origine de l'impuissance est souvent multifactorielle avec une intrication entre des facteurs psychologiques ou relationnels, organiques et iatrogènes. Mais, le plus souvent, aucune cause organique n'est décelable (plus de 70% des cas).

Néanmoins, la connaissance des mécanismes physiopathologiques de l'érection a progressé et entraîné une modification des approches diagnostiques et thérapeutiques. Aussi, les hommes qui souffrent d'un tel trouble peuvent désormais être encouragés à demander conseil.

FICHE FLASH

I. RAPPELS ANATOMOPHYSIOLOGIQUES

- Corps érectiles substrats anatomiques de l'érection, fixés aux branches ischiopubiennes
- Tissu caverneux formé de trabécules conjonctivo-musculaires qui circonscrivent des aréoles
- Alimentation artérielle du tissu caverneux par les artères caverneuses
- Innervation somatique (nerf honteux interne) : sensibilité de la verge et motricité des muscles striés érectiles annexés à la verge (ischio-caverneux et bulbo-caverneux)
- Innervation végétative : sympathique (myocontraction-flacidité), parasympathique (myorelaxation-érection)
- Rappel : nécessité d'une bonne imprégnation androgénique
- Dynamique de l'érection :
  - Désir, stimulation physique => baisse du tonus sympathique, stimulation parasympathique et libération de monoxyde d'azote par les cellules de l'épithélium aréolaire ;
  - Augmentation du flux artériel caverneux, myorelaxation des fibres musculaires lisses (augmentation du GMPc et fuite du calcium intra-cellulaire) des trabécules aréolaires ;
  - Ouverture et remplissage des aréoles caverneuses (tumescence), compression sous-albulginéale du drainage veineux aréolaire ;
  - Augmentation de pression intra-caverneuse (rigidité), contraction des muscles striés érectiles.

II. EPIDEMIOLOGIE ET FACTEURS DE RISQUE

1-Epidémiologie

- Rare avant 50 ans, sauf cause organique
- 25 à 30% après 60 ans en l'absence de cause organique.

2-Facteurs de risque

- DE = trouble multifactoriel ++ ; elle peut être prédictive d'une cardiopathie ischémique
- Facteur favorisants : carence androgénique, tabac, stress
- Causes :
  - Iatrogènes médicamenteuses (anti-HTA, psychotropes…), chirurgicales (chirurgie pelvienne) ;
  - Locales (examen de la verge, antécédents traumatiques) ;
  - Neurologiques centrales ou périphériques (tumeur, SEP, Alzheimer, Parkinson, lésion médullaire) ;
  - Endocriniennes (diabète ++, hypogonadisme…) ;
  - Psychogènes (état anxio-dépressif, névrose…).

III. DIAGNOSTIC

1-Examen clinique : affirme le diagnostic et évalue le terrain et les facteurs de risque

- Interrogatoire : description du trouble ++ et mode de survenue-durée
- Examen clinique : organes génitaux, TR, sensibilité périnéale, pouls fémoraux et pénien, seins
- Synthèse clinique : diagnostic différentiel, orientation étiologique (nécessité d'examens complémentaires ?), décision d'une stratégie thérapeutique.

2-Bilan complémentaire

- Biologie : testostérone (hypogonadisme), glycémie, lipides et PSA si âge > 50 ans ou contexte KP
- Exploration vasculaire :
- Essentiellement écho-doppler pénien si doute sur une maladie artérielle
- Autres examens + rares : pléthysmographie, artériographie sélective, cavernographie.

IV. TRAITEMENT

Arrêt-remplacement (si possible) **des médicaments pourvoyeurs de DE**
Dédramatisation, psychothérapie et sexothérapie (avec partenaire)

1-Traitement médical « spécifique »

- *Per os* : surtout les inhibiteurs de la phosphodiestérase (IPDE 5) mais attention aux cardiaques et contre-indiqués en association aux dérivés nitrés. Autres : apomorphine (action centrale-nausée).
- Injections intra-caverneuses : essentiellement l'aloprostadil.
- Erecteur à dépression.

2-Traitement chirurgical (rare et indications très précises)

- Revascularisation (athérome), ligature veineuse (fuite veineuse), prothèse pénienne (dernier recours).

I. Rappels anatomo-physiologies

A. STRUCTURE DES CORPS ERECTILES

- La verge comporte 3 types de **corps érectiles :** les corps caverneux, le corps spongieux et le gland (cf. chapitre Anatomie).
- Fixés aux branches ischio-pubiennes et maintenus devant la symphyse pubienne par le ligament suspenseur de la verge, les corps caverneux sont les principaux éléments anatomiques de l'érection. Leur partie pénienne qui se termine dans le gland est libre, extensible sous l'afflux du sang, s'allongeant (tumescence) puis se redressant en prenant appui sur les points fixes (érection proprement dite).
- Entourés d'une membrane épaisse de tissu conjonctif lamellaire, l'albuginée, ils sont composés d'un tissu musculo-conjonctif trabéculé leur donnant une structure lacunaire (ou aréolaire) extensible lors du remplissage sanguin des espaces aréolaires.
- La paroi des lacunes caverneuses est ainsi composée de fibres musculaires lisses au sein d'un tissu conjonctif de soutien et tapissée d'un endothélium.

B. DYNAMIQUE DES CORPS ERECTILES

1/ Erection

- Elle commence par la tumescence pénienne (remplissage lacunaire), suivie de la rigidification permettant la pénétration, renforcée par la contraction des muscles striés annexés aux corps érectiles.
- La **tumescence** permet à la verge d'atteindre son volume maximum lors du remplissage des lacunes caverneuses, assuré par les 2 artères caverneuses (branches des honteuses internes) en position intra-caverneuse centrale et dont les ramifications irradient vers les aréoles. Toute affection artérielle athéromateuse loco-régionale peut être responsable d'impuissance par manque d'apport.
- Le remplissage lacunaire n'est possible que par le relâchement des cellules musculaires lisses trabéculaires qui assurent la fermeture des aréoles à l'état flacide sous la dominance du tonus sympathique.
- La **rigidification** est liée au blocage du drainage veineux par compression des veines émissaires contre la face interne de l'albuginée. La pression sanguine lacunaire intra-caverneuse atteint son maximum. En dépit du blocage du flux pénien, l'oxygénation des structures intra-péniennes reste suffisante si l'érection dure moins de 3 heures.

2/ Retour à la flacidité

Lors de la chute du désir, la dominance du tonus sympathique entraîne une baisse d'apport de sang artériel aux aréoles et permet une diminution de la pression caverneuse qui lève le blocage du drainage veineux. La vidange lacunaire s'effectue alors par les veines émissaires qui traversent l'albuginée, rejoignent les veines circonflexes entourant les corps caverneux et qui se jettent dans la veine dorsale profonde de la verge. Apports artériels et sorties veineuses sont alors de nouveau équilibrés et assurent le métabolisme cellulaire normal des composants intra-péniens.

C. COMMANDE NEURO-HORMONALE

- L'**innervation somatique** du pénis est sous le contrôle de la moelle sacrée qui assure la sensibilité par le nerf dorsal de la verge et la motricité (muscles ischio et bulbo-caverneux) par le nerf périnéal. L'innervation somatique participe à l'érection, en particulier de type réflexe, les sensations tactiles de la verge remontant aux centres sacrés parasympathiques et générant une stimulation végétative par les nerfs érecteurs d'Eckardt et motrice par le nerf honteux interne.

- **L'innervation végétative** des corps caverneux, sympathique et parasympathique, est indispensable à l'érection psychogène (sous contrôle cortical) :
  - Les fibres parasympathiques naissent directement de la face antérieure des racines sacrées S2-S3-S4 et donnent naissance au nerf érecteur d'Eckardt qui rejoint le nerf caverneux via le plexus hypogastrique inférieur.
  - Les fibres sympathiques sont issues des centres sympathiques médullaires dorso-lombaires (D11 à L1) et rejoignent soit les nerfs pelvien et honteux interne, soit le nerf caverneux via les plexus hypogastriques supérieur puis inférieur.

- Dans les corps caverneux, les muscles lisses associés au squelette conjonctival trabéculaire peuvent :
  - Se contracter (fermeture des aréoles => flacidité de repos) sur l'action sympathique. Au repos, la verge est donc sous contrôle du tonus sympathique.
  - Se relâcher (ouverture et remplissage des aréoles => expansion pénienne) sous l'action parasympathique ou sous l'action de substances vaso-actives, monoxyde d'azote (NO), prostaglandines. Cette relaxation est due à l'expulsion du calcium des cellules musculaires sous l'action du GMPc produit à partir du GMP sous la stimulation du NO. Le blocage ou la stimulation des enzymes intervenant dans le métabolisme de ces deux composants va entraîner la relaxation musculaire et la dilatation des lacunes.

- Le **contrôle supérieur de l'érection** est assuré par le noyau hypothalamique supra-optique de la paroi antérieure du troisième ventricule qui reçoit des informations du lobe limbique de Broca, base anatomique de la libido, lui-même soumis à des stimulations sensorielles, olfactives, visuelles, auditives, tactiles… Le noyau supra-optique a, par ailleurs, des rapports intimes avec l'hypophyse et influence ses sécrétions.

- La stimulation de la libido entraîne une inhibition sympathique et une stimulation parasympathique et une libération de substances vaso-actives (monoxyde d'azote, PGE1).

- L'éjaculation et/ou la chute du désir entraîne le retour du tonus sympathique.

- L'imprégnation hormonale androgénique est indispensable à l'érection.

II. EPIDEMIOLOGIE ET FACTEURS DE RISQUE

A. EPIDEMIOLOGIE

- En l'absence d'affection organique d'implication directe, la DE est un trouble fonctionnel qui débute rarement avant 50 ans (6 à 10%) et qui s'aggrave avec l'âge (25 à 30% après 60 ans). Avant 50 ans, la cause est souvent psychogène, après 60-70 ans, l'origine est plutôt organique.
- A noter que près d'un tiers des hommes ayant une DE se déclare « peu ou pas gêné », ce qui témoigne d'une philosophie de résignation, d'accoutumance ou parfois de choix. Cette réalité participe à une sous-évaluation épidémiologique de la DE.

B. CAUSES ET FACTEURS DE RISQUE

- La cause de la DE est le plus souvent multifactorielle, l'érection étant finalement un processus complexe en ce sens qu'elle demande un bon fonctionnement du psychisme, du système nerveux central et périphérique, du statut hormonal, de l'état vasculaire loco-régional et de la qualité du tissu érectile.
- Un certain nombre de causes ou de facteurs favorisants ont cependant été identifiés et doivent donc être recherchés.
- A l'inverse, **l'apparition d'une DE est actuellement considérée comme un marqueur évolutif péjoratif chez les patients ayant un terrain à risque cardiovasculaire** (il faut donc rechercher systématiquement ce terrain qui est peut-être méconnu ou négligé devant l'apparition d'une DE).

1/ Causes iatrogènes

- **Médicamenteuses :**
  - Psychoptropes : tranquillisants (phénotiazine, benzodiazépines...), antidépresseurs ;
  - Antihypertenseurs (bêtabloquant, vasodilatateur, diurétique, inhibiteur de l'enzyme de conversion, ganglio-bloqueur, sympathicomimétiques centraux) ;
  - Traitements hormonaux des maladies prostatiques : anti-androgènes, agonistes de la LH-RH, finastéride ;
  - Divers : cimétidine, certains hypolipémiants, digoxine, indométacine, œstrogènes.

A part, la radiothérapie de la région pelvienne et les causes **chirurgicales** (cystectomie, prostatectomie, amputation abdomino-périnéale).

2/ Causes organiques

Elles sont parfois évidentes quand l'aspect lésionnel est patent. Parfois, il s'agit de terrain où l'aspect lésionnel est suspecté (HTA, diabète, éthylisme...). Les causes locales doivent rapidement être éliminées par l'interrogatoire et l'examen clinique.

- **Causes locales :**
  - Traumatisme pénien et rupture d'albuginée caverneuse post-coïtale.
  - Maladie de La Peyronie (rétraction fibreuse idiopathique des corps caverneux),
  - Séquelles de priapisme et dégénérescence fibreuse sénile.

- **Causes neurologiques :**
  - Lésions cérébrales : tumeurs, accidents vasculaires, sclérose en plaque (SEP), maladies d'Alzheimer ou de Parkinson.
  - Lésions médullaires : tumeurs, traumatisme, compression, maladies dégénératives de la moelle.
  - Lésions périphériques : atteinte du plexus hypogastrique et/ou du nerf honteux interne traumatique (fracture du bassin) ou chirurgicale (chirurgie pelvienne). Neuropathies périphériques (diabète, amylose, carence vitaminique, éthylisme, toxicité médicamenteuse).

- **Causes endocriniennes :**
  - Hypogonadismes congénitaux ou acquis :
    - × Central (FSH, LH et testostérone basses) ;
    - × Périphérique (FSH, LH élevées et testostérone basse) ;
  - Endocrinopathies : diabète (neuropathie métabolique, micro et macroangiopathie), acromégalie, hypercorticisme et hypothyroïdie ;
  - Adénome à prolactine ;
  - Tumeurs testiculaires sécrétantes d'estradiol (tumeurs de Leydig).

3/ Causes psychogènes

Difficiles à apprécier et à évaluer, elles sont les plus fréquentes, isolément ou associées à un trouble organique.

- Etats anxiodépressifs avec cercle vicieux alimentant la DE.
- Etats névrotiques et affections psychiatriques lourdes.
- Le stress qui classiquement entraîne une hypertonie sympathique est incriminé.

4/ Facteurs de risque

- Diabète (neuropathie, micro et macroangiopathie) ;
- Hypertension artérielle, insuffisance rénale chronique ;
- Facteur d'athérome qui diminue la perméabilité de l'irrigation artérielle de la verge (diabète, hypercholestérolémie, tabac, hypertension artérielle) ;
- Tabac (diminution de la relaxation des fibres lisses), alcool et stupéfiants ;
- Déficit androgénique liée à l'âge (DALA).

III. Diagnostic

Le comportement du médecin lors de la première consultation est important. L'abord de ce domaine d'intimité nécessite une bonne écoute pour créer un climat de confiance.
Le contexte du diagnostic est variable :

- Patient demandeur, seul ou accompagné,
- Conjoint demandeur,
- Problème suggéré par le praticien chez des patients à risque.

A. BILAN CLINIQUE

La DE est un diagnostic d'interrogatoire. Associé à l'examen clinique et à une recherche des facteurs de risque, il permet souvent une orientation étiologique et un début de proposition thérapeutique.

1/ Interrogatoire

- Il convient de s'assurer qu'il s'agit bien d'une DE :

-> En éliminant :

  - une maladie de La Peyronie : érection normale, mais courbure progressive de la verge qui inquiète le patient ;
  - une éjaculation précoce.

-> En faisant préciser au patient :

  - le déroulement de l'échec de l'acte sexuel ;
  - s'il a une explication sur l'impossibilité de réaliser l'acte ;
  - son désir vis-à-vis de sa (ou ses) partenaire(s) ;
  - s'il existe des érections par masturbation.

- Dès lors que le diagnostic de la DE semble acquis, il faut :
  - rechercher s'il existe des érections nocturnes ou matinales ;
  - rechercher le mode de survenue (brutal ou progressif) ;
  - chiffrer la durée du trouble (date du dernier rapport « normal »), et sa sévérité.
  - évaluer son retentissement psychologique.
  - **analyser le terrain et rechercher les facteurs de risque** : habitus (alcool, tabac, ...) antécédents médicaux et chirurgicaux ; traitements en cours.

2/ Examen clinique

- Examen des organes génitaux externes :
  - Bourses : réduction du volume testiculaire ou tumeur ?
  - Pénis : souplesse du tissu caverneux, nodule évocateur d'une maladie de La Peyronie, abolition du pouls pénien ?
- Toucher rectal : anomalie prostatique ?
- Pouls fémoraux : artériopathie ?
- Sensibilité du périnée, réflexe bulbo-caverneux : neuropathie pelvienne ?
- Gynécomastie avec ou sans galactorrhée : hyperprolactinémie ?
- Examen général systématique (prise de TA, pouls périphériques, auscultation des carotides, sensibilité des membres inférieurs, bandelette urinaire, ...) à la recherche d'un terrain cardiovasculaire et/ou métabolique (hypertension, tabagisme, diabète, hypercholestérolémie, antécédents familiaux ou personnels cardiovasculaire).

3/ Synthèse clinique

- Un certain nombre de situations peut orienter sur l'étiologie :
  - érections normales mais brèves et sans éjaculation : DE par fuites veineuses ;
  - érections lentes, molles et d'installation progressive : DE d'origine vasculaire ;
  - absence totale d'érection diurne, mais érections spontanées nocturnes ou matinales : DE psychogène probable ;
  - absence totale d'érection diurne et d'installation brutale sans érections spontanées nocturnes : DE probablement neurologique.

- Enfin, afin d'éviter une médicalisation excessive de la DE, il conviendra d'évaluer la réelle demande du patient par rapport à son problème :
  - certains s'accommodent du trouble et ne sont pas demandeurs de traitement spécifique (DE « symptôme ») ; la correction des facteurs de risque ou étiologiques est alors le seul enjeu en terme de santé ;
  - à l'inverse, s'il existe une réelle souffrance psychologique (DE « maladie »), une discussion stratégique peut être engagée sur un bilan complémentaire éventuel et les options thérapeutiques spécifiques.

B. BILAN COMPLEMENTAIRE

Les examens complémentaires ne sont pas systématiques. Ils dépendent de l'âge, de l'orientation clinique, du désir de traitement et des contre-indications éventuelles liées à ce dernier.

1/ Examens biologiques

Il est classique de proposer au minimum, en l'absence de toute orientation clinique :

- Glycémie à jeun (diabète latent), créatininémie (insuffisance rénale méconnue) ;
- Testostéronémie totale, ou mieux, biodisponible (testotérone libre) pour dépister une hypogonadisme ;
- **PSA total si âge > 50 ans ou dès 45 ans si antécédents familiaux de cancer de la prostate.**

D'autres examens sont possibles selon le contexte : cholestérol, triglycérides et gamma GT ; LH et Prolactine si testostérone basse.

2/ Explorations vasculaires

En pratique, l'écho-doppler reste le seul examen fréquemment utilisé pour évaluer l'état vasculaire loco-régional **en cas de doute sur l'origine artérielle de la DE.**

- Echo-doppler pulsé des artères caverneuses, honteuses internes et dorsales de la verge : réalisé (en cas de doute sur l'état vasculaire) sur verge flacide puis après stimulation par injection intra-caverneuse d'une drogue vaso-active à faible dose (5 à 10 µg de PGE1) pour obtenir vasodilatation et tumescence et non érection). L'échographie permet aussi de rechercher de la fibrose caverneuse.
- Pléthysmographie et rigidimétrie péniennes : mesure des variations des diamètres de la verge par des anneaux péniens (pléthysmographie) et de la rigidité pénienne par électrodes (rigidimétrie), effectuées la nuit ou sous stimulation sexuelle visuelle. Elles permettent de démasquer les DE psychogènes (érections nocturnes). Ces examens sont de moins en moins utilisés.
- Artériographie sélective des artères hypogastriques : exceptionnelle et réalisée qu'en cas de décision chirurgicale.
- Cavernosométrie et cavernosographie : réalisées dans le but d'étudier le retour veineux au niveau des corps caverneux, ce sont des examens invasifs car nécessitant une ponction directe des corps caverneux. La cavernosométrie mesure la pression nécessaire pour obtenir et maintenir une érection temps et est suivie de la cavernosographie qui permet de rechercher une fuite veineuse au niveau des corps caverneux.

Ces trois derniers examens sont optionnels et discutés au cas par cas.

3/ Explorations neurologiques

Explorations douloureuses, elles ne se conçoivent qu'en cas de troubles neurologiques dans la région pelvienne ou de suspicion d'atteinte neurologique dans le cadre d'une affection à tropisme neurologique périphérique (diabète ++) : vitesse de conduction du nerf dorsal de la verge, temps de latence du réflexe bulbo-caverneux, électromyographie périnéale de détection, potentiels évoqués corticaux.

IV. TRAITEMENTS

La prise en charge des dysfonctions érectiles repose sur une ou plusieurs des options suivantes :

- Psychothérapie voire Sexothérapie ;
- Traitement médical ;
- Traitement chirurgical.

A. PSYCHOHERAPIE ET THERAPIE SEXUELLE

- La psychothérapie est indiquée dans les états anxiodépressifs et névrotiques.
- La thérapie sexuelle est un traitement plus spécifique, utile pour traiter les dysfonctions érectiles d'origine psychogène mais en complément du traitement médical. Cette thérapie comportementale s'adresse à la fois à l'homme et à sa partenaire sexuelle.

B. TRAITEMENT MEDICAL

1/ Préalables

- Arrêt et remplacement (s'il existe une alternative) des traitements pouvant être responsables des troubles de l'érection ;
- Arrêt alcool, tabac, drogues ;
- Traitement étiologique si possible et correction des facteurs de risque (diabète, hyperlipidémie, anxiété, stress, dépression...) ;
- Traitement étiologique hormonal : testostérone parentérale en cas d'hypogonadisme et en l'absence de cancer de la prostate ;
- Anxiolytique ou antidépresseur peuvent être utiles selon le contexte (même s'ils peuvent aussi être incriminés dans la DE).

2/ Traitements oraux

- **Yohimbine**
  - Premier traitement disponible. Agoniste des récepteurs alpha-2 « facilitant l'érection », ayant une efficacité faible et non confirmée, mais en général bien toléré. Il s'agit d'un stimulant non spécifique souvent prescrit lors d'une première consultation, mais qui tend à être abandonné depuis l'avènement des inhibiteurs de la PDE 5. Cependant, ce médicament reste utile pour débloquer des DE psychogènes.

- **Inhibiteurs de la phosphodiestérase (IPDE 5)**
  - Cette nouvelle classe thérapeutique a révolutionné la prise en charge thérapeutique de la DE. Ils n'agissent qu'en cas de stimulation sexuelle psychogène (désir, phantasmes) ou physique (caresse sur les zones érogènes) qui génère une libération de monoxyde d'azote (NO) par les terminaisons nerveuses et les cellules endothéliales aréolaires. Ce dernier provoque une augmentation du GMPc intra-cellulaire dans les cellules musculaires lisses caverneuses entraînant une diminution du calcium intra-cellulaire et ainsi un relâchement de ces fibres. Le GMPc est dégradé par la phosphodiestérase de type V (PDE 5) fortement présente dans le tissu caverneux. Les inhibiteurs de la PDE 5 augmentent la durée de vie du GMPc et donc la durée et la force de la myorelaxation.
  - Trois produits sont actuellement disponibles :
    - Sidénafil : 25, 50 ou 100 mg.
    - Tadalafil : 5, 10 ou 20 mg.
    - Vardénafil : 5, 10 ou 20 mg.
  - Quel que soit le produit, la prise journalière est unique, 30 minutes à 1 heure avant l'acte sexuel (jusqu'à 12 heures pour le tadalafil).
  - Les contre-indications sont :
    - Utilisation de dérivés nitrés ou de « poppers » ;
    - Insuffisance cardiaque ou coronaire sévère ;
    - Accident vasculaire cérébral récent.
  - Les effets secondaires possibles sont rares et mineurs : céphalées, bouffées vasomotrices, congestion nasale, hypotension artérielle, troubles dyspepsiques, troubles visuels.
- **Apomorphine**
  - Le chlorydrate d'apomorphine est un agoniste dopaminergique d'action centrale. Les comprimés de 2 et 3 mg sont sublinguaux et se prennent 20 minutes avant l'acte. Les contre-indications sont uniquement liées à l'état cardiaque par rapport au risque de l'acte sexuel et non de la prise du médicament. La tolérance est variable, dominée par les nausées. L'efficacité est modeste (**traitement pratiquement abandonné**).

3/ Injections intra-caverneuses

- Actuellement réservées aux échecx ou contre-indications des traitements oraux, les injections intra-caverneuses (IIC) ont contre elles le caractère non physiologique des érections, le coût (mais remboursement dans certaines ALD), le risque de priapisme (en particulier avec la papavérine). Les premières injections sont faites au cabinet médical pour déterminer la dose de produit efficace et l'apprentissage de la technique. Malgré le caractère non douloureux, un matériel simple (stylo injecteur), l'abandon de ce moyen par le patient est fréquent.
- Trois types de substances vaso-actives existent, mais une seule est utilisée :
  - Aloprostadil : le plus efficace et le plus utilisé actuellement des IIC, c'est un analogue de la prostaglandine PGE 1, « érectogène », actif en une dizaine de minutes et bien toléré. Contre-indication : leucémie et drépanocytose. Utilisable chez les patients sous anticoagulants. Pas plus de 2 injections par semaine ;
  - Papavérine : chef de file historique (1982) et n'a pas d'AMM (ne doit plus être utilisé) ;
  - Moxisylite : alphabloquant « facilitateur » modeste de l'érection.

4/ Prostaglandine intra-urétrale

Un seul produit est actuellement commercialisé, mais **quasi abandonné** : efficacité faible et tolérance locale médiocre (douleur ++).

5/ Erecteur à dépression

Le principe est celui de l'érection par dépression. Le pénis est placé dans un cylindre, une pompe à vide fixée à ce cylindre provoque une érection, un anneau élastique est alors appliqué à la base de la verge, il bloque le retour veineux pour maintenir le pénis en érection. A réserver aux **couples stables,** les effets secondaires sont la froideur de la verge et l'éjaculation bloquée par l'élastique.

C. TRAITEMENT CHIRURGICAL

Les indications sont rares et adaptées à des diagnostics très précis.

- **Revascularisation pénienne :** elle est proposée en cas de lésion artérielle essentiellement chez le sujet jeune après traumatisme pelvien. Elle n'est pratiquement pas efficace après 50 ans. L'artériographie est indispensable. A part, le syndrome de Leriche, associant claudication intermittente et impuissance dues à une obstruction athéromateuse de la bifurcation aortique et nécessitant une prise en charge vasculaire globale spécialisée.
- **Ligature veineuse et artérialisation** sont des techniques réservées aux rares cas de fuite veineuse.
- **Prothèses péniennes :** mise en place de prothèse semi-rigide ou gonflable dans les corps caverneux. C'est le dernier recours en cas d'échec des autres traitements, chez un patient toujours demandeur et bien informé.

SCHEMA SIMPLIFIE DU MECANISME DE L'ERECTION

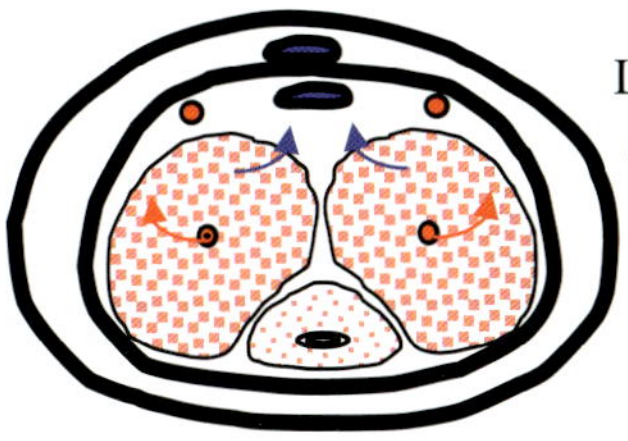

Désir
Baisse du tonus sympathique-Stimulation parasympathique
Libération nerveuse et endothéliale de NO
Augmentation du GMPc intra-caverneux
Baisse du Ca intra-cellulaire

Chute du désir
Baisse du tonus parasympathique
Baisse de la pression artérielle intra-caverneuse
Dégradation du GMPc (Phosphodiestérase)
Myocontraction musculaire lisse.

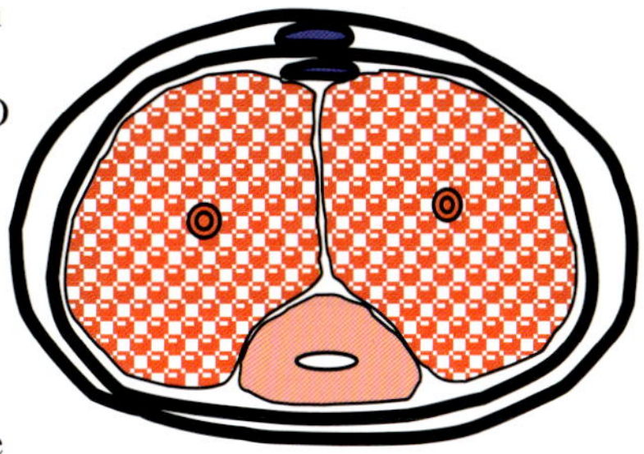

Flacidité :
Tonus sympathique dominant
Myocontraction des fibres lisses trabéculaires
Aréoles caverneuses virtuelles
Drainage veineux (veines émissaires) libre
Equilibre entrée-sortie du flux sanguin.

Erection :
Baisse du tonus sympathique, stimulation parasympathique
Augmentation du flux artériel caverneux
Myorelaxation des fibres lisses trabéculaires
Ouverture et remplissage des aréoles caverneuses
Compression du drainage veineux (veines émissaires) sur la face interne de l'albuginée rigide.
Augmentation du volume des corps caverneux (tumescence) puis de la pression intra-caverneuse (rigidité).

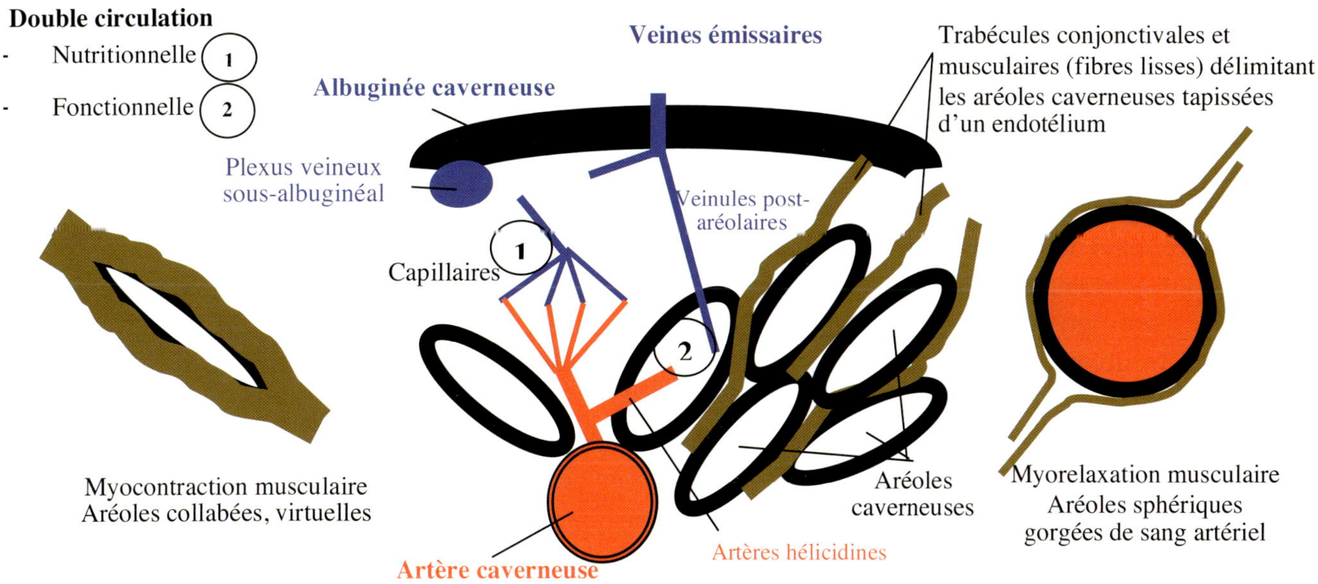

TROUBLES DE LA MICTION DYSURIE – RETENTION AIGUE D'URINE

Module 11
Items
216/341

Objectifs du CNCI

Devant un trouble de la miction, argumenter les principales hypothèses diagnostiques et justifier les examens complémentaires pertinents.

Diagnostiquer une rétention aiguë d'urine. Identifier les situations d'urgence et planifier leur prise en charge

PLAN	MOTS CLES
FICHE FLASH I. PHYSIOLOGIE VESICO-SPHINCTERIENNE II. BILAN URODYNAMIQUE III. POLLAKIURIE ET URGENTURIE IV. DYSURIE V. RETENTION VESICALE ANNEXES	**Pollakiurie, urgenturie : trouble de la retenue, calendrier mictionnel, échographie, ECBU, endoscopie vésico-urétrale,** **Dysurie : trouble de l'évacuation, toucher rectal, échographie vésicale, vessie de lutte, résidu post-mictionnel, débimétrie, urétro-cystoscopie** **Rétention vésicale : globe vésical, échographie vésicale, drainage vésical**

Introduction

Les troubles de la miction peuvent être séparés en 2 groupes :

- Troubles de la retenue vésicale : pollakiurie, impériosité (item 341) et l'incontinence (abordée dans la question de l'item 321).
- Troubles de l'évacuation vésicale : dysurie et rétention vésicale (item 216).

En fonction des maladies, ces symptômes sont diversement associés.

POINTS CLES

Indépendamment de leur étiologie, les troubles de la retenue (pollakiurie, urgenturie, incontinence) sont les plus fréquents, mais ceux de l'évacuation (dysurie, rétention) sont les plus graves du fait du retentissement possible sur la fonction rénale.

Reconnaître cliniquement le trouble et son type : urgenturie et pollakiurie, incontinence, dysurie et rétention vésicale.

Eliminer une affection organique (imagerie…).

Poser l'indication (non systématique) d'un bilan urodynamique qui comprend lorsqu'il est complet : débitmétrie, cystonanométrie et profilométrie urétrale.

Faire un choix thérapeutique en fonction du type de trouble, de son étiologie et du retentissement pour le sujet.

FICHE FLASH

« L'essentiel - Dernier tour »

I. PHYSIOLOGIE VESICO-SPHINCTERIENNE

- Notion d'équilibre entre des forces d'expulsion (contraction du détrusor et éventuellement poussée abdominale) et des forces de retenue (col vésical, sphincter lisse et strié, résistance urétrale).
- Dépendance de la motricité vésico-sphinctérienne :
  - Système somatique (sous la dépendance de la volonté) : rétention volontaire des urines
  - Système végétatif (indépendant de la volonté)
    - * Parasympathique (récepteurs vésicaux cholinergiques) permet la contraction du détrusor et facilite la miction ;
    - * Sympathique permet la relaxation du détrusor (récepteurs vésicaux β) et la contraction du col vésical et de l'urètre sous-vésicale (récepteurs vésicaux α) et facilite la continence.

II. BILAN URODYNAMIQUE

Indiqué dans sa totalité en 2e intention quand la clinique et les examens usuels n'ont pas permis d'expliquer le trouble mictionnel.

- **Débitmétrie :** mesure le volume uriné, la durée de la miction et le débit maximum
- **Cystomanométrie :** mesure les pressions intra-vésicales en cours de remplissage
- **Profilométrie urétrale :** mesure les pressions intra-urétrales et la qualité du sphincter strié.

III. TROUBLES DE LA RETENUE : POLLAKIURIE ET URGENTURIE

Témoignent d'une irritation vésicale

1-Clinique

- Définitions et précision des caractères +++
- Signes associés ++ (brûlures, hématurie...)
- Examen clinique complet.

2-Examens complémentaires

- Systématiques : ECBU, échographie des voies urinaires (résidu post-mictionnel ?) et de la prostate
- Selon le contexte : cytologie urinaire, UIV, TDM, endoscopie vésico-urétrale, bilan urodynamique...

3-Etiologies (Annexe 3)

- Maladies vésicales, infra-vésicales, prostatiques et neurologiques.

IV. TROUBLES DE L'EVACUATION : DYSURIE

Témoigne d'un obstacle partiel à la miction.
Difficultés pour uriner : poussée abdominale, jet faible.

1-Clinique

- Touchers pelviens (prostate ++)
- Examen neurologique ++.

2-Examens complémentaires

- Débitmétrie : chute du débit mictionnel
- Echographie : volume prostate, anomalie vésicale et résidu post-mictionnel
- Urétrocystoscopie : sténose de l'urètre ou obstacle cervico-prostatique.

3-Etiologies (Annexe 4)

- Maladies prostatiques et neurologiques ++.

V. RETENTION VESICALE

Dysurie complète par obstacle complet à la miction

- Rétention aiguë : impossibilité brutale et totale d'uriner
- Rétention chronique : impossibilité de vider complètement sa vessie.

1-Clinique

- Globe vésical ++
- Toucher pelvien (volume prostatique, tumeur pelvienne fécalome)
- Examen neurologique ++.

2-Examens complémentaires

- ASP et échographie vésicale si doute.

3-Traitement

- Drainage vésical par sonde vésicale (CI si infection urinaire ou traumatisme de l'urètre) ou cathéter sus-pubien.

4-Etiologies (Annexe 4).

I. PHYSIOLOGIE VESICO-SPHINCTERIENNE

A. MICTION NORMALE

- L'alternance entre le remplissage vésical et la miction provient d'un équilibre entre des forces d'expulsion (contraction du détrusor et éventuellement poussée abdominale) et des forces de retenue (col vésical, sphincter lisse et strié, résistance urétrale).
- Une miction normale nécessite :
  - La contraction du muscle vésical ;
  - L'ouverture du col vésical et du sphincter strié ;
  - La bonne perméabilité de l'urètre.
- Elle est volontaire, facile, indolore, complète (vessie vide en fin de miction) et dure moins d'une minute.
- La fréquence des mictions est inférieure à 6 par 24 heures et est exclusivement diurne (un ou deux levers nocturnes sont habituels chez le sujet âgé).

B. INNERVATION VESICO-SPHINCTERIENNE (Annexe 1)

La motricité vésico-sphinctérienne est sous la dépendance de deux systèmes :

- ***Le système somatique*** (sous la dépendance de la volonté) assuré par le nerf pudendal (nerf honteux interne) dont le centre médullaire est situé dans la moelle sacrée (S2-S3-S4) et l'effecteur est le sphincter strié urétral.
- ***Le système végétatif*** (indépendant de la volonté) comportant deux centres médullaires exerçant des effets antagonistes permettant le bon fonctionnement vésico-sphinctérien :

- Centre sacré et système parasympathique

Son origine se situe au niveau de la moelle sacrée (S2-S3-S4). Il se poursuit par des neurones pré-ganglionnaires qui accompagnent les neurones somatiques du plexus honteux puis constituent les nerfs érecteurs qui se jettent dans le plexus hypogastrique inférieur situé dans les lames sacro-recto-génito-pubiennes. Il se poursuit alors par des neurones post-ganglionnaires jusqu'à la vessie.

- Centre lombaire et système sympathique

Son origine se situe au niveau de la moelle dorsolombaire (D12 à L2). Les neurones pré-ganglionnaires gagnent les ganglions de la chaîne sympathique latéro-vertébrale d'où naissent les nerfs hypogastriques et les nerfs splanchniques sacrés destinés à la vessie, au col vésical et à l'urètre sous-vésical.

AU TOTAL :

- Le **système parasympathique,** par ses récepteurs vésicaux cholinergiques, permet la contraction du détrusor et **facilite la miction ;**
- Le **système sympathique,** par ses récepteurs vésicaux β (dont la stimulation diminue la contraction du muscle vésical) et ses récepteurs α au niveau du col vésical et de l'urètre sous-vésical (dont la stimulation entraîne leur contraction), **favorise la continence.**

II. LE BILAN URODYNAMIQUE

Le bilan urodynamique permet d'étudier **le fonctionnement vésico-sphinctérien.** Complet, il comporte trois examens : débitmétrie, cystomanométrie, profilométrie urétrale.

A. DEBITMETRIE

Elle consiste à faire uriner le patient dans un appareil qui enregistre le volume, la durée de la miction et le débit maximum **(Annexe 2).** Un débit urinaire maximal normal se situe entre 20 et 30 ml/s selon l'âge. Pour que la débitmétrie soit interprétable, le volume uriné doit être d'au moins 150 ml.

B. CYSTOMANOMETRIE

Elle consiste à mesurer la pression intra-vésicale durant le remplissage vésical réalisé par l'intermédiaire d'un petit cathéter introduit dans la vessie par l'urètre. La pression vésicale est également mesurée au cours de la miction. Elle permet d'étudier la perception du besoin d'uriner, l'adaptation de la vessie au remplissage, la capacité vésicale, la pression vésicale avec laquelle se fait la miction. En outre, elle permet de rechercher des contractions vésicales anormales pendant la phase de remplissage.

C. PROFILOMETRIE URETRALE

Elle consiste à mesurer la pression tout au long de l'urètre par l'intermédiaire d'un cathéter retiré progressivement de la vessie au méat urétral. Elle permet d'étudier la qualité du sphincter urétral.

INDICATION : le bilan urodynamique complet est un examen complémentaire de <u>deuxième intention</u>, lorsque l'examen clinique et les examens complémentaires habituels (débitmétrie isolée, mesure du résidu post-mictionnel par échographie, ECBU) n'ont pas permis d'expliquer le trouble mictionnel.

CYSTOMANOMETRIE-SPHINCTEROMETRIE-DEBITMETRIE

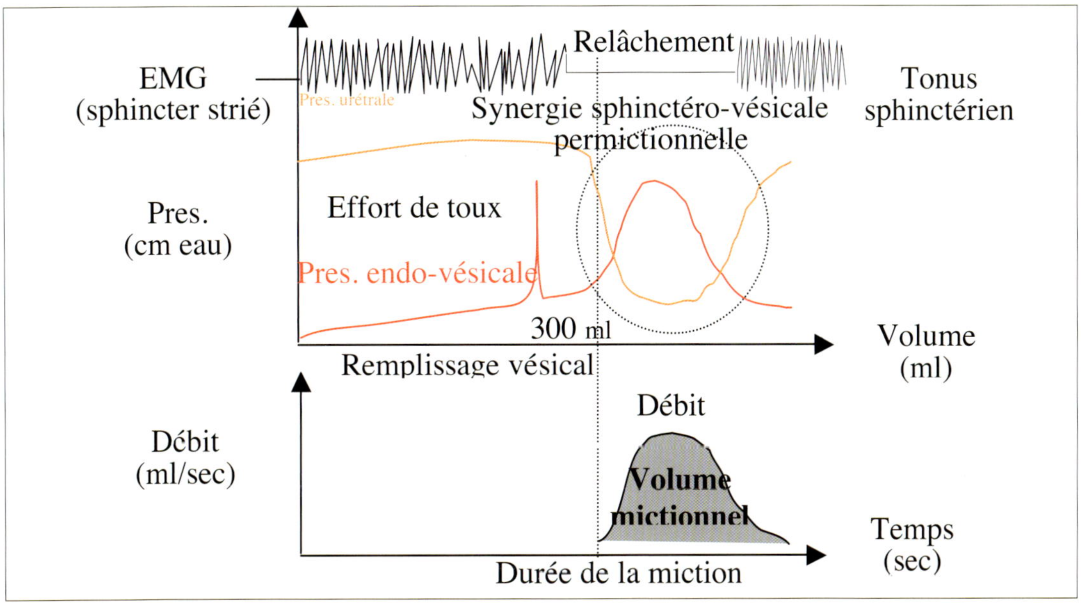

III. POLLAKIURIE ET URGENTURIE

Il s'agit de troubles de la retenue traduisant une irritation vésicale.

A. DIAGNOSTIC

Il est clinique.

1/ Pollakiurie

Survenue de mictions trop fréquentes (plus de 6 mictions par jour et plus de 2 mictions par nuit) et peu abondantes. Elle se différencie de la polyurie (mictions fréquentes et abondantes : > 2,5 l/jour) observée dans le diabète (sucré ou insipide), l'insuffisance rénale chronique ou lors de la prise de diurétiques.

2/ Urgenturie (impériosité)

Elle se définit par des envies pressantes d'uriner, qu'il n'est pas toujours possible de retenir. Lorsqu'elles sont majeures, elles peuvent entraîner une incontinence urinaire.

Il est important de préciser :

- Le caractère diurne et/ou nocturne de ces symptômes ;
- Leur fréquence ;
- Le retentissement sur la vie du patient ;
- S'il existe des signes urinaires associés (dysurie, brûlures mictionnelles, hématurie).

L'établissement d'un **calendrier mictionnel** mesurant la fréquence et le volume est nécessaire.

B. BILAN ETIOLOGIQUE

Il est avant tout clinique et oriente les examens complémentaires. Pollakiurie et urgenturie imposent le même bilan.

1/ Interrogatoire

- Age du patient ;
- Date d'apparition des troubles, évolution, caractère permanent ou variable dans la journée ;
- Existence ou non de troubles anorectaux, génitosexuels ;
- Antécédents médicaux recherchant en particulier :
  - Maladie neurologique ;
  - Diabète ;
  - Infection urinaire ;
  - Intoxication alcoolique ou tabagique.
- Antécédents chirurgicaux :
  - Digestifs ;
  - Urologiques (sténose de l'urètre, chirurgie prostatique…) ;
  - Gynéco-obstétricaux (hystérectomie, césarienne, accouchement traumatique).
- Antécédents traumatiques (fracture du bassin, traumatisme pelvi-périnéal) ;
- Ménopause ;

- Prise de médicaments pouvant retentir sur la miction :
  - Parasympatholytiques (atropine, neuroleptiques, antidépresseurs, antiparkinsoniens, antispasmodiques…) ;
  - Alphastimulants (vasoconstricteurs nasaux), alphabloquants, diurétiques…

2/ Examen clinique

- **Examen abdominal.** il recherche :
  - Globe vésical (masse hypogastrique convexe vers le haut, mate à la percussion, sensible, dont la palpation augmente l'envie d'uriner) ;
  - Contact lombaire ;
  - Hernie secondaire aux efforts de poussées abdominales.
- **Examen du méat urétral et des organes génitaux externes.**
- **Touchers pelviens systématiques :**
  - Taille, consistance et sensibilité de la prostate ;
  - Recherche d'une masse utérine ;
  - Appréciation de la vacuité de l'ampoule rectale, recherche d'une masse rectale ;
  - Evaluation du tonus du sphincter anal.
- **Examen neurologique** et du rachis sacré :
  - Sensibilité périnéale ;
  - Etude du réflexe bulbo-caverneux ;
  - Recherche de douleurs rachidiennes ;
  - Réflexe anal à la toux.
- **Examen général** systématique.

3/ Examens complémentaires systématiques

- ECBU ;
- Echographie rénale, vésicale et prostatique avec mesure du résidu post-mictionnel.

4/ Examens complémentaires demandés en fonction des étiologies suspectées

- Endoscopie vésico-urétrale ;
- Examen cytologique des urines si l'on suspecte une tumeur de la vessie ou un carcinome in situ (intoxication tabagique, profession exposée) ;
- Uroscanner ;
- Tomodensitométrie pelvienne (recherche d'une tumeur pelvienne) ;
- Bilan urodynamique (BUD), en dernier lieu si bilan organique négatif.

C. ETIOLOGIES

Pollakiurie et urgenturie répondent aux mêmes étiologies et peuvent être classées selon leur mécanisme physiopathologique **(Annexe 3).**

1/ Irritation vésicale

- Cystite infectieuse, radique, chimique ou interstitielle ;
- Tumeur de la vessie, carcinome in situ de la vessie (CIS) ;
- Corps étranger vésical : calcul, fil… ;
- Calcul du bas uretère.

2/ Obstruction sous-vésicale

- Adénome et cancer de la prostate ;
- Tumeur du col vésical ;
- Sténose de l'urètre.

3/ Réduction de la capacité vésicale

- Vessie séquellaire après tuberculose urinaire, bilharziose urinaire, radiothérapie pelvienne, chimiothérapie endo-vésicale ;
- Compression extrinsèque par une tumeur pelvienne (cancer utérin, ovarien, rectal ; fibrome utérin ; kyste ovarien…) ;
- A part, la grossesse.

4/ Affection para-vésicale infectieuse

- Sigmoïdite, appendicite ;
- Salpingite, pelvipéritonite.

5/ Origine neurologique (vessie hyperactive d'origine neurogène centrale)

- Sclérose en plaque ;
- Maladie de Parkinson ;
- Traumatisme médullaire.

6/ Rétention vésicale chronique

- Chaque miction étant incomplète, la capacité vésicale est donc diminuée, générant des mictions plus fréquentes. Il s'agit d'impériosité et de mictions par regorgement (fuites nocturnes).

7/ Origine psychogène

- En sa faveur, un comportement obsessionnel ou phobique (diagnostic d'élimination).
- Pollakiurie de « sécurité » dans l'incontinence urinaire d'effort.

IV. DYSURIE

- La dysurie se définit comme une difficulté à uriner. Elle peut être consécutive à un obstacle organique ou fonctionnel.
- Dans un premier temps, la dysurie est « compensée » par l'épaississement du muscle vésical (vessie de lutte).
- Secondairement, la vessie se laisse distendre et apparaît un résidu post-mictionnel avec, éventuellement, des infections urinaires ou des calculs vésicaux liés à la stase urinaire, des diverticules de vessie.
- L'évolution finale se traduit par un retentissement sur le haut appareil urinaire (dilatation urétéro-pyélocalicielle, insuffisance rénale).

A. DIAGNOSTIC

Le diagnostic ne pose parfois aucune difficulté quand le patient se plaint d'une miction à petits jets ou goutte-à-goutte, de durée prolongée et nécessitant des efforts de poussée abdominale.
Le diagnostic est plus difficile :

- en cas d'apparition très progressive car le patient s'est habitué au problème et ne s'en plaint donc pas ;
- lorsqu'il existe des fuites d'urines associées témoignant d'une incontinence par regorgement chez des patients en rétention vésicale chronique.

En cas de doute diagnostique, la réalisation d'une débitmétrie permet d'authentifier la dysurie **(Annexe 2).**

B. BILAN ETIOLOGIQUE

1/ Examen clinique

Il doit être complet, mais recherchera en particulier :

- Des signes de retentissement obstructif (globe vésical, contact lombaire)
- Une sténose du méat urétral (calibrage du méat grâce à des bougies en gomme si besoin) ;
- Une hypertrophie prostatique par le toucher rectal :
  - Soit augmentation symétrique du volume de la glande prostatique de consistance souple et élastique orientant vers un **adénome de la prostate ;**
  - Soit une augmentation asymétrique dure ou nodulaire orientant vers un **cancer de la prostate** ;
  - Soit une prostate augmentée de volume, sensible voire douloureuse dans un contexte fébrile orientant vers une **prostatite aiguë**).
- Le toucher vaginal chez la femme sera systématique et recherchera une tumeur pelvienne.
- Le toucher rectal sera systématique chez le sujet âgé à la recherche d'un **fécalome** qui peut être responsable de l'obstruction.
- L'examen neurologique périnéal sera soigneux avec examen neurologique complet au moindre doute.
- L'examen des orifices herniaires sera systématique à la recherche d'une hernie liée aux efforts de poussée abdominale.

2/ Examens complémentaires

Ils seront demandés en fonction des étiologies suspectées.

a) *Echographie vésico-prostatique et rénale* avec **mesure du résidu post-mictionnel :**

- Par voie endo-rectale, elle étudie le parenchyme prostatique et mesure le volume de la prostate ;
- Par voie sus-pubienne, elle recherche une tumeur de la vessie, un calcul vésical, un diverticule vésical, un épaississement de la paroi vésicale témoignant d'une vessie de lutte et enfin un résidu post-mictionnel.
- L'échographie rénale recherche une dilatation pyélocalicielle uni ou bilatérale.

b) Urétrocystographie ascendante et mictionnelle ou urétrographie descendante par voie sus-pubienne

- Elles donnent des renseignements comparables à ceux des clichés mictionnels de l'urographie intraveineuse, avec en plus la vision rétrograde de l'urètre.
- Les avantages sont l'absence d'injection intraveineuse d'iode rendant possible l'examen en cas d'insuffisance rénale et une meilleure qualité des clichés car le produit d'opacification utilisé est plus opaque que celui dilué dans l'urine lors de l'urographie intraveineuse.
- Les inconvénients sont le caractère plus invasif (réalisé soit par voie rétrograde, soit par ponction sus-pubienne) et le risque septique (essentiellement lors de la voie rétrograde).

c) Urétrocystoscopie

Elle recherche par vision directe une sténose de l'urètre ou un obstacle cervico-prostatique. Cet examen peut être réalisé sous anesthésie locale (à l'aide d'un fibroscope). Il sera réalisé en fonction du contexte.

d) Bilan urodynamique

Il est réalisé lorsque les examens précédents n'ont pas permis de poser un diagnostic ou pour explorer une vessie neurologique.
Son intérêt dans l'exploration d'une dysurie est :

- La mesure simultanée de la pression dans la vessie et du débit maximum lors de la miction afin de différencier :
  - Le bas débit mictionnel associé à de hautes pressions dans la vessie orientant vers un obstacle cervico-urétral responsable de la dysurie ;
  - Du bas débit mictionnel associé à de basses pressions dans la vessie orientant vers un défaut de contraction vésicale.
- La recherche d'un asynchronisme lors de la miction entre la contraction vésicale et le relâchement du sphincter strié de l'urètre (dysynergie vésico-sphinctérienne) orientant vers une vessie « neurologique » d'origine centrale liée à :
  - Une sclérose en plaque ou une maladie de Parkinson ;
  - Un traumatisme ou une compression médullaire ;

C. ETIOLOGIES

La dysurie peut évoluer vers la rétention d'urine chronique ou aiguë. Les étiologies des dysuries et des rétentions sont donc les mêmes **(Annexe 4).**

1/ Pour les deux sexes

a) Obstruction physique à l'évacuation vésicale

- Caillotage vésical (caillots obstructifs gênant la miction) ;
- Tumeur vésicale développée près du col vésical ;
- Calcul vésical enclavé dans le col ;
- Corps étranger dans l'urètre ;
- Maladie du col vésical.

b) Causes neurologiques (vessie neurogène)

- Centrale (traumatisme médullaire, compression médullaire, sclérose en plaque, maladie de Parkinson) ;
- Périphérique (diabète, éthylisme chronique, lésion chirurgicale après exérèse pelvienne étendue).

c) Causes fonctionnelles

- Vessie « claquée » après distension vésicale ;
- Dysurie réflexe secondaire à une maladie anorectale (hémorroïdes, fécalome…).

d) Iatrogénie médicamenteuse

- Parasympatholytiques diminuant la contraction du détrusor ;
- Alphastimulants fermant le col vésical et l'urètre sous-vésical.

2/ Selon le sexe ou l'âge

a) Chez l'homme

- Affection prostatique (adénome et cancer la de prostate, prostatite aiguë) ;
- Sténose de l'urètre (post-infectieuse, traumatique, iatrogène, tumorale).

b) Chez la femme

- Sténose du méat, diverticule sous-urétral compliqué ;
- Fibrome ou cancer utérin ;
- Kyste ou cancer ovarien ;
- Prolapsus génital entraînant une angulation de l'urètre.

c) Chez l'enfant

- Valves de l'urètre postérieur ;
- Tumeur pelvienne (sarcome du sinus urogénital) ;
- Urétérocèle prolabée.

V. RETENTION VESICALE *(Item 216)*

La **rétention vésicale aiguë** (rétention vésicale complète) se définit par l'impossibilité brutale et totale d'uriner. Elle se différencie de l'**anurie** dans laquelle le patient n'urine pas car aucune urine n'arrive dans sa vessie (insuffisance rénale aiguë d'origine néphrologique, obstacle urétéral bilatéral, obstacle urétéral sur rein unique).

Rétention vésicale aiguë = pas d'urine émise avec globe vésical
Anurie = pas d'urine émise avec vessie vide

La **rétention vésicale chronique** (rétention vésicale incomplète) se définit par l'impossibilité de vider complètement sa vessie lors de la miction. Cette rétention vésicale chronique peut ou non s'accompagner d'une distension vésicale. A long terme, elle risque d'entraîner une dilatation urétéro-pyélocalicielle bilatérale et de retentir sur la fonction rénale.

A. DIAGNOSTIC

1/ Rétention vésicale aiguë

Le diagnostic est en général aisé, le patient se plaignant d'une envie furieuse et douloureuse d'uriner.

a) L'interrogatoire révèle souvent :

- Une dysurie et/ou une pollakiurie ancienne ;
- Un événement déclenchant (boissons trop abondantes, épisode fébrile, long voyage en voiture, repas épicé, intervention chirurgicale sous anesthésie, constipation opiniâtre, prise d'alphastimulants (décongestionnants nasaux) ou d'anticholinergiques) ;
- Un contexte urologique évident (vésical ou prostatique connu).

b) L'examen physique note un globe vésical

- Voussure hypogastrique, mate et convexe dont la palpation est douloureuse et réveille l'envie d'uriner.

c) Les examens complémentaires sont rarement utiles

- L'échographie vésicale par voie sus-pubienne peut lever le doute en montrant la vessie pleine.
- L'ASP peut montrer une opacité pelvienne à convexité supérieure ; mais il n'est pas indiqué à titre diagnostique.

Dès le diagnostic de rétention vésicale aiguë posé, le patient devra être rapidement soulagé en drainant sa vessie avant d'envisager le bilan étiologique.

2/ Rétention vésicale chronique

- La rétention vésicale chronique est souvent de diagnostic difficile. En effet, en raison de sa constitution progressive et à bas bruit, elle n'est pas toujours reconnue et signalée par le patient.
- Elle peut être suspectée devant :
  - Une pollakiurie (l'existence d'un résidu post-mictionnel diminue la capacité fonctionnelle de la vessie) ;
  - Une dysurie ;
  - Des mictions par regorgement, responsables de fuites d'urine incontrôlables, alors que la vessie est pleine et se vide mal (« fausse incontinence nocturne »).
- L'examen clinique recherche un globe vésical <u>indolore</u> parfois très volumineux (plusieurs litres) dont la compression manuelle entraîne parfois une fuite urinaire par le méat urétral.
- L'échographie vésicale par voie sus-pubienne affirme le diagnostic.

B. TRAITEMENT EVACUATEUR

Il est urgent en cas de rétention vésicale aiguë. Le drainage vésical peut être effectué par sondage vésical par voie urétrale ou par un cathétérisme sus-pubien.

1/ Sondage vésical

a) Technique

Le principe est de cathétériser l'urètre jusqu'à la vessie par une sonde avec des conditions optimales d'asepsie (désinfection des organes génitaux externes, port de gants stériles, champ stérile, lubrifiant stérile, sonde stérile, poches de recueil stériles).

La sonde urétrale à utiliser de première intention est une sonde de Foley Charrière 16 ou 18.

- Chez la femme, la sonde lubrifiée est introduite facilement par le méat urétral jusqu'à la vessie.
- Chez l'homme, la pose est en général moins facile et précédée d'une lubrification de l'urètre. La sonde sera introduite en tirant la verge au zénith puis dans l'axe des membres inférieurs jusqu'à ce que l'extrémité de la sonde pénètre dans la vessie. Le premier sondage chez un homme doit être fait sous surveillance médicale ; les sondages ultérieurs pourront être effectués par le personnel infirmier.
- Le ballonnet peut être gonflé dès que la vessie commence à se vider. La quantité d'eau distillée stérile (ne pas mettre de sérum physiologique) devant être injectée dans le ballonnet est inscrite sur la sonde.

b) Contre-indications du sondage vésical

- **Suspicion de traumatisme urétral ;**
- **Prostatite aiguë ;**
- Antécédents de rétrécissement urétral ;
- Jeune garçon.

c) Complications possibles du sondage vésical

- Infection urinaire (au-delà de quelques jours de sondage, les urines sont colonisées par des germes) ;
- Traumatisme de l'urètre et du col vésical notamment en cas de gonflement de la sonde du ballonnet en dehors de la vessie ;
- Sténose urétrale à distance du sondage.

2/ Cathétérisme sus-pubien

a) Technique

- Le principe est de drainer la vessie par l'intermédiaire d'un cathéter placé dans la vessie par voie trans-vésico-pariétale.
- Ce type de drainage sera réalisé avec des conditions optimales d'asepsie (tonte puis désinfection sus-pubienne, port de gants stériles, champ stérile, matériel stérile). Le cathéter utilisé habituellement est de Charrière 10 ou 12.
- Après s'être assuré de l'existence d'un globe vésical, une anesthésie locale est réalisée à 1,5 cm au-dessus du pubis, en infiltrant successivement la peau, le tissu sous-cutané, les plans musculo-aponévrotiques, la paroi vésicale. Lorsque l'aiguille pénètre dans la vessie, l'aspiration grâce au piston de la seringue doit ramener des urines. Si ce test n'est pas concluant, le cathéter sus-pubien ne doit pas être mis en place.
- Une moucheture cutanée est alors réalisée à l'aide d'un bistouri et le trocart est introduit franchement selon la même orientation que la ponction à l'aiguille, à 1,5 cm au-dessus du pubis. Sa pénétration dans la vessie est attestée par l'issue d'urines sous pression. Le cathéter souple sera alors introduit dans le trocart avant que la vessie se vide et avec suffisamment de longueur pour que le cathéter ne ressorte pas de la cavité vésicale lorsque la vessie se videra.
- Enfin, le cathéter est fixé solidement à la peau en évitant tout coude et connecté à la poche collectrice.

b) Contre-indications du cathéter sus-pubien

- Doute diagnostique de globe vésical +++ (risque de plaie digestive) ;

- Troubles sévères de l'hémostase (risque d'hématome de l'espace pré-vésical ou d'hématurie) ou traitement anticoagulant efficace ;
- Patient ayant une tumeur de la vessie connue ou suspectée (risque de dissémination tumorale), notamment du dôme vésical ;
- Cicatrice sous-ombilicale (risque de plaie digestive) ;
- Hématurie importante (risque d'obstruction du fin cathéter par des caillots) ;
- Pontage artériel rétro-pubien fémoro-fémoral croisé (risque de plaie du pontage).

3/ Surveillance après drainage vésical

- Lors de la pose du drainage, un prélèvement d'urine pour ECBU sera systématiquement effectué.
- La vessie sera vidée lentement et progressivement (500 ml toutes les 30 minutes) afin d'éviter une hémorragie *a vacuo* liée à des saignements en nappe de la muqueuse vésicale.
- En cas d'insuffisance rénale aiguë, un syndrome de levée d'obstacle sera suspecté et éventuellement compensé volume par volume si diurèse > 200 ml/h.
- Le patient porteur d'un système de drainage vésical doit être entouré de mesures rigoureuses d'asepsie.
- Après quelques jours de drainage vésical, les urines sont habituellement colonisées par des germes. Le traitement de cette bactériémie asymptomatique ne doit pas être systématique sous peine de sélectionner des germes résistants. Il ne sera indiqué que si le patient est symptomatique (fièvre...) ou si des manœuvres endo-urétrales sont envisagées.

C. ETIOLOGIES

La démarche diagnostique devant une rétention vésicale est la même que devant une dysurie (cf. supra). Les étiologies d'une rétention vésicale complète ou incomplète sont les mêmes que celles des dysuries, auxquelles il faut rajouter, en cas de rétention complète, les traumatismes de l'urètre au cours des fractures de bassin.

Les causes les plus fréquentes sont les suivantes **(Annexe 4) :**

- **Chez l'homme jeune :**
  - Prostatite aiguë ;
  - Sténose de l'urètre ;
  - Traumatisme de l'urètre
- **Chez l'homme âgé :**
  - Adénome de la prostate ;
  - Cancer de la prostate ;
  - Prostatite ;
  - Sténose de l'urètre.
- **Chez la femme jeune :**
  - Cystites ;
  - Causes neurologiques
- **Chez la femme âgée :**
  - Fécalome ;
  - Tumeurs pelviennes.

ANNEXES

ANNEXE 1. FONCTIONNEMENT VESICO-SPHINCTERIEN

(EQUILIBRE ENTRE SYSTEME SYMPATHIQUE ET PARASYMPATHIQUE)

Système somatique	Système végétatif (involontaire)	
(volontaire)	Parasympathique (para Σ) (miction)	Sympathique (Σ) (continence)
Action sur : Sphincter strié de l'urètre	Actions sur : Vessie	Actions sur : Col et urètre vésical (récept. α) Vessie (récept. β)
Benzodiazépines Favorise le relâchement du sphincter strié de l'urètre	• **Para Σ ⊕ :** Urécholine Favorise la miction • **Para Σ ⊖ :** Atropine, Oxybutinine Favorise la continence	**α ⊕ :** Adrénaline, Ephédrine Favorise la continence **α ⊖ :** Alfusozine, Tamsulosine Favorise la miction L'action sur les récepteurs β est moins nette et est peu utilisée en pratique clinique

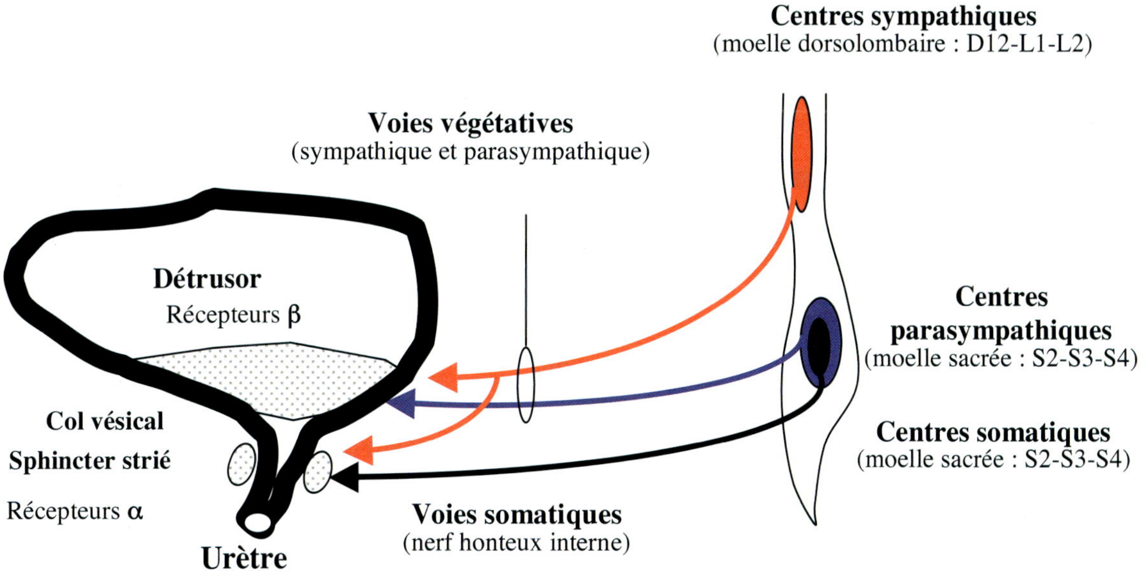

* Le système somatique commande le sphincter strié et permet la continence volontaire en réaction à l'envie d'uriner.
* Le système parasympathique (cholinergique) facilite donc la miction en provoquant (lors de sa stimulation) une contraction du détrusor.
* Le système sympathique (adrénergique) favorise la continence en provoquant :
  - La fermeture du col vésical et la contraction du sphincter strié (stimulation α) ;
  - Le relâchement du détrusor (stimulation β).

ANNEXE 2. DEBIMETRIE

La débitmétrie consiste à faire uriner le patient dans un appareil qui enregistre le volume, la durée de la miction ainsi que le débit urinaire maximum.

Une courbe de débit urinaire aplatie et prolongée avec diminution du débit maximum caractérise une dysurie. Néanmoins, pour que la débitmétrie soit interprétable, le volume uriné doit être d'au moins 150 ml.

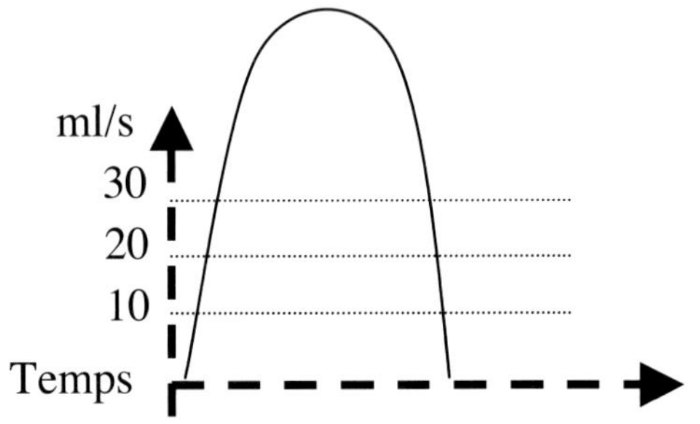

Débitmétrie normale (en cloche)

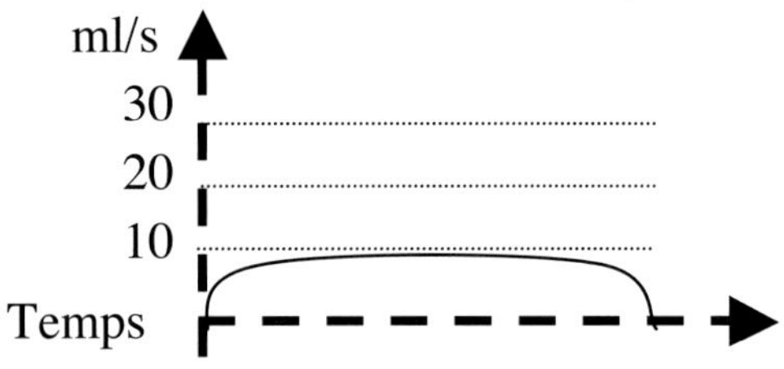

Débitmétrie orientant vers une dysurie (courbe aplatie)

ANNEXE 3. ETIOLOGIES DES TROUBLES DE LA RETENUE (POLLAKIURIE ET URGENTURIE)

Etiologies urologiques

Irritation vésicale
- Cystite (infectieuse, radique, interstitielle)
- Tumeur de la vessie
- Calcul urinaire
- Corps étranger
- Urétérocèle

Vessie séquellaire
- Chimiothérapie endo-vésicale
- Radiothérapie pelvienne
- Bilharziose et tuberculose

Obstruction sous-vésicale
- Adénome et cancer de prostate
- Sténose de l'urètre
- Tumeur du col vésical

Etiologies non urologiques

Compressions et affections para-vésicales
- Tumeur pelvienne (rectum, ovaire, utérus)
- Infections (salpingite, appendicite, sigmoïdite)

Vessie neurologique
- Sclérose en plaque
- Maladie de Parkinson
- Traumatisme médullaire

ANNEXE 4. ETIOLOGIES DES TROUBLES DE L'EVACUATION (DYSURIE ET RETENTION)

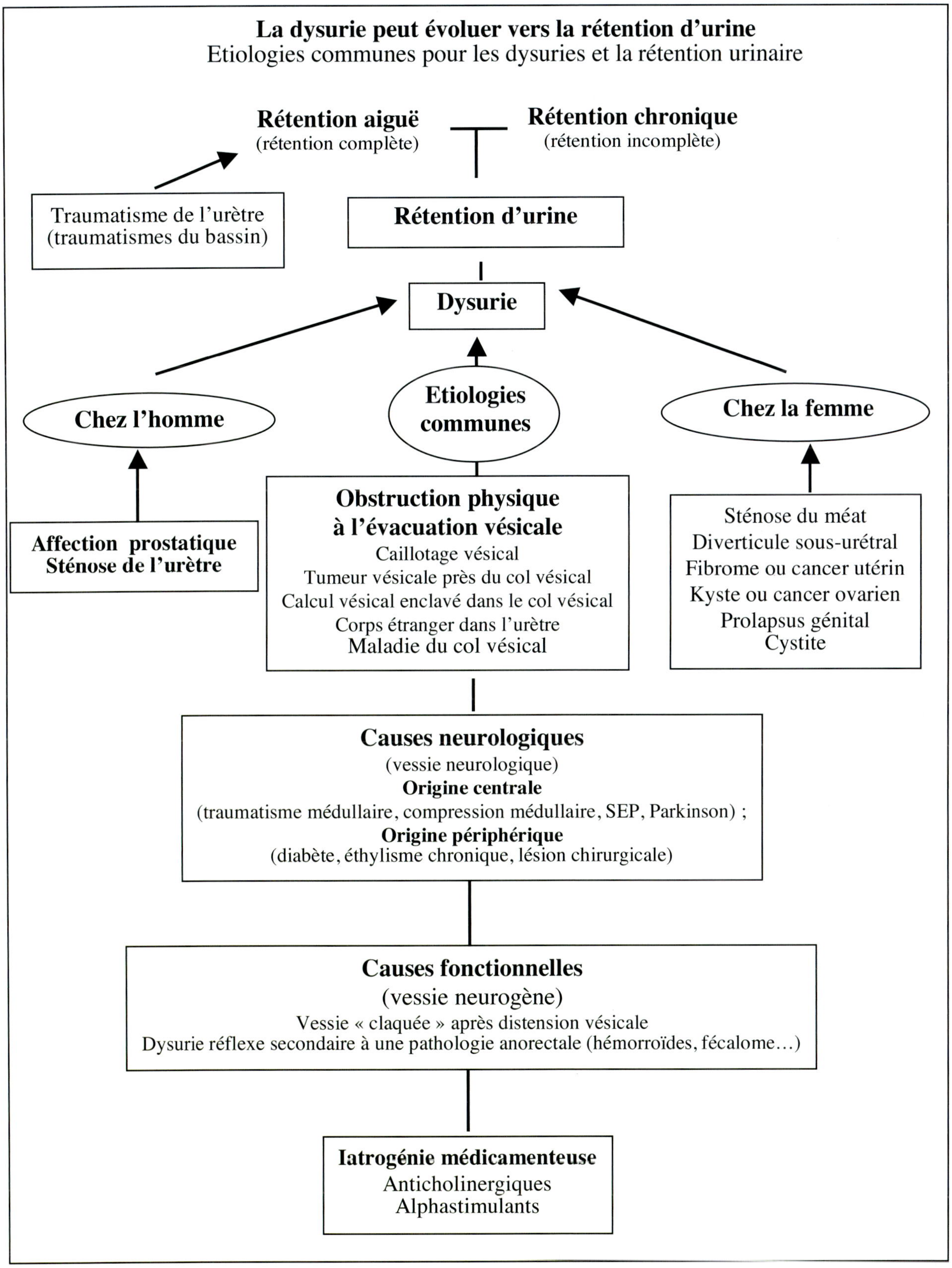

INCONTINENCE URINAIRE

Module 11
Item 321

Objectifs du CNCI

- Devant une incontinence urinaire de l'adulte, argumenter les principales hypothèses diagnostiques et justifier les examens complémentaires pertinents.

PLAN	MOTS CLES
FICHE FLASH **I. GENERALITES** **II. INCONTINENCE URINAIRE chez la femme** **III. INCONTINENCE URINAIRE chez l'homme** **ANNEXE**	***IU chez la femme*** **: Incontinence urinaire d'effort (IUE), urgenturie, incontinence urinaire mixte, TVT test, manœuvre de Bonney ; ECBU, échographie vésicale, bilan urodynamique ; anticholinergiques, TVT, TOT.** ***IU chez l'homme*****: troubles urinaires associés (dysurie, urgenturie) ; IU iatrogène (prostatectomie, radiothérapie), traumatismes périnéaux, vessie neurologiques.**

Introduction

L'incontinence se définit par la perte involontaire d'urines.

La démarche conduisant au diagnostic étiologique tient compte avant tout du sexe du patient, du contexte clinique et du type d'incontinence.

ENJEUX

Le diagnostic d'incontinence urinaire est clinique.

Le diagnostic étiologique nécessite un raisonnement en fonction du sexe, de l'âge et des antécédents médico-chirurgicaux.

L'examen clinique permet de caractériser le type d'incontinence : survenue ou non à l'effort, associée ou non à des impériosités (**urgenturie**).

Les examens complémentaires non systématiques, sont utiles pour orienter le diagnostic étiologique (élimination des causes organiques relevant d'un traitement spécifique), envisager les possibilités thérapeutiques et prévoir le résultat des différents traitements proposés.

FICHE FLASH

« L'essentiel - Dernier tour »

I. GENERALITES

1-Trois mécanismes physiopathologiques d'incontinence :

- Par déficience sphinctérienne face aux pressions transmises à la vessie.
- Par regorgement
- Par communications anormales des voies urinaires

2-Démarche diagnostique :

- Sexe du patient ?
- Terrain ? (âge, antécédents traumatiques, génito-urinaires, neurologiques…)
- Circonstances provoquant les fuites ? (aucune, effort, urgenturie).

Dans tous les cas, le premier objectif sera d'éliminer une cause organique curable.

II. INCONTINENCE URINAIRE chez la femme

1-Trois présentations cliniques

- Incontinence d'effort
- Incontinence par urgenturies
- Incontinence permanente

2-Diagnostic d'incontinence

- L'examen clinique est essentiel pour différencier l'incontinence urinaire d'effort par cervicocystoptose/hypermobilité urétrale de l'incontinence urinaire d'effort par insuffisance sphinctérienne.
    - Interrogatoire (ATCD et signes fonctionnels) ++
    - Manœuvre de Bonney et TVT test avec toux.

3-Etiologie

- La caractérisation clinique du type d'incontinence permet une première orientation étiologique.
- BU, ECBU, cytologie urinaire
- Imagerie, cystoscopie (éliminer pathologie organique curable)
- Bilan urodynamique ++ :
    - Stabilité vésicale
    - Pression de clôture sphinctérienne.

4-Traitement

- Incontinence d'effort par cervicocystoptose/hypermobilité urétrale :
    - Rééducation et bandelette sous-urétrale si échec.
- Incontinence par urgenturies :
    - Rééducation et anticholinergiques.
- Incontinence permanente par insuffisance sphinctérienne
    - Bandelette sous urétrale, sphincter artificiel, ballons péri-urétraux (ACT).
- Vessie non compliante avec résidu (incontinence par regorgement) : auto-sondages.

III. INCONTINENCE URINAIRE chez l'homme

- Recherche d'un contexte évident :
    - Chirurgical (chirurgie pelvienne notamment prostatique ++) ;
    - Traumatique ;
    - Neurologique…
- Sinon bilan étiologique orienté par l'existence ou non d'une symptomatologie urinaire (dysurie, rétention, pollakiurie, impériosité).
- Recherche systématique des étiologies organiques potentiellement curables.
- Traitement :
    - Impériosité sans résidu : anticholinergiques ;
    - Regorgement par obstacle sous-vésical : traitement de l'obstacle ;
    - Insuffisance sphinctérienne : sphincter artificiel ou ballons péri-urétraux.

I. GENERALITES

La continence urinaire est assurée par l'intégrité du système sphinctérien qui met en jeu le sphincter strié et le sphincter lisse. Lors de l'effort, le rôle du plancher pelvien soutenant le col vésical et l'urètre proximal est essentiel. Normalement, à l'effort, le col vésical et l'urètre proximal sont comprimés contre le plancher pelvien aidant ainsi à la continence malgré l'augmentation de pression intra-vésicale.

Les nombreuses étiologies de l'incontinence peuvent se répartir selon trois mécanismes physiopathologiques :

- **Incontinence par déficience sphinctérienne face aux pressions transmises à la vessie :** c'est le cas le plus fréquent où les forces d'expulsion liées à la contraction du détrusor ou à la pression intra-abdominale débordent les capacités sphinctériennes. L'incontinence peut être d'effort et/ou par impériosités (urgenturie) ;
- **Incontinence par regorgement :** il s'agit de l'évolution d'une dysurie négligée où le patient est en rétention chronique avec extériorisation inexorable du « trop plein » vésical. Cette incontinence est rare chez la femme et est le plus souvent observé chez l'homme en rétention urinaire chronique ;
- **Incontinence par communications anormales des voies urinaires :**
  Abouchement ectopique congénital de l'urètre ;
  Fistules vésico-vaginales ou urétéro-vaginales chez la femme.

Quel que soit le mécanisme physiopathologique, la démarche diagnostique s'appuie avant tout sur la connaissance :

- Du sexe du patient ;
- Du terrain (âge, antécédents traumatiques, génito-urinaires, neurologiques…) ;
- Des circonstances provoquant les fuites (à l'effort ? avec urgenturies ? permanentes ou continue).

Dans tous les cas, le premier objectif sera d'éliminer une cause organique curable.

II. INCONTINENCE URINAIRE CHEZ LA FEMME

A. ETIOPATHOGENIE DE L'INCONTINENCE URINAIRE FEMININE

Il existe trois grands types cliniques d'incontinence urinaire chez la femme :

- Incontinence d'effort ;
- Incontinence par urgenturie ;
- Incontinence permanente (pertes insensibles).

Ces trois grands types peuvent être associés diversement.
L'incontinence par regorgement est en revanche rare.

1/ Incontinence urinaire à l'effort (IUE)

Elle peut être consécutive à une altération du mécanisme sphinctérien (insuffisance sphinctérienne) et/ou à une perte du support anatomique de l'urètre proximal et du col vésical (cervico-cystoptose).

Ces défaillances sont consécutives à plusieurs causes éventuellement associées :

- Traumatismes obstétricaux et chirurgicaux :
  - Accouchements difficiles, déchirure périnéale ;
  - Hystérectomie, cure de prolapsus, chirurgie rectale… ;
- Troubles trophiques :
  - Vieillissement des tissus ;
  - Carence hormonale par ménopause (atrophie vulvo-vaginale) ;
- Affection mécanique par effort de poussées abdominales répétées :
  - Constipation ;
  - Toux chronique ;
  - Activité professionnelle nécessitant le port de charge lourde…

2/ Incontinence urinaire par urgenturie (impériosité)

- Elle se définit par l'impossibilité de retenir ses urines lors d'un besoin urgent.
- Elle s'associe très fréquemment à une pollakiurie diurne et/ou nocturne.
- Sur le plan physiopathologique, elle se caractérise par la survenue de contractions vésicales anormales (CNI : contraction non inhibée du détrusor) que l'on peut parfois visualiser sur la cystomanométrie.
- Les causes sont :
  - Urologiques par :
    - Perte de compliance vésicale : cystite infectieuse, radique, chimique, interstitielle, carcinome in situ…),
    - Obstacle cervico-urétral (sténose méatique, urétrale, iatrogénie…),
    - Vessie hyperactive
  - Neurologique (vessie centrale essentiellement) ;

3/ Incontinence urinaire permanente

- Par pertes involontaires inconscientes
- Elle survient en dehors de toute impériosité, de tout effort, de jour comme de nuit.
- Il peut s'agir :
  - D'un déficit sphinctérien majeur (après chirurgie par exemple) ;
  - D'une instabilité vesicale (patientes âgées, vessie neurogène par exemple) ;
  - D'une communication uro-vaginale (fistule, abouchement ectopique de l'urètre) ;
  - D'un regorgement (rare)

B. DIAGNOSTIC D'INCONTINENCE

Le diagnostic d'une incontinence urinaire repose avant tout sur l'interrogatoire et l'examen clinique. La caractérisation du type d'incontinence permet par ailleurs une première orientation étiologique.

1/ Interrogatoire

a) Manifestations urologiques

- L'ancienneté des troubles, leur évolution, les traitements déjà prescrits ;
- Caractéristiques des fuites :
    - × Intermittentes (à l'effort et/ou par urgenterie) ou permanentes ;
    - × Insensibles (pas de facteur déclenchant).
- Les signes urinaires associés :
    - × Brûlures mictionnelles ;
    - × Pollakiurie diurne ou nocturne ;
    - × Dysurie.
- L'abondance et le retentissement des fuites diurnes :
    - × Nombre de protections urinaires quotidiennes ;
    - × Gêne dans la vie familiale, sexuelle, professionnelle.

b) Antécédents gynécologiques, obstétricaux

- Nombre de grossesses ;
- Poids de naissance des enfants ;
- Déchirure périnéale, manœuvre instrumentale, forceps ;
- Rééducation post-partum.

c) Antécédents proctologiques et pelviens

- Incontinence anale ;
- Constipation ;
- Interventions pelviennes.

d) Antécédents médicaux

- Infections urinaires ;
- Obésité ;
- Constipation opiniâtre source de poussées abdominales ;
- Diabète ;
- Maladies neurologiques (SEP, Parkinson, ...) ;
- Prise de médicaments.

2/ Examen clinique

- Recherche des fuites urinaires lors d'effort de toux vessie pleine, corrigées éventuellement par la manœuvre de soutènement de l'urètre qui oriente d'emblée vers une incontinence urinaire par hypermobilité urétrale ; la manœuvre de Bonney, classique et plus ancienne recherche une cervicoptose qui peut être responsable d'une incontinence par hypermobilité de l'urètre (cf infra).
- Recherche d'un prolapsus associé (cystocèle, rectocèle, élytrocèle, hystéroptose) ;
- Testing périnéal par le toucher vaginal (coté de 1 à 5) appréciant la valeur du plancher pelvien (releveur de l'anus) ;
- Appréciation de la trophicité vulvo-vaginale ;
- Analyse de l'aspect du méat urétral qui peut être calibré par des bougies à boule afin d'éliminer une sténose urétrale ;
- Examen neurologique (sensibilité et réflexes périnéaux, tonus anal) et du rachis sacré.

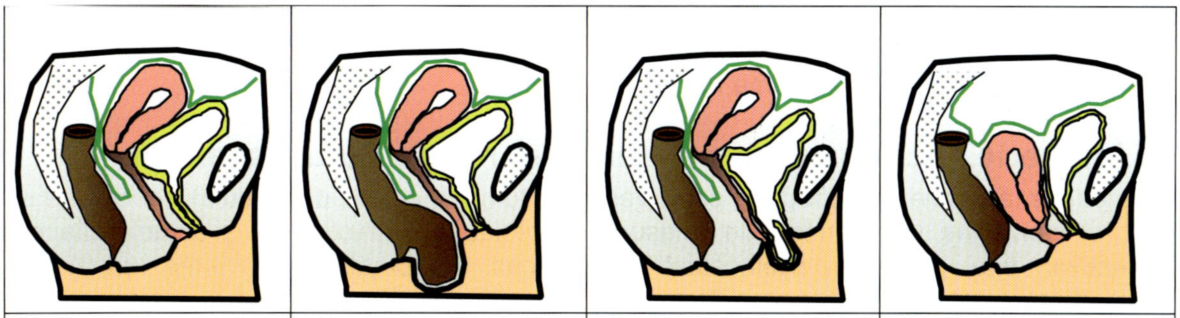

Situation normale	Rectocèle	Cystocèle	Hystéroptose

L'**examen gynécologique** est donc essentiel pour rechercher l'incontinence d'effort et tester par la manœuvre de soutènement de l'urètre, s'il existe ou non une correction des fuites à la toux.

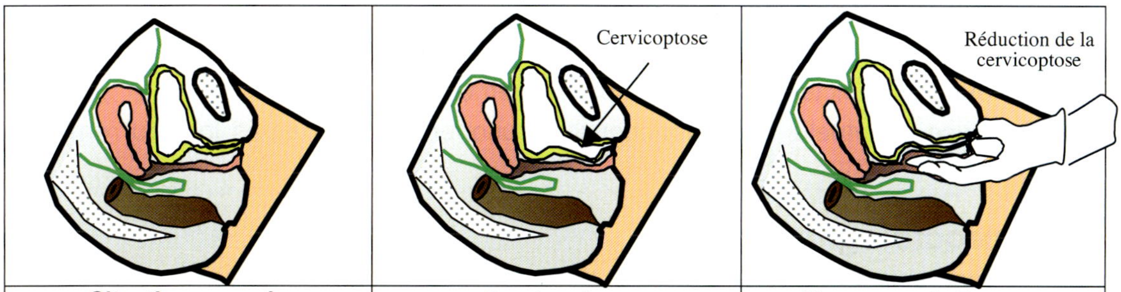

Situation normale	Cervicoptose	Manœuvre de Bonney

Manœuvre de Bonney : repositionnement du col vésical à l'aide de deux doigts intra-vaginaux de chaque côté de l'urètre au niveau du col vésical.

TVT test : repositionnement de l'urètre proximal (pince ouverte appliquée de part et d'autre de l'urètre à 1 cm du méat) reproduisant la position future de la bandelette urétrale.

	IUE (Incontinence Urinaire d'Effort)	**IS** (Incontinence Sphinctérienne)
Test de la toux	Fuites +	Fuites ++
Test de la toux pendant la maœuvre de Bonney et/ou le TVT test	Test ⊕ (diminution des fuites)	Test ⊖ (persistance de fuites)

C. DIAGNOSTIC ETIOLOGIQUE

Les examens complémentaires n'ont pas d'intérêt pour le diagnostic d'incontinence, mais peuvent être très utiles pour orienter le diagnostic étiologique, les possibilités thérapeutiques et prévoir le résultat des différents traitements proposés.

1/ Bandelette urinaire et examen cytobactériologique des urines

Ils recherchent une infection urinaire, une hématurie microscopique ou une leucocyturie aseptique.

2/ Cytodiagnostic urinaire

Il recherche, chez les patientes ayant des signes irritatifs vésicaux et des facteurs de risque (tabagisme, professions exposées), des cellules atypiques dans les urines orientant vers une tumeur de vessie ou un carcinome in situ.

3/ Imagerie : échographie pelvienne et rénale ou uroscanner

Elle étudie la vessie (aspect de la paroi vésicale, tumeur, calcul, diverticule), recherche une tumeur pelvienne utéro-annexielle, mesure un résidu post-mictionnel éventuel. Elle peut objectiver une dilatation pyélocalicielle. En cas d'anomalie des voies urinaires à l'échographie, un uroscanner sera demandé.

4/ Bilan urodynamique

Non réalisé en première intention. Comportant une débitmétrie, une cystonanométrie et une profilométrie urétrale, il permet d'étudier l'équilibre vésico-sphinctérien et de confirmer les données apportées par la clinique, d'orienter vers le traitement le plus adapté, de prévoir le résultat de ce traitement.

Ce bilan urodynamique appréciera en particulier :

- La valeur du sphincter urétral sur la profilométrie ;
- L'existence éventuelle de contractions détrusoriennes anormales lors du remplissage vésical.

5/ Bilan proctologique

Manométrie anorectale…

6/ Cystoscopie

Elle peut être réalisée si l'on suspecte une tumeur vésicale ou en cas de cure d'incontinence urinaire antérieure (aspect du col vésical, recherche de corps étrangers endo-vésicaux tels que fils de colposuspension ou bandelettes sous-urétrales).

Elle appréciera en outre le degré de bascule postérieure de la vessie, la présence de trabéculations vésicales ou d'une inflammation de la muqueuse vésicale.

D. TRAITEMENT

1/ Moyens médicaux

a) Les traitements pharmacologiques

-> Anticholinergiques ++

- Ils agissent sur les récepteurs vésicaux à l'acétylcholine en réduisant la contractilité du détrusor et améliorent l'incontinence par **urgenturie**.
- Leur efficacité est tempérée par des effets secondaires, dose-dépendant, souvent source d'arrêt du traitement (sécheresse buccale et des muqueuses). Ils sont contre-indiqués en cas de glaucome à angle fermé et lorsqu'il existe un trouble de la vidange vésicale.
- Le plus utilisé est le chlorhydrate d'oxybutinine prescrit à la posologie initiale de 1/2 comprimé trois à quatre fois par jour, augmentée progressivement à 1 comprimé trois fois par jour en cas d'insuffisance de résultat (ou 1/2 comprimé 3 x/jour car demi-vie courte).
- Le chlorure de trospium est une alternative chez le sujet âgé, car il est mieux toléré neurologiquement.
- Solfénacine, dernière molécule commercialisée qui présenterait moins d'effets secondaires atropiniques.

-> Hormonothérapie locale +

- L'œstrogénothérapie locale (capsule intra-vaginale le soir au coucher et application vulvaire) est un apport thérapeutique utile par l'effet trophique qu'elle induit chez les femmes ménopausées présentant une atrophie vulvo-vaginale sévère. Elle améliore (modestement) la fonction urétro-sphinctérienne.

-> Alphastimulants

- Si leur prescription paraît logique sur le plan pharmacologique pour renforcer le tonus sphinctérien (stimulation des récepteurs alpha au niveau du col vésical et de l'urètre proximal fermant le col vésical et l'urètre), leur efficacité clinique est cependant décevante et limitée par des effets secondaires peu acceptables (hypertension artérielle, tachycardie, céphalées). Ils ont donc peu de place en pratique quotidienne, d'autant qu'ils ne sont pas disponibles en France.

b) Rééducation périnéale par rétro-contrôle (« bio-feed-back ») et électrostimulation.

La rééducation a une place importante dans le traitement d'une incontinence urinaire d'effort féminine. Elle a pour but d'apprendre à la patiente à bien utiliser et à développer sa musculature périnéale. Son effet est souvent limité dans le temps et doit être entretenue. Elle débute par une quinzaine de séances avnt réévaluation.

2/ Moyens chirurgicaux

Les interventions visent à corriger le défaut de support anatomique de l'urètre proximal et du col vésical.

a) Techniques classiques

De très nombreuses techniques ont été proposées. Deux techniques ont survécu, mais sont de moins en moins utilisées voire abandonnées (néanmoins de nombreux patients ont été opérés et sont en vie => interrogatoire sur les antécédents ++) :

- *La colpopexie selon Burch :* elle consiste à soutenir le col vésical en fixant les culs-de-sac vaginaux aux ligaments de Cooper. C'est une technique fiable conduisant à un taux de succès de 80 à 90% à cinq ans bien qu'une dégradation progressive des résultats soit souvent observée.
- *Les frondes sous-cervicales :* elles visent à cravater le col vésical à l'aide d'un matériel autologue (aponévrose des droits, fascia lata) fixé à la paroi abdominale ou aux ligaments de Cooper. Elles donnent d'excellents résultats, plus stables dans le temps, mais sont dysuriantes nécessitant parfois d'avoir recours pendant plusieurs semaines à des sondages intermittents pour assurer une bonne vidange vésicale.

De plus, à long terme, ces techniques entraînent une décompensation des étages postérieurs (hystéroptose et rectocèle).

b) Techniques récentes

Ces techniques conduisent à des taux de succès identiques aux techniques classiques, mais avec une morbidité moindre et une immobilisation réduite.

- ***Bandelettes sous-urétrales***
  - → ***TVT*** *(Tension free Vaginal Tape) :* cette technique a révolutionné le traitement de l'incontinence urinaire d'effort féminine. Elle consiste à soutenir la partie moyenne de l'urètre à l'aide d'un matériel synthétique. Elle peut être réalisée sous anesthésie locale exclusive, nécessitant une hospitalisation de 24 à 48 heures. Elle conduit, avec une morbidité réduite, à de très bons résultats.

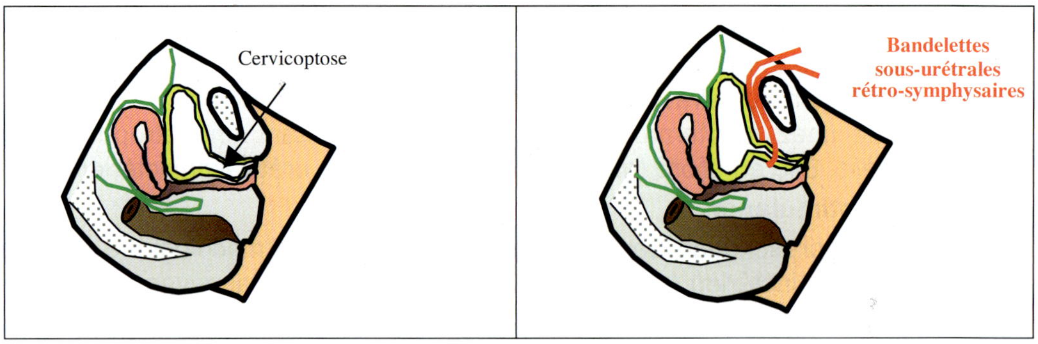

→ ***TOT*** *(Trans Opturator Tape) :* variante de la précédente plus largement utilisée, la bandelette passant à travers les foramen obturateurs.

- ***Injections péri-urétrales :*** elles visent à créer un obstacle à l'évacuation des urines en injectant une substance autour de l'urètre. Différentes substances ont été utilisées (graisse autologue, collagène, silicone). Leur efficacité est cependant limitée dans le temps, nécessitant des injections itératives.
- ***Sphincter artificiel :*** il vise à remplacer un système sphinctérien défaillant par un matériel hydraulique totalement synthétique. Les résultats dans cette indication seraient excellents avec un taux de succès de 85 à 90% avec cependant un taux de réintervention de 40% pour panne ou incidents.
- ***Ballons péri-urétraux*** *(ACT)* **:** 2 ballons sont disposés de part et d'autre du col vésical par abord percutané. Le volume peut être modulé par ponction à l'aiguille d'une valve disposée dans chaque grande lèvre.

3/ Indications

Rééducation et œstrogénothérapie locale sont souvent les traitements de première intention.

a) Incontinence par urgenturie

- Anticholinergiques +++.
- Autres traitements : neuromodulation, injections de toxine botulique
- Traitement étiologique s'il est possible

b) Incontinence urinaire d'effort par cervicocystoptose

- Dans les formes mineures, elle relève uniquement la de rééducation.
- En cas d'échec ou d'incontinence sévère, elle relève d'un traitement chirurgical par bandelettes sous-urétrales (TVT ou TOT).

c) Incontinence urinaire d'effort par insuffisance sphinctérienne

- Les bandelettes sous-urétrales peuvent s'avérer efficaces.
- Lorsque le TVT test est négatif, on proposera des injections péri-urétrales, des ballons ACT, voire l'implantation d'un sphincter artificiel si la patiente est motivée et ne présente pas de contre-indication à l'implantation de ce matériel prothétique.

d) Incontinence permanente par fistule vésico-vaginale ou urétro-vaginale

Elle relève de la chirurgie réparatrice.

e) Incontinence par regorgement (perte de compliance : vessie hypocontractile et vessie neurologique) : Auto-sondage 3 ou 4 x/jour.

III. Incontinence urinaire chez l'homme

- La démarche consiste à rechercher dans un premier temps les causes liées à un contexte évident, notamment traumatique, chirurgical ou neurologique.
- Le bilan étiologique sera ensuite orienté par la symptomatologie urinaire éventuellement associée (dysurie, rétention, pollakiurie, impériosité).
- Les étiologies organiques seront systématiquement évoquées, en particulier l'envahissement de l'urètre et du sphincter par un cancer prostatique vésical ou rectal.

A. INCONTINENCE URINAIRE AVEC D'AUTRE SIGNES URINAIRES

1/ Incontinence urinaire avec urgenturies

Ses étiologies se confondent avec celles des mictions impérieuses et des pollakiuries (**Item 341** – Module 11).

2/ Incontinence urinaire par regorgement

Elle survient chez des patients en rétention vésicale chronique, le muscle vésical ne parvenant à éliminer que le trop plein vésical. Ses étiologies se confondent avec celles des dysuries et des rétentions vésicales (**Item 216** – Module 11).

B. INCONTINENCE URINAIRE APRES CHIRURGIE PROSTATIQUE

1/ Pour affection bénigne (résection endoscopique, adénomectomie chirurgicale)

- L'incontinence urinaire sévère et durable après chirurgie prostatique pour affection bénigne est exceptionnelle (< 1%) compte tenu de l'amélioration considérable des techniques opératoires.
- Les impériosités mictionnelles, voire les fuites d'urines sont en revanche fréquentes durant quelques jours suivant l'intervention. Ces fuites disparaissent cependant dans l'immense majorité des cas, rapidement et sans aucun traitement.
- En cas de persistance de ces symptômes, après s'être assuré de la stérilité des urines, un anticholinergique voire quelques séances de rééducation peuvent rendre service.
- En cas d'incontinence urinaire sévère et durable (> 6 mois), une endoscopie urétrale et un bilan urodynamique seront réalisés. Si ces examens identifient une incompétence du système sphinctérien, un sphincter artificiel urinaire ou des ballons péri-urétraux (pro-ACT) pourront être proposés.

2/ Pour affection maligne (prostatectomie totale)

- Les fuites urinaires à l'ablation de la sonde après prostatectomie totale sont tellement fréquentes que le patient doit être prévenu de cet incident avant l'intervention. Ces fuites s'améliorent le plus souvent en quelques jours voire en quelques semaines en s'aidant parfois de quelques séances de rééducation pré et post opératoire et/ou d'un anticholinergique.

- L'incontinence urinaire sévère et durable (> 6 mois), après prostatectomie totale, concerne moins de 5% des patients.
- Après avoir effectué une urétrocystoscopie et un bilan urodynamique identifiant une incompétence du système sphinctérien et s'être assuré de l'absence de récidive de la maladie, on pourra proposer l'implantation d'un sphincter artificiel ou de ballons péri-urétraux (pro-ACT).

C. INCONTINENCE POST-TRAUMATIQUE

1/ Traumatismes pelvi-périnéaux (fractures du bassin, fractures de l'urètre...)

Ils peuvent détruire l'appareil sphinctérien.

L'incontinence est difficile à traiter et peut nécessiter l'implantation d'un sphincter artificiel urinaire.

2/ Traumatismes iatrogènes

Possibilité de lésion du sphincter et de réduction de la capacité vésicale.

- Chirurgie pelvienne prostatique (cf. supra) ou non ;
- Radiothérapie pelvienne.

D. INCONTINENCE URINAIRE AU COURS DES VESSIES NEUROLOGIQUES

Certaines maladies neurologiques peuvent être responsables d'un défaut de fonctionnement vésico-sphinctérien et d'incontinence urinaire.

E. INCONTINENCE D'ORIGINE CONGENITALE

Découverte habituellement chez le petit garçon, elle est très rare. Elle est consécutive à des malformations telles que l'abouchement ectopique de l'uretère dans l'urètre sous-sphinctérien.

ANNEXES

ANNEXE 1. TRAITEMENT ET INDICATIONS DE L'INCONTINENCE URINAIRE DE LA FEMME

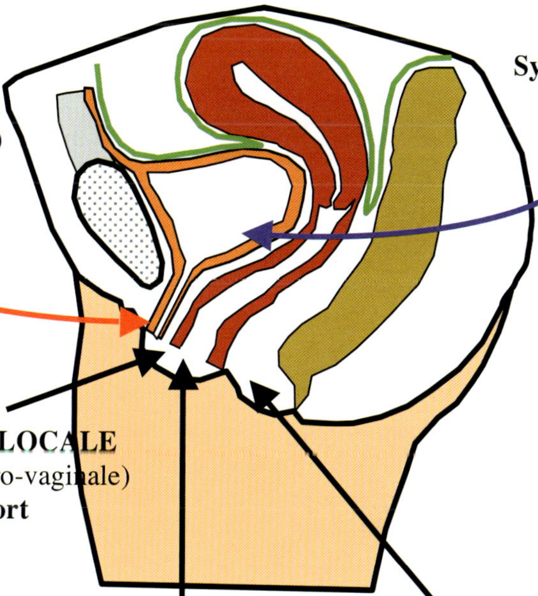

INSUFFISANCE RENALE AIGUE - ANURIE INSUFFISANCE RENALE CHRONIQUE TRANSPLANTATION RENALE

Module 8
Item 127
Module 11
Items
252 & 253

Objectifs du CNCI

Expliquer les aspects épidémiologiques et les résultats des transplantations d'organe et l'organisation administrative.
- Expliquer les principes de choix dans la sélection du couple donneur receveur et les modalités de don d'organe.
- Argumenter les principes thérapeutiques, et les modalités de surveillance d'un sujet transplanté.
- Argumenter les aspects médico-légaux et éthiques liés aux transplantations d'organes.

- Diagnostiquer une insuffisance rénale aiguë et une anurie.
- Identifier les situations d'urgence et planifier leur prise en charge.

- Diagnostiquer une insuffisance rénale chronique.
- Argumenter l'attitude thérapeutique et planifier le suivi du patient.
- Décrire les principes de la prise en charge au long cours.

Introduction

Voir les questions plus complètes dans un polycopié de néphrologie

L'insuffisance rénale est définie par la diminution du débit de la filtration glomérulaire qui se traduit par une élévation de la créatinine et de l'urée plasmatiques.

La filtration glomérulaire baisse ou s'annule quand le débit sanguin rénal diminue (hypovolémie, état de choc) et/ou les résistances artériolaires post glomérulaires diminuent (vasodilatation) et/ou les résistances artériolaires pré glomérulaires augmentent (vasoconstriction) et/ou la pression urinaire intraglomérulaire augmente (obstacle sur la voie excrétrice).

Dans l'insuffisance rénale aiguë (IRA), la diminution de la filtration glomérulaire est brutale, importante et le plus souvent réversible avec le traitement étiologique adapté.

Dans l'insuffisance rénale chronique (IRC), la diminution de la filtration glomérulaire est progressive, irréversible et peut aboutir à une insuffisance rénale terminale (IRT) nécessitant alors le recours à l'épuration extra-rénale et/ou la transplantation rénale.

I. INSUFFISANCE RENALE AIGUE (Item 252 – Module 11)

A. DIAGNOSTIC DE L'IRA

- Interrogatoire, examen clinique, bilan biologique sanguin urinaire permettent le diagnostic d'IRA. Les examens d'imagerie permettent de confirmer le caractère aigu et orientent sur la cause.
- L'insuffisance rénale est affirmée par l'augmentation rapide (quelques heures à quelques semaines) de la créatinine et de l'urée plasmatiques.
- Son caractère aigu repose sur :
  - La connaissance d'une fonction rénale normale récente,
  - Des reins normaux (ou augmentés de volume) à l'échographie,
  - L'absence d'hypocalcémie et d'anémie (sauf si elle est à l'origine de l'IRA)

Le **diagnostic différentiel** doit se faire avec :

- La ***rétention aiguë d'urine*** devant une diurèse effondrée ou nulle (**anurie**) ; dans ce cas, il existe un obstacle à la vidange vésicale, ce qui peut aussi avoir un effet d'amont sur les reins avec élévation de la créatininémie et de l'urémie.
- L'***insuffisance rénale chronique*** ; l'existence d'une antériorité de fonction rénale dégradée, la présence d'anémie, d'hypocalcémie, d'une atrophie rénale bilatérale (ou sur rein unique) permettent d'étayer ce diagnostic ; néanmoins, une IRA peut toujours se surajouter à une IRC et doit être recherchée (hypovolémie, injection récente de produits de contraste iodés, prise récente d'anti-inflammatoire non stéroïdiens, ...).

B. ETIOLOGIES DE L'IRA

Les mécanismes physiopathologiques de l'insuffisance rénale permettent de distinguer 3 grands types d'IRA :

- IRA obstructive (ou post rénale)
- IRA fonctionnelle (ou pré rénale)
- IRA organique (ou parenchymateuse)

Si les deux dernières sont les plus fréquentes, **il est impératif d'éliminer rapidement l'obstruction dans la prise en charge initiale d'une IRA**.

Toute IRA obstructive ou fonctionnelle qui se prolonge peut engendre une IRA organique.

Les examens d'imagerie (ASP, échographie, scanner...) sont importants pour le diagnostic différentiel entre ces 3 types d'IRA.

1/ IRA obstructive

Elle est due le plus souvent à un obstacle (+ ou – complet) sur la voie excrétrice (bilatéral ou unilatéral sur rein fonctionnel unique), parfois à une obstruction intratubulaire rénale. Il existe une baisse de la filtration glomérulaire du fait de l'hyperpression d'aval dans la voie excrétrice qui retentit jusque dans la chambre glomérulaire.

- **Cliniquement** : il peut exister une douleur lombaire (uni ou bilatérale), une hématurie macroscopique évocateurs d'obstacle ainsi qu'un contexte potentiellement obstructif (lithiase urinaire connue, cancer digestif ou utérin, tumeur de la prostate ou de la vessie).
  Les touchers pelviens et la recherche d'un globe vésical sont systématiques.

- **Le diagnostic** repose sur l'imagerie. Elle apprécie, la taille des reins, recherche une dilatation des voies urinaires et des calculs. **Toute IRA implique une échographie vésico-rénale en urgence**.
  - L'***ASP*** permet de mesurer la taille des reins et de visualiser les calculs radio-opaques ;
  - L'***échographie rénale*** recherche la dilatation des cavités pyélocalicielles ;
  - Le ***scanner rénal*** (non injecté spiralé) est utile pour le diagnostic des calculs, en cas de lésion obstructive ou de fibrose rétropéritonéale ; l'indication du scanner injecté pour préciser la situation doit être discutée car elle est susceptible d'aggraver la fonction rénale (toxicité rénale des produits de contraste iodés).

- **Les causes** principales d'IRA obstructives sont :
  - Les ***obstacles urétéraux*** (pas de rétention vésicale) : calculs (unilatéral +/- totalement obstructif sur rein fonctionnel unique), cause principale d'IRA obstructive chez le sujet jeune ; tumeurs comprimant les uretères (vessie, rectum, utérus, ovaire), plus fréquentes chez des sujets plus âgés ; affection inflammatoire rétro-péritonéale ;
  - Les ***obstacles urétraux*** (rétention vésicale) : essentiellement adénome de prostate très évolué, cancer de la prostate à un stade avancé.

2/ IRA fonctionnelle

Elle est causée par une diminution du flux et de la pression de perfusion rénale qui entraîne une baisse de la filtration glomérulaire sans atteinte organique du parenchyme rénal. La diurèse est très diminuée avec des urines très concentrées mais pauvres en sodium et riches en potassium du fait d'un hyperaldostéronisme secondaire (Na_u/K_u < 1). Du fait d'une réabsorption tubulaire passive, l'augmentation de l'urée plasmatique est proportionnellement plus forte que celle de la créatininémie.

- **Cliniquement** : il existe un contexte de déshydratation extracellulaire importante ou d'hypovolémie efficace qu'il faut donc rechercher.
  - En faveur de la déshydratation extracellulaire : hypotension artérielle, tachycardie, pli cutané, perte de poids, hémoconcentration (élévation de l'hématocrite et de la protidémie).
  - En faveur d'une hypovolémie efficace : insuffisance cardiaque congestive, décompensation œdémato-ascitique, syndrome néphrotique, prise de diurétiques et/ou d'inhibiteurs du système rénine-angiotensine (cas particulier).

- **Le diagnostic** repose essentiellement sur la **biologie** (urée et créatinine sanguines et urinaires, natriurèse, kaliurèse et rapport Nau/Ku) qui permet en outre de faire le diagnostic différentiel avec une IRA organique par nécrose tubulaire, sachant que celle-ci peut compliquer une IRA fonctionnelle qui se prolonge. L'imagerie n'est pas indispensable au diagnostic.

- **Les causes** principales d'IRA fonctionnelles sont :
  - Les ***causes de déshydratation extracellulaire :*** pertes cutanées (sudation, brûlures étendues), pertes digestives (vomissements, diarrhée, fistule), pertes urinaires (diurétiques ++, polyurie du diabète, syndrome de levée d'obstacle, insuffisance surrénalienne)
  - Les ***causes d'hypovolémie efficace :*** syndrome néphrotique sévère, insuffisance cardiaque congestive, décompensation œdématoascitique, états de choc quelque soit leur nature.
  - Les ***médicaments*** (diurétiques et/ou AINS et/ou IEC, AA2) : peuvent être un facteur d'aggravation en situation de déshydratation ou de néphroangiosclérose (sujet âgé ++) ; ils entraînent une IRA fonctionnelle « hémodynamique » par baisse de perfusion glomérulaire.

3/ IRA organique

Elle est due à une atteinte organique (lésion tissulaire) de différentes structures du rein, glomérulaire, tubulaire, vasculaire ou interstitielle.

Les plus fréquentes sont les IRA parenchymateuses par nécrose tubulaire aiguë par mécanisme ischémique et/ou toxique.

- **Le diagnostic** repose d'une part sur l'élimination d'une IRA obstructive et/ou fonctionnelle et d'autre part sur la recherche de signes biologiques (protéinurie, hématurie) signant l'atteinte parenchymateuse et de ses structures intimes spécifiques.
- Ainsi, ECBU, protéinurie, contexte hémodynamique et recherche d'un syndrome œdémateux couplé à l'interrogatoire permettent de préciser le niveau possible d'atteinte parenchymateuse.
- Si l'échographie rénale est systématique (recherche d'un obstacle, visualisation des reins), les autres examens (artériographie, ponction biopsie rénale) sont discutés au cas par cas par le néphrologue.

- **Les causes** : sont multiples et peuvent toucher les différentes structures du parenchyme

  -> Nécrose tubulaire aiguë (cas le plus fréquente : 80%)
  - La nécrose tubulaire est causée par un état de choc (hypovolémique, anaphylaxique, hémorragique, septique) responsable d'une ischémie rénale et/ou la prise de médicaments néphrotoxiques (aminosides, AINS, produits de contraste iodés, certains antimitotiques, ...). A part la rhabdomyolyse qui entraîne la précipitation intratubulaire de myoglobine et le myélome avec précipitation de chaines légères.
  - La récupération de la fonction rénale après IRA par nécrose tubulaire aiguë se fait en général complètement sur 1 à 3 semaines.

  -> Glomérulopathies aiguës
  - Elles apparaissent le plus souvent dans le cadre d'une maladie de système avec vascularite nécrosante ou glomérulopathie proliférative ou nécrosante (lupus disséminé, purpura rhumatoïde, cryoglobulinémie, sd de Goodpasture, maladie de Wegener, ...).
  - La protéinurie est importante avec œdèmes et hypertension artérielle.
  - La ponction biopsie rénale et le bilan immunologique sont les clés du diagnostic qui est urgent.

-> *Néphrites interstitielles aiguës*

- Soit infectieuse (pyélonéphrite par voie ascendante, sepsis rénal par voie hématogène) ;
- Soit médicamenteuse avec souvent un mécanisme immunoallergique (sulfamides, pénicilline, AINS, flurooquinolones).

-> *Néphropathies aiguës vasculaires*

- Soit par atteinte des petites artères ou des capillaires glomérulaires : syndrome hémolytique et urémique (HTA, anémies hémolytiques avec schizocytes, thrombopénie sans CIVD) ; embolies de cholestérol chez le sujet athéromateux après geste endovasculaire, MAT (micro-angiopathie thrombotique) ;
- Soit par atteinte des grosses artères : embolie et thrombose artérielle ou dissection des artères rénales.

C. PRONOSTIC ET COMPLICATIONS DE L'IRA

La mortalité de l'IRA concerne l'IRA organique. Elle est importante (50%) dés lors qu'une prise en charge en réanimation est nécessaire. Elle est surtout le fait de la maladie causale, d'un terrain à risque et des complications inhérentes à la réanimation (infections nosocomiales +++, hémorragies digestives) plutôt que des complications spécifiques de l'insuffisance rénale aiguë.

1/ Facteurs pronostiques

- Le **pronostic vital** peut être engagé en cas de défaillance multiviscérale ou de choc septique initial, du terrain (âge du sujet, comorbidités), de complications de la réanimation (sepsis nosocomial, phlébite et embolie pulmonaire, accidents vasculaires coronarien ou cérébral, ...)
- Le **pronostic rénal** est lié à la fonction rénale antérieure, le type d'IRA organique (les IRA par nécrose tubulaire guérissent en général sans séquelles).

2/ Complications spécifiques de l'IRA

- **Acidose métabolique et hyperkaliémie** conséquences d'un défaut d'élimination urinaire des acides et du potassium ; contrôle rapide par l'hémodialyse si nécessaire ;
- **Surcharge hydrosodée et hypervolémie** avec œdèmes périphériques et pulmonaire conséquence de la chute de la filtration glomérulaire et d'excès d'apport. Recours possible à l'hémodialyse ;
- **Dénutrition** (plus tardivement) par hypercatabolisme

D. TRAITEMENT DE L'IRA

Il est avant tout fonction du type d'IRA et de son étiologie ; **la recherche et le traitement adapté d'une hyperkaliémie est systématique et urgente car elle est potentiellement mortelle**.

1/ Traitement de l'IRA obstructive

- ***Dérivation des urines en urgence*** en amont de l'obstacle :
  - *Sondage vésical* ou *catheter sus-pubien* en cas d'obstacle bas situé (vessie urètre, prostate) ;
  - *Sonde urétérale* ou *néphrostomie per-cutanée* en cas d'obstacle plus haut.
  - La reprise de la diurèse après dérivation peut entraîner un **syndrome de levée d'obstacle** (polyurie) nécessitant une correction rigoureuse des pertes hydrosodées brutales risquant de retarder la guérison de l'IRA.
- ***Traitement de l'obstacle*** lui-même (calcul, tumeur, ...)

2/ Traitement de l'IRA fonctionnelle

- ***Correction de l'hypovolémie réelle et de la déshydratation extracellulaire :*** la restauration de la volémie est assurée par l'apport de solutés hydro-sodés isotoniques avec parfois recours initial aux macromolécules (état de choc) ou aux transfusions de culots globulaires (choc par hémorragie).
- ***Correction de l'hypovolémie efficace :*** prise en charge globale de l'hépatopathie responsable du syndrome œdémato-ascitique, du syndrome néphrotique ; traitement de l'insuffisance cardiaque.
- ***Arrêt des médicaments :*** AINS, diurétiques, IEC, AA2

3/ Traitement de l'IRA organique

- ***Maintien d'une volémie efficace et d'une diurèse*** par apport de soluté de remplissage et utilisation de diurétique de l'anse si le patient reste oligurique et pour éviter les accidents de surcharge volémique (HTA, insuffisance cardiaque congestive, accidents coronariens ou cérébraux) ;
- ***Contrôle du syndrome métabolique spécifique***
  - *Hyperkaliémie* : potentiellement mortelle par trouble du rythme (signes ECG prédictifs du risque ++) ; elle est liée au défaut d'excrétion urinaire et est majorée par l'acidose métabolique ; traitement par différents moyens (résines échangeuses d'ions, diurétiques de l'anse, insuline + glucose, gluconate de calcium, bicarbonate, dialyse)
  - *Acidose métabolique* : fréquente mais souvent modérée et compensée ; elle est corrigée par des perfusions de bicarbonates (parfois nécessité d'une dialyse) si elle est menaçante, en particulier si elle est associée à une hyperkaliémie importante.
- ***Hémodialyse*** en urgence et transitoire si contrôle impossible des conséquences métaboliques (hyperkaliémie) et/ou de la surcharge hydrosodée ou en cas d'IRA organique persistante.
- ***Traitement de la cause ++***
- ***Traitement et prévention des complications de la réanimation*** *: infection, hémorragies digestives, dénutrition, escarres*

E. PREVENTION DE L'IRA

La prévention de l'IRA est « simple » en ce qui concerne :

- L'IRA obstructive : diagnostic et traitement de l'obstacle avant le degré d'obstruction entrainant l'insuffisance rénale ;
- L'IRA fonctionnelle : assurer la volémie (boissons, perfusion de solutés hydrosodés, de macromolécule ou de culots globulaires) dans les situations à risque d'hypovolémie (déshydratation, hémorragie) ;

La prévention de l'IRA organique est plus complexe car multifactorielle
Elle passe par :

- Le traitement correct et rapide des IRA fonctionnelle et obstructive qui peuvent entrainer des lésions parenchymateuses en cas de prise en charge tardive ;
- La prévention de la nécrose tubulaire :
  - Lors de situations à risque (sepsis sévère, état de choc, chirurgie lourde à risque de bas débit rénal) en particulier chez des sujets à risque (grand âge, terrain athéromateux, diabète, insuffisance rénale chronique pré-existante, rein unique…
  - Par le maintien d'une volémie efficace sans engendrer de surcharge (apports hydrosodés, diurétiques de l'anse) ;
- Le contrôle de la pertinence des indications de l'imagerie avec injection de produits iodés (contre-indication si myélome, à éviter si possible chez le diabétique et l'insuffisant rénal chronique) ;
- Le contrôle de l'utilisation des médicaments potentiellement néphrotoxiques (pertinence de l'indication, posologie adaptée, surveillance des taux sériques résiduels) ;
- La surveillance du risque d'IRA hémodynamique lié à l'utilisation des IEC et des AA2 (sujet âgé, athérome) ;
- Le respect de la contre-indication aux AINS en cas d'insuffisance rénale chronique ;
- Le dépistage et la prévention du syndrome de lyse musculaire (rhabdomyolyse) ou tumorale (après certaines chimiothérapies pour leucémie, lymphome, …) par hyperhydratation avec diurèse forcée.

F. SCHEMA DE SYNTHESE

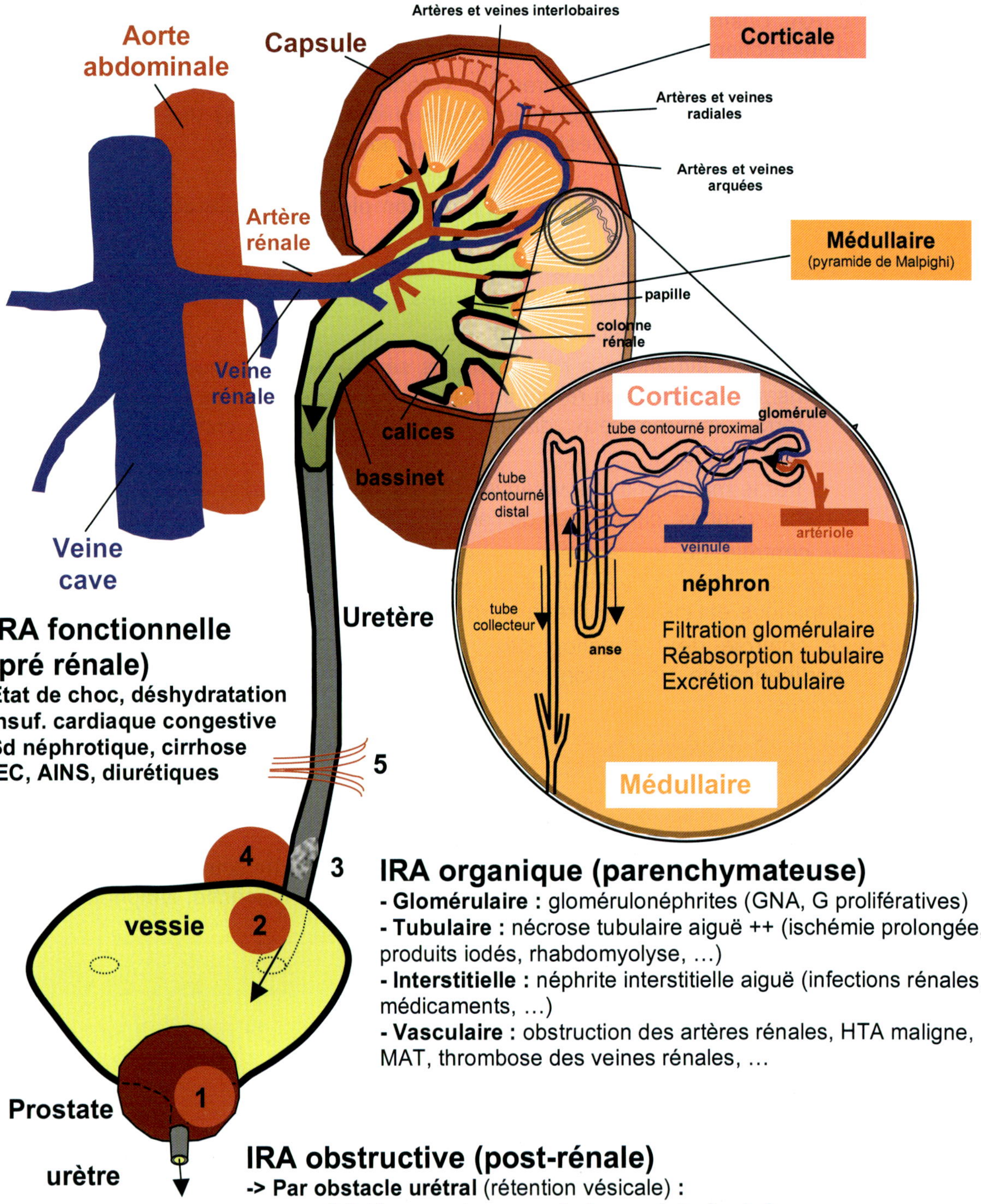

IRA fonctionnelle (pré rénale)

Etat de choc, déshydratation
Insuf. cardiaque congestive
Sd néphrotique, cirrhose
IEC, AINS, diurétiques

IRA organique (parenchymateuse)

- **Glomérulaire :** glomérulonéphrites (GNA, G prolifératives)
- **Tubulaire :** nécrose tubulaire aiguë ++ (ischémie prolongée, produits iodés, rhabdomyolyse, ...)
- **Interstitielle :** néphrite interstitielle aiguë (infections rénales, médicaments, ...)
- **Vasculaire :** obstruction des artères rénales, HTA maligne, MAT, thrombose des veines rénales, ...

IRA obstructive (post-rénale)

-> Par obstacle urétral (rétention vésicale) :

1-Adénome et cancer de la prostate évolués

-> Par obstacle urétéral (pas de rétention vésicale) :

2-Tumeurs obstructives de la vessie
3-Calcul sur rein unique
4-Tumeurs pelviennes compressives

En cas d'anurie (avec ou sans IRA), il faut éliminer une rétention aiguë d'urine (globe vésical ; distension des voies urinaires)

II. INSUFFISANCE RENALE CHRONIQUE (Item 253 - Module 11)

A. ETIOPATHOGENIE

Diminution progressive et irréversible du débit de filtration glomérulaire résultant d'une maladie rénale chronique qui peut entraîner à terme une insuffisance rénale terminale (IRT).

L'origine de l'atteinte rénale est souvent multifactorielle et au stade avancé, toutes les structures (glomérulaire, vasculaire, interstitielle) sont touchées avec souvent atrophie rénale.

1/ Les principales causes sont :

- ***Les néphropathies diabétiques*** (25% ; 1ère cause en France)
- ***Les néphropathies vasculaires*** (20-25%)
- ***Les glomérulonéphrites chroniques*** (10-15%)
- ***Les néphropathies héréditaires*** (5-10% ; surtout polykystose rénale autosomique dominante)
- ***Les néphropathies interstitielles chroniques*** (5%)

2/ Les principaux facteurs de risque et maladies

- Le ***diabète*** (surtout de type 2) par atteinte glomérulaire et vasculaire (microangiopathie) ;
- L'***hypertension artérielle*** par atteinte vasculaire ;
- Les ***infections urinaires récidivantes***, les ***calculs urinaires récidivants*** et les ***obstacles chroniques sur les voies excrétrices*** par atteinte néphritique ascendante ;
- L'exposition à des ***substances néphrotoxiques*** par différents mécanismes (toxicité directe, immunoallergie, vol microvasculaire, précipitation tubulaire) : iode, médicaments (AINS, antibiotiques, cytotoxiques, IEC, AA2, ...)
- L'existence d'***antécédents familiaux*** de maladie rénale chronique (polykystose rénale)
- L'existence de ***maladie auto-immune***, ***connectivite*** (atteinte glomérulaire spécifique), ***myélome*** (précipitation intra-tubulaire de chaines légères), ***amylose*** (accumulation extracellulaire d'une protéine anormale amyloïde).

Ces facteurs ou maladies doivent être recherchés et neutralisés aux mieux si cela est possible

3/ Les conséquences

Elles sont multiples, complexes et intriquées, faisant de l'IRC une maladie multifactorielle avec auto-aggravation spontanée constituant un cercle vicieux (voir aussi le schéma de synthèse en fin de chapitre).

-> *Complications cardiovasculaires*

- Par la surcharge hydrosodée liée à la baisse de la filtration glomérulaire qui contribue à une hypervolémie mais aussi par la médiacalcose qui majore l'artériosclérose, l'IRC contribue à générer et/ou aggraver une **hypertension artérielle** (volodépendante) souvent préexistante (néphropathies glomérulaire et vasculaire, polykystose rénale).
- L'**atteinte cardiaque** est fréquente et de mécanisme multiple (hypertrophie ventriculaire gauche liée l'HTA, atteinte valvulaire et coronarienne par les précipités phosphocalciques, anémie responsable d'une augmentation du travail cardiaque par hyperdébit,...).

-> *Troubles du métabolisme phosphocalcique et osseux*

- L'**hyperphosphatémie** initiale entraine des précipitations phosphocalciques (responsables de **médiacalcose** : dépots phosphocalciques sur les valves et les parois vasculaires) avec apparition d'une tendance **hypocalcémique** majorée par un déficit en vitamine D active (baisse de l'hydroxylation rénale). Cette hypocalcémie génère une **hyperparathyroïdie secondaire** réactionnelle pourvoyeuse d'**ostéite fibreuse**, tandis que l'hypovitaminose D génère de l'**ostéomalacie**. Ces deux affections osseuses liées à l'IRC constituent l'**ostéodystrophie rénale**.

-> *Troubles hydroélectrolytiques et acidobasiques*

- *Acidose métabolique* : liée à un défaut d'excrétion des ions H+, elle est précoce, modérée et longtemps compensée. Elle aggrave le catabolisme protidique au détriment de la masse musculaire, augmente l'ostéodystrophie rénale et majore l'hyperkaliémie ;
- *Rétention hydrosodée* : par déficit d'excrétion du sodium, elle majore l'HTA ;
- *Hyperkaliémie* : liée à un défaut d'excrétion et majoré par l'acidose métabolique, elle *contre*-indique la prise de médicaments « hyperkaliémiants» dans l'IRC (IEC, AA2, AINS, diurétiques épargneurs de potassium)

-> *Conséquences hématologiques*

- *Anémie* : par déficit de la production rénale d'érythropoïétine (EPO) ; elle est normochrome normocytaire arégénrative. Elle est responsable d'une asthénie chronique et à long terme d'hypertrophie ventriculaire gauche par hyperdébit ;
- *Troubles de l'hémostase primaire* par défaut d'agrégation plaquettaire (allongement du TS).
- *Déficit immunitaire* : baisse de l'efficacité vaccinale

-> *Conséquences endocriniennes et métaboliques*

- *Hyperuricémie* : le plus souvent asymptomatique et non traitée, parfois responsable de goutte nécessitant alors un traitement ;
- *Dénutrition* : par catabolisme protidique et diminution de la synthèse protidique, majorée par une réduction spontanée des apports alimentaires en protéines
- *Troubles sexuels* : baisse de la libido et de la fertilité, aménorrhée ;
- *Hyperlipidémie* : avec hypertriglycéridémie et/ou hypercholestérolémie qui aggrave l'artériosclérose et donc l'IRC.

B. DIAGNOSTIC DE L'IRC

1/ Diagnostic positif

- Il repose sur le constat d'une **altération progressive de la fonction rénale depuis plus de 3 mois** (importance des antériorités de créatininémie) associée **à une maladie rénale** (recherche d'une protéinurie, d'une hématurie et/ou d'une anomalie morphologique des reins ou des voies excrétrices)
- L'importance de l'IRC est alors définie par le niveau du débit de filtration glomérulaire (DFG) mesurée ou estimée par la clairance de la créatininémie (formule de Cockcroft), ce qui permet de classer la maladie rénale chronique en 5 stades (tableau).

Stade	Type d'atteinte	DFG (ml/mn)
1	Maladie rénale mais sans insuffisance rénale	> 90
2	IRC légère	60-90
3	IRC modérée	30-60
4	IRC sévère	15-30
5	IRT	< 15 ou suppléance par dialyse (5D)/transplantation (5T)

Cette classification permet de mieux définir la prise en charge (cf plus loin)

2/ Diagnostic étiologique

Il repose sur **l'anamnèse**, **l'analyse du syndrome urinaire** (protéinurie, hématurie, sédiment) et **l'échographie rénale** et des voies urinaires.

Ces trois moyens permettent:

- **D'éliminer en priorité un *obstacle chronique*** (touchers pelviens et échographie) responsable d'une néphropathie d'hyperpression ; un certain degré de récupération est espéré à la levée de l'obstacle ;
- De rechercher une ***origine glomérulaire*** : protéinurie, hématurie, maladie pourvoyeuse de glomérulopathie (diabète ++, connectivite) ;
- De rechercher une ***origine interstitielle*** : protéinurie faible, leucocyturie sans ou avec germe ; infections urinaires hautes à répétitions favorisées par une malformation urologique, contexte d'exposition à des toxiques (AINS, certains analgésiques, lithium, ...) ; néphropathies héréditaire (polykystose, sd d'Alport) et/ou métabolique (goutte, ...) ;
- De rechercher une ***origine vasculaire*** : estimation des facteurs de risque vasculaires athéromateux : diabète, HTA, dyslipidémie, tabagisme, antécédents thromboemboliques artériels personnels ou familiaux), recherche d'atteintes vasculaires par palpation, auscultation des axes vasculaires +/- échodoppler (sténose artère rénale ?)

Néanmoins, l'étiologie obstructive mis à part, à un stade évolué, les lésions chroniques touchant toutes les structures, l'origine initiale de l'IRC peut rester incertaine.

C. PRISE EN CHARGE DE L'IRC

Elle consiste à agir sur la cause de la maladie rénale si c'est possible, repérer et traiter les facteurs d'aggravation et prévenir et traiter les complications connues de l'évolution spontanée.

1/ Traitement de la cause de la maladie rénale

Si elle est bien identifié et accessible à un traitement spécifique :

- ***Levée d'un obstacle chronique :*** traitement des calculs, de l'adénome prostatique, des tumeurs occlusives ou compressives ...
- ***Traitement du diabète :*** optimisation du traitement pour diminuer la néphropathie diabétique ;
- ***Traitement de l'hypertension artérielle :*** optimisation du traitement pour diminuer le risque de néphropathie vasculaire

2/ Dépistage et correction des facteurs de progression

- ***Contrôle de la tension artérielle*** : TA < 130/80 (en évitant une TA sytolique < 110 ;
- ***Dépistage et diminution de la protéinurie*** : utilisation d'IEC ou d'AA2 (cible de la protéinurie : < 0,5 g/j) ;
- ***Dépistage et correction des facteurs d'IRA*** surajoutée pouvant accélérer l'IRC : déshydratation par excès de diurétiques, pertes digestives (diarrhée ++), surveillance stricte de l'utilisation des médicaments responsables de vol hémodynamique glomérulaire (IEC, AA2, AINS), hyperhydratation lors d'utilisation des produits de contraste, éviction des médicaments néphrotoxiques, dépistage et traitement des infections urinaires ;
- ***Dépistage et correction des dyslipidémies***
- ***Arrêt du tabac***

3/ Correction des complications

- ***Hypertension artérielle et insuffisance cardiaque*** par le contrôle des apports sodés, les médicaments anti-hypertenseurs, le traitement de l'anémie, l'arrêt du tabac, le traitement d'une dyslipidémie ;
- ***Ostéodystrophie rénale*** par l'apport de calcium en quantité suffisante, restriction des apports en phosphore (régime hypoprotidique, médicaments complexants du phosphore), apports réguliers en vitamine D (en l'absence d'hyperphosphorémie)
- ***Anémie*** par l'utilisation d'EPO en SC hebdomadaires, rarement par transfusion (urgence vitale) ; vérification et traitement d'un déficit martial ;
- ***Hyperkaliémie*** par l'utilisation de résine échangeuse d'ions après avoir éliminé la responsabilité éventuelle des médicaments bloqueurs du système rénine-angiotensine (IEC, AA2) ;
- ***Dénutrition protéino-énergétique*** par une prise en charge diététique indispensable
- ***Troubles digestifs*** par l'utilisation des IPP en cas de gastrite ou d'ulcère gastroduodénal à rechercher en cas de symptomatologie évocatrice ;

D. TRAITEMENT DE L'IRT

- L'insuffisance rénale chronique terminale est définie par une clairance < 15 ml/mn.
- Son traitement spécifique repose sur la suppléance de la fonction rénale d'épuration par un processus de dialyse ou la transplantation rénale.
- Il permet de contrôler la surcharge hydrosodée et les désordres métaboliques (accumulation d'urée, de créatinine, hyperkaliémie, acidose métabolique, dysnatrémie, ...) qui spontanément entraîneraient le décès du sujet. Un régime et/ou des traitements restent nécessaires selon le mode de suppléance mis en œuvre.
- La mise en route d'un traitement de suppléance nécessite une information anticipée des patients ayant une IRC évoluée.

1/ Hémodialyse

- C'est la technique d'épuration la plus utilisée en France et la plus coûteuse. Elle est réalisée dans des centres spécialisés, parfois à domicile.
- Elle nécessite un abord vasculaire (FAV : fistule artérioveineuse, créée plusieurs mois avant), un dispositif complexe associant une circulation extracorporelle avec anticoagulation, un dialyseur et un système de traitement de l'eau.
- L'immunité anti-VHB doit être effective (contrôle du taux d'anticorps ; vaccination)
- Les séances sont d'environ 4 à 6 heures 3 fois par semaines.
- La durée d'utilisation de cette technique peut être très longue (plus de 20 ans).

2/ Dialyse péritonéale

- Moins couteuse et moins utilisée que l'hémodialyse, elle permet un traitement à domicile avec plus d'indépendance pour le patient. Mais les performances d'épuration sont moindres et nécessitent donc une réalisation quotidienne sur environ 4 heures ou 8 heures (la nuit) selon la technique utilisée (manuelle ou automatisée).
- Techniquement, elle nécessite l'implantation chirurgicale d'un cathéter péritonéal. La membrane péritonéale permet les échanges entre le patient et le liquide de poche de dialysat (8 à 10 litres) perfusé dans la cavité abdominale.
- La durée d'utilisation de cette technique est limitée à quelques années (5 en moyenne à cause de diminution des qualités d'épuration du péritoine et des risques infectieux).

3/ Transplantation rénale

- Elle est la meilleure méthode de traitement de l'IRT car elle donne, par rapport aux deux types de traitement précédents, une meilleure qualité de vie, une moindre morbidité cardiovasculaire et une espérance de vie supérieure. Par ailleurs, le coût de ce traitement devient inférieur aux précédents au bout d'un an.
- Elle concerne 30% des patients traités pour IRC terminale. Le nombre de transplantations rénales en France est d'environ 3.000/an (90% de donneurs décédés, 10% de donneurs vivants).
- La transplantation est indiquée dans l'IRC au stade terminal avant ou après le recours à la dialyse.

a) Conditions de la transplantation

-> Conditions techniques :

Compatibilité HLA : étant donné les grandes différences dans les systèmes HLA entre donneur et receveur, l'allogreffe produit une réaction immunitaire de l'hôte contre le greffon qui engendre un rejet spontané inéluctable. Mais plus les phénotypes HLA entre donneur et receveur sont proches, plus le pronostic de la transplantation est bon. Le recours à des traitements antirejet définitif est donc indispensable.

Compatibilité ABO : indispensable (le groupe rhésus n'est pas pris en compte).

Contre-indications provenant du donneur : cancer, infection par le VIH, le VHB, le VHC

-> Conditions légales :

Le patient receveur doit être inscrit sur une liste nationale d'attente gérée par l'Agence de Biomédecine. Il existe des règles d'attribution des greffons répondant à des critères d'efficacité et d'équité avec une régulation selon trois échelons (national puis inter-régional puis local).

<u>En cas de donneur décédé (90%)</u>

* Loi de bioéthique (2004) : le donneur décédé ne peut être prélevé s'il a fait connaître son refus (registre national informatisé du refus) ; le consentement du donneur est donc présumé par défaut.
* La cause de la mort ne doit pas être suspecte (non opposition du procureur de la république).
* Des critères stricts de mort encéphalique sont exigés (clinique, EEG, angiographie cérébrale ou angioscanner).
* Anonymat entre donneur et receveur.
* Gratuité du don.

<u>En cas de donneur vivant (10%)</u>

* Père, mère ; frère, sœur, fils ou fille majeur du receveur, élargissement récent à d'autres personnes (concubin, cousins..)
* Consentement du donneur enregistré au tribunal de Grande instance.
* Donneur informé des risques de mortalité et de morbidité lié à la néphrectomie pour prélèvement.

b) Technique de la transplantation

La transplantation rénale est une intervention qui dure environ deux heures et nécessite un séjour d'à peu près trois heures en salle d'opération pour la vérification et la préparation du greffon, la réalisation de l'anesthésie générale et l'intervention elle-même.

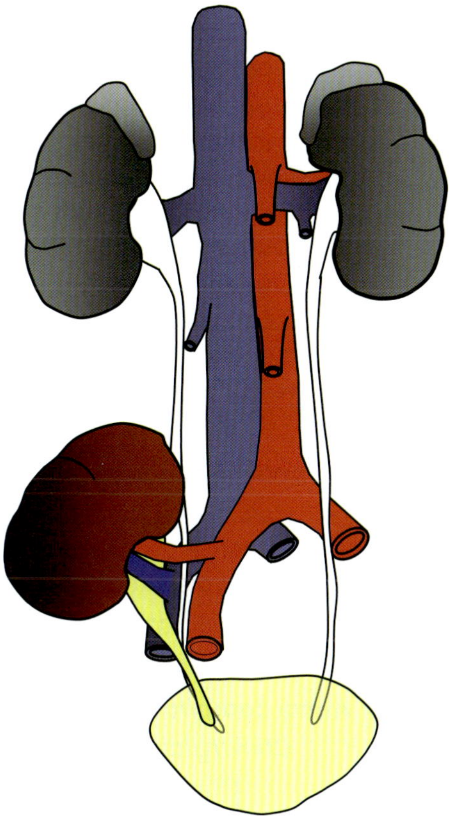

Classiquement une première transplantation rénale est réalisée à droite, par une incision d'environ 12 centimètres dans la fosse iliaque, ce qui permet d'aborder facilement les vaisseaux iliaques, l'artère et la veine, sur lesquels on réalisera l'implantation vasculaire de l'artère et de la veine du greffon rénal. L'uretère du greffon sera réimplanté dans la vessie du receveur.

La réimplantation de l'uretère dans la vessie est intubée par une sonde interne en double J qui sera retirée sous anesthésie locale en consultation trois semaines après l'intervention.

Une sonde urinaire permettant au mieux le contrôle de la diurèse post opératoire est mise en place au début de l'opération et retirée au quatrième jour.

En cas de deuxième, voir troisième transplantation, ou si des conditions anatomiques l'exigent, l'intervention peut être réalisée en fosse iliaque gauche ou par voie médiane sous-ombilicale

c) Traitement immunosupresseur

Il inhibe la réaction immunitaire du receveur vis-à-vis du greffon et diminue le risque de rejet mais au prix d'une augmentation du risque infectieux et tumoral.

-> Principaux immunosupresseurs :

- *Glucocorticoïdes* (prednisone et prednisolone) : sont utilisé à forte dose pour traiter une réaction de rejet ou à faible dose au long cours à titre préventif du rejet ; ils exposent à de nombreux effets secondaires (diabète, infections, HTA, obésité, ostéoporose, cataracte, ...) ;
- *Ciclosporine* (Néoral® ; Sandimmun®) et *tacrolimus* (Prograf®) : de même mode d'action bloquant à un temps très précoce l'activation cellulaire de la réponse immunitaire ; ils présentent un risque de néphrotoxicité et d'HTA
- *Autres immunosuppresseurs* : nombreux et agissant à différents temps de la réaction immunitaire et possédant leur toxicité propre ; azathioprime (Imurel®) et mycophénolate mofétil (Cellcept®) ; anticorps polyclonaux anti-lymphocytaires (Thymoglobine® ; Lymphoglobine®), anticorps monoclonaux (basiliximab, daclizumab), ...

d) Complications de la transplantation

-> Rejet du greffon :

- ***immédiat*** : dés les premières minutes ou heures après la transplantation par une réaction humorale contre le système HLA ; évitable par le test de cross match (mise en contact des lymphocytes du donneur avec le sang du receveur).
- ***aigu*** : dans les premières semaines par un mécanisme immunitaire médié par les lymphocytes T ; suspecté par la douleur au niveau du greffon, la fièvre et la dégradation de la fonction rénale ; prévenu par l'utilisation des traitements immunosuppresseurs à dose adéquate (90% des greffons sont toujours fonctionnels à 1 an).
- ***chronique*** : par dégradation de la fonction rénale non liée à une autre cause (obstacle, ischémie, infection) ; de mécanisme inconnu, son incidence est d'environ 5% par an (60% des greffons sont actifs à 5 ans) ; il impose le retour à la dialyse et la mise en liste d'attente pour une 2e transplantation.

-> Complications liées aux immunosuppresseurs

- *Cancers* : avant tout cutanés (spino et basocellulaire, maladie de Bowen, sarcome de Kaposi cutané), lymphome B non Hogkinien ; tumeurs du rein, de la voie excrétrice, cancer de la prostate
- *Maladies cortico-induites* : diabète, ostéoporose, nécrose de la tête fémorale

-> Autre complications

- ***Chirurgicales :***
  - × *Complications précoces* : fistule urinaire (++), thrombose vasculaire (surtout artérielle), abcès et hématomes (paroi et loge de transplantation) ;
  - × *Complications tardives* : sténose urétrale, reflux vésico-urétéral, sténose de l'artère rénale du greffon, anévrisme artériel mycotique, lymphocèle.

- ***Médicales :***
  - × *Complications précoces* : nécrose tubulaire aiguë (++ ; 30 à 50 % des cas ; lié à l'ischémie transitoire du greffon), sepsis (surtout pulmonaire)
  - × *Complications tardives* : cardiovasculaires (HTA, insuffisance cardiaque, IDM, AVC, ..) et digestives (ulcères gastoduodénaux, hépatites virales et médicamenteuses, pancréatite, angiocholite …).

e) Schéma de synthèse des causes et conséquences de L'IRC

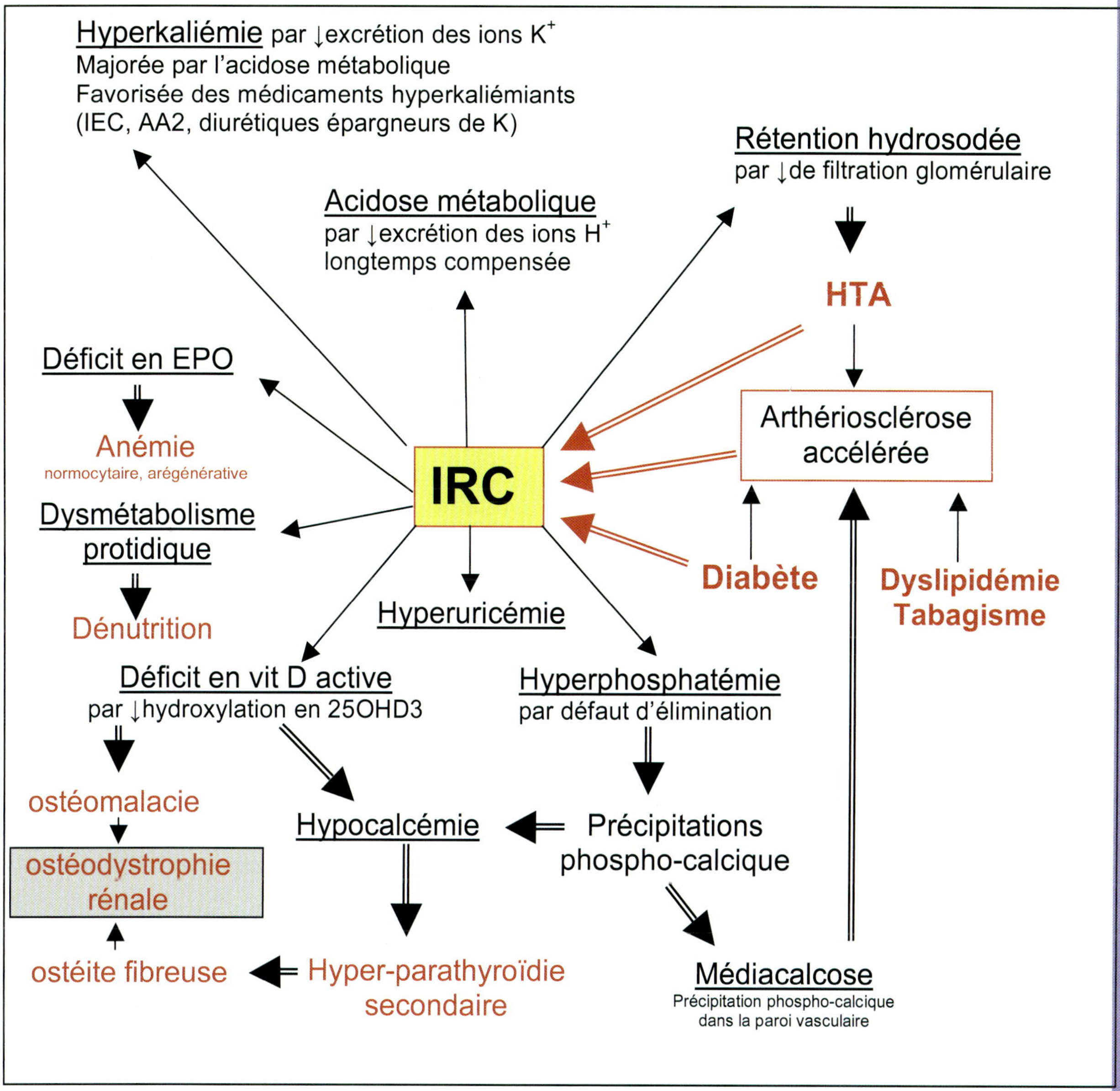

STERILITE MASCULINE CONTRACEPTION MASCULINE ANDROPAUSE

Module 2 Items 29 & 27 Module 5 Item 55

Objectifs du CNCI *

Stérilité masculine (module 2 – item 29)
- Argumenter la démarche médicale et les examens complémentaires de première intention nécessaires au diagnostic et à la recherche étiologique.

Contraception **(module 2 – item 27)**
- Prescrire et expliquer la contraception
- Discuter les diverses possibilités de prise en charge d'une grossesse non désirée
- Discuter les indications de la stérilisation masculine et féminine.

Andropause **(module 5 – item 55)**
- Diagnostiquer la ménopause et ses conséquences pathologiques.
- Argumenter l'attitude thérapeutique et planifier le suivi d'une femme ménopausée.
- Diagnostiquer une andropause pathologique.

** **Remarque :** ce chapitre propose un résumé sur ces 3 thématiques mais uniquement pour l'homme. Voir les questions plus complètes (et prenant en compte la femme) dans les polycopiés de gynéco-obstétrique et d'endocrinologie.*

I. STERILITE MASCULINE (Item 29 - Module 2)

La stérilité du couple nécessite la recherche de la « responsabilité » de la femme et/ou de l'homme qui le forme. Si le problème est plus souvent pris en charge par la spécialité de gynécologie-obstétrique avec in fine, dans les cas compliqués, l'intervention d'unités très spécialisées en vue d'avoir recours à la fécondation in vitro, l'urologue peut être impliqué au cas pas cas, pour rechercher une cause possible chez l'homme qui le sollicite.
Aussi, dans ce polycopié consacré à l'urologie, seule la stérilité chez l'homme fait l'objet d'une synthèse tout en étant accompagnée de quelques éléments relatifs à la stérilité féminine. Le recours à d'autres polycopiés est nécessaire pour envisager la totalité du sujet relatif à la stérilité du couple.

A. GENERALITES

L'infertilité du couple se définit par l'absence de grossesse après 12 mois de tentatives en l'absence de contraception. Si elle doit être distinguée des situations d'avortements spontanés empêchant le couple d'avoir un enfant, certaines causes peuvent être communes.

L'infertilité concerne 10 à 20% des couples désirant un enfant. On distingue :

- L'**hypofertilité** (15 % des cas définis par un taux de fécondité mensuel faible > à 4 cycles nécessaires) dont les causes principales sont l'endométriose et l'oligospermie et les traitements le plus souvent non nécessaires ;
- La **stérilité** (5% des cas) dont les causes principales sont l'occlusion complète des trompes et l'azoospermie et où les traitements sont nécessaires.
- La stérilité est dite **primaire** s'il n'y a pas d'antécédents de grossesse (2/3 des cas) et **secondaire** si le couple a déjà pu avoir un ou plusieurs enfants (1/3 des cas). Le bilan étiologique est le même, mais la stérilité secondaire bénéficie d'un meilleur pronostic.

B. ETIOLOGIES ET EXAMENS COMPLEMENTAIRES

La « responsabilité » dans la stérilité du couple est partagée mais si l'homme est impliqué seul dans environ 20% des cas, la responsabilité est mixte dans plus de 50% des cas.
L'âge est le premier facteur contribuant à une diminution progressive de la fertilité (approche de la ménopause, vieillissement de la qualité des spermatozoïdes).
Lors de la prise en charge d'une stérilité d'un couple, l'examen clinique et le bilan paraclinique cherchent dans un premier temps à éliminer une cause masculine. En l'absence de facteur masculin évident de stérilité, le bilan s'orientera sur les causes féminines.

-> Chez l'homme

- L'**examen clinique** est indispensable et doit précéder toute investigation complémentaire.
  - L'**interrogatoire** analyse :
    - les caractéristiques de l'hypofertilité (durée, notion de grossesses antérieure avec d'autres partenaires ou la partenaire actuelle, traitements antérieurs spécifiques, bilans chez la partenaire actuelle) ;
    - les habitudes sexuelles (qualité des érections, masturbation productive, utilisation de lubrifiants, fréquence des rapports, ...) ;
    - les antécédents urogénitaux (vasectomie, caractéristiques pubertaires, cryptorchidie, traumatisme ou torsion du cordon, orchidectomie, chirurgie inguinale, sténose urétrale, interventions ou manœuvres génito-urinaires, ...) ;
    - antécédents médicaux généraux (maladies systémiques : diabète +++, infection ourlienne post pubertaire, IST, oncohémopathies, ...) ;
    - traitements médicaux au long cours et en cours (chimiothérapie, radiothérapie, ...) ;
    - toxiques au long cours (alcool, drogues, tabac, ...)
  - L'**examen physique**, complet mais particulièrement attentif sur les organes génitaux :
    - verge (courbure, plaque de fibrose, position du méat urétral) ;
    - scrotum (varicocèle, présence et taille des testicules, kystes du cordon, hydrocèle, ...)
    - prostate (toucher rectal)

- Le **spermogramme** est l'examen de base. Il doit être refait en cas d'anomalie(s) constatée (s).

  Les conditions de réalisation sont importantes (2 à 3 jours d'abstinence, obtention de l'éjaculat dans le laboratoire avec analyse à 30 minutes).

  Il a pour but d'étudier les caractéristiques quantitatives et qualitatives du sperme : volume de l'éjaculat (normal entre 2 et 5 ml), viscosité, pH, concentration en spermatozoïde (normale > 20 millions/ml), morphologie (> 60% de normaux), mobilité (> 60% de mobiles). La présence de leucocytes est recherchée (témoins d'inflammation des voies séminales), ainsi que d'agglutinats (en faveur d'une affection immunologique).

  Il permet de distinguer 3 situations :
  - normale => recherche d'un facteur féminin
  - **azoospermie** : absence complète de spermatozoïde
  - **oligo-asthéno-tératospermie** (**OATS**) : anomalie de nombre (oligspermie) et/ou de mobilité (asthénispermie) et/ou de forme (tératospermie) des spermatozoïdes.

- Les **autres examens** sont fonction du contexte clinique :
  - dosages hormonaux (FSH ++, LH, testostérone, prolactine)
  - spermoculture en cas de signes inflammatoires
  - Test post coïtal de Hüner (apprécie la qualité de la glaire par l'étude du comportement des spermatozoïdes 10-12h après éjaculation intravaginale)
  - dosage du fructose dans le sperme
  - imagerie prostatique et scrotale
  - déférentographie, biopsie testiculaire, ...

- **Etiologies :**
  - ***OATS*** (situation la plus fréquente) par :
    - × varicocèle
    - × états inflammatoires et/ou infectieux des voies uro génitales ;
    - × autoimmunisations (Anticorps anti-spermatozoïdes => agglutinats)
    - × hypogonadismes gonadotropes relatifs (toxiques, alcool, diabète, hypothyroïdie, dyscortisismes...)
  - ***Azoospermie par :***
    - × éjaculation rétrograde (vérifier la présence de spermatozoïde dans les urines après un rapport), sténose des canaux éjaculateurs, agénésie bilatérale des canaux déférents ; il existe généralement un faible éjaculat (< 1 ml) ;
    - × atteinte testiculaire (cryptorchidie, orchite ourlienne, radiochimiothérapie, hypotrophie testiculaire, ...), atteinte des voies séminales (vasectomie, iatrogénie chirurgicale du canal inguinal, IST, agénésie), atteinte hypothalamohypophysaire (tumeurs hypophysaires, iatrogénie chirurgicale ou radiothérapie de la région hypophysaire, hypogonadisme hypogonadotrope essentiel) ; L'éjaculat est en général plus important (> 1 ml).
  - ***Pas de cause identifiée*** (plus d'un tiers des cas).

-> Chez la femme

Le bilan étiologique de l'hypofertilité féminine est mené par le gynécologue, spécialisé dans ce domaine dès lors que le bilan de débrouillage n'a pas identifié de cause évidente.

- ***Dysfonctionnement ovulatoire*** (plus un tiers des cas) ;
- ***Atteinte des trompes*** (dans 10% des cas, mais facteur associé dans 25 à 40% des cas) par une inflamation obstructive (MST, endométriose, ...) ;
- ***Atteinte utérine*** : synéchies intra-utérines, polypes endométriaux et leiomyose, adénomyose ; anomalies utérines congénitales ; le diagnostic repose sur l'échographie, hystérosalpyngographie, l'IRM, hystéroscopie, biopsie endométriale.
- ***Anomalie de la glaire*** ;
- ***Pas de cause identifiée*** dans plus d'un quart des cas

C. TRAITEMENT (chez l'homme uniquement)

La prise en charge est se fait en collaboration avec le gynécologue s'occupant de la partenaire en tenant compte de la fréquence des situations à facteurs multiples. Néanmoins, un certain nombre de situations masculines est identifiable et appelle un traitement spécifique.

-> Causes organiques masculines curables

- sténose urétrale (dilatation, chirurgie)
- atteinte des déférents par iatrogénie ou vasectomie (chirurgie)
- sténose des canaux éjaculateurs (microchirurgie)
- varicocèle (embolisation, chirurgie)
- adénome hypophysaire => hypogonadisme hypogonadotrope (chirurgie) ;
- inflammation ou infection uro-génitale (antibiothérapie, corticoïdes) ;
- toxiques en cours (sevrage)

-> Pas de causes organiques masculines curables

- hypogonadisme hypogonadotrope (FSH + LH abaissées) sans adénome pohysaire (essai traitement hormonal pour sortir de l'OATS) ;
- possibilité de recueil de sperme => AMP (si femme fertile)
- pas de sperme à recueillir => insémination avec sperme de donneur, adoption.

L'**aide médicale à la procréation** (**AMP**) est multidisciplinaire (gynécologue, urologue, biologiste, ..) et est proposable dés lors que la partenaire est en mesure d'assurer une gestation (absence d'anomalie utérine incompatible).
Plusieurs techniques sont possibles :

- ***Insémination artificielle*** : dépôt de sperme dans les voies génitales féminines (proposable en cas de troubles de l'éjaculation) ;
- ***Fécondation in vitro*** : Mise en présence in vitro de spermatozoïdes avec des ovocytes puis transfert dans la cavité utérine (infertilité mais sperme suffisament riche, > 500 000 spermatozoïdes mobiles) ;
- ***Injection intra-cytoplasmique de spermatozoïdes*** : introduction in vitro d'un spermatozoïde par micropipette dans un ovocyte puis transfert dans la cavité utérine (OATS sévère).

Les spermatozoïdes sont obtenus par recueil de sperme lors d'une éjaculation provoquée, d'un prélèvement (par chirurgien agréé) déférentiel, épididymaire ou testiculaire (rare), selon la cause identifiée. Le sperme est alors congelé dans l'attente de son utilisation.

II. CONTRACEPTION MASCULINE
(item 27 - module 2)

Les deux principaux modes de contraception chez l'homme sont le préservatif et la stérilisation définitive par vasectomie. Les pilules contraceptives pour l'homme ne sont qu'en phase de développement

A. PRESERVATIF MASCULIN

- Méthode la plus utilisée
- Le sperme éjaculé est recueilli dans le **préservatif** et ne peut se répandre dans les voies génitales féminines.
- Facilement utilisable, il est très efficace. Déployé sur le pénis en érection, il nécessite le retrait immédiat de la verge après l'érection en maintenant le préservatif à la base.
- Enfin, en empêchant tout contact entre les muqueuses du pénis et du vagin, il constitue un très bon mode de protection contre les maladies sexuellement transmissibles : infection à VIH, à VHB, à HPV, à herpès, à gonocoque et la syphilis.

B. STERILISATION MASCULINE

- Méthode la plus efficace
- La **vasectomie** bilatérale ou ligature des deux canaux déférents dans leur portion initiale post-épididymaire constitue un mode de stérilisation définitif, bien qu'une microchirurgie de reperméabilisation reste possible.
- Effectuée le plus souvent sous anesthésie locale, elle interrompt l'acheminement des spermatozoïdes entre le testicule et les vésicules séminales mais ne modifie pas la fonction endocrine testiculaire et préserve donc la puissance sexuelle et la virilité. Le sperme émis garde un aspect normal car toujours constitué des sécrétions prostatiques et séminales.
- Mais un délai de 3 mois (et plusieurs éjaculations : > 12) est nécessaire pour que la stérilisation soit effective (temps de maturation des spermatozoïdes déjà présents dans la portion d'aval des canaux déférents avant la vasectomie).

1/ Indications

-> **Indications médicales :**

- Protection de la femme partenaire d'un risque vital de grossesse
- Risque de transmission de maladie héréditaire

-> **indications volontaires** : demande contraceptive chez l'homme de plus de 35 ans ayant déjà eu des enfants et sans troubles psychiques. Information des possibilités de conservation de sperme par congélation.

Une évaluation des impossibilités d'autres alternatives de contraception en particulier chez la femme partenaire doit être faite.

-> **Indication juridique :** handicapé mentaux majeurs sous tutelle quand il existe un risque et une contre indication absolue des autres méthodes contraceptives ou une impossibilté de mise en œuvre.

2/ Aspects légaux

- Loi d'encadrement de la vasectomie (n°2001-588) de 2001 ;
- Interdiction chez les mineurs ;
- Consultation spécifique obligatoire pour une information claire sur les conséquences ;
- Demande écrite du patient ;
- Délai de réflexion de 4 mois après la consultation d'information ;
- Proposition de congélation du sperme.

C. AUTRES MODES DE CONTRACEPTION

1/ Spermicide

- Produits introduits dans le vagin avant le rapport pour détruire les spermatozoïdes émis (crèmes et gels contraceptifs, ovules, tampons)
- Réservé à des femmes peu fécondes ou ne pouvant utiliser d'autres modes de contraception

2/ Méthodes « naturelles »

- Considérée comme non médicales, elles reposent sur la volonté des partenaires et ont un fort taux d'échec.
- **-> Retrait pénien avant l'éjaculation** : avant l'éjaculation, des spermatozoïdes peuvent être expulsés dans le liquide séminal. Entre deux éjaculations rapprochées, il est nécessaire d'avoir une miction « nettoyant » l'urètre.
- **-> Abstinence périodique** : rapport sexuels en dehors de la période d'ovulation, soit environ 3-4 jours avant et après l'ovulation en tenant compte de la viabilité de l'ovule (2 jours) et des spermatozoïdes dans les muqueuses génitales féminines (2- 3 jours).
- Cela ne se conçoit que si l'on peut apprécier, pour chaque femme, le jour d'ovulation avec un maximum de précision en utilisant différentes méthodes (méthode Ogino, méthodes des températures, autoexamen de l'aspect de la glaire cervicale, ... cf contraception féminine).

III. ANDROPAUSE (DALA)
(Item 55 - module 5)

- L'andropause ou **DALA** (Déficit Androgénique Lié à l'Age) est la baisse progressive et inconstante de la sécrétion testiculaire de testostérone chez l'homme vieillissant, mais qui peut apparaître biologiquement dés 30 ans puis s'exprime, de façon non obligatoire, après 50 ans.
- La testostérone totale circule sous trois formes : 60% liée à l'albumine, 38% liée à la SHBG (Sex Hormone Binding Globuline) et 2% libre. La Testostérone biodisponible regroupe la forme libre et la forme liée à l'albumine.
- Dans le DALA, il existe une diminution de la testostérone totale portant surtout sur la testostérone plasmatique biodisponible. Cela est du à une atteinte progressive endocrine du testicule mais il existe aussi un déficit gonadotrope relatif qui se traduit par une élévation insuffisante de la LH au regard de la baisse de la testostéronémie.

A. SYMPTOMATOLOGIE

- ***Non spécifique*** : en l'absence d'équivalent chez l'homme de ce qu'est l'arrêt des règles chez la femme, la symptomatologie clinique liée à la baisse progressive des hormones sexuelles est non spécifique :
  - Asthénie physique avec diminution de la force musculaire (amyotrophie) ;
  - Asthénie psychique avec troubles de l'humeur et de la mémoire ;
  - Asthénie sexuelle avec diminution de la libido et dysfonction érectile ;
  - Prise de poids (augmentation de la masse graisseuse).
  - Tous ces troubles sont en effets fréquents après 50 ans indépendament d'une baisse hormonale.
- Plus tardivement, le déficit hormonal peut induire :
  - Ostéoporose avec fractures tassements
  - Anémie (normocytaire)
- ***« Spécifique » :***
  - Raréfaction ou la disparition des érections « automatiques », nocturnes ou matinales (interrogatoire ++).
  - Gynécomastie, perte de pilosité

B. DIAGNOSTIC

Il est biologique

- ***Diagnostic positif :***

  Par le dosage conjoint de la testostéronémie totale (le matin), de la SHBG et de l'albuminémie (permettant de déduire par calcul la testostéronémie biodisponible) ;
  - Un taux de testostéronémie totale bien abaissé (< 2 ng/ml) rend le diagnostic probable. La baisse doit être confirmée par un 2e dosage quelques semaines plus tard avec un mesure des taux hormonaux des gonadotrophines (FSH et LH) pour éliminer un déficit central (abaissement) incitant à la recherche d'une lésion hypothalamo-hypophysaire (dosage de la prolactine et IRM de la selle turcique à la recherche d'un adénome hypophysaire).
  - Un taux modérément abaissé de testostérone totale (entre 2 et 3 ng/ml) incite à la mesure de la testotéronémie biodisponible.

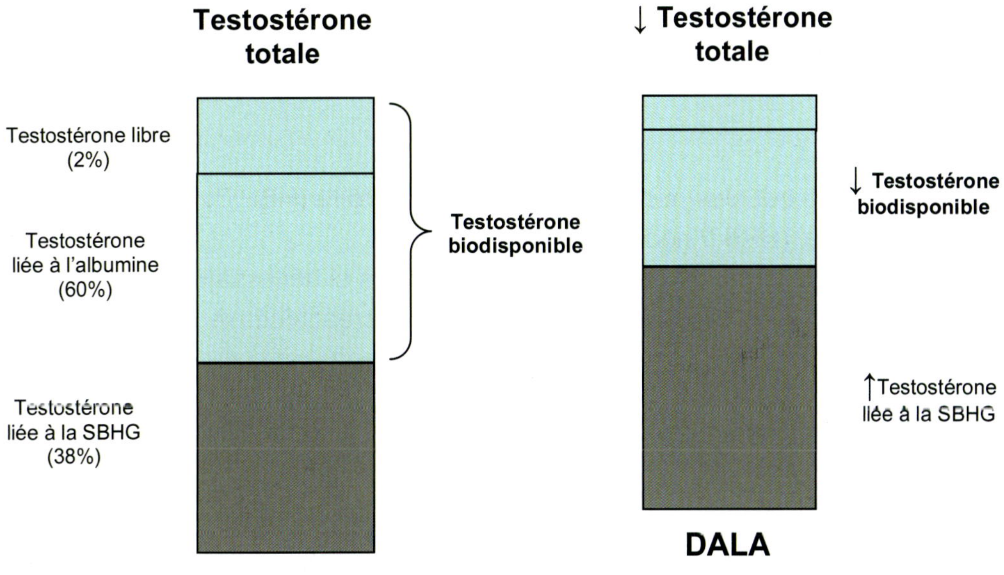

Un taux normal de testostérone biodisponible permet de réfuter le diagnostic de DALA.

- ***Diagnostic différentiel :***

  -> Insuffisance testiculaire non liée à l'âge (atteinte testiculaire post chirurgie, radiothérapie, post traumatique, post chimiothérapie, post orchite ourlienne) ;

  -> Insuffisance gonadotrope :

  - Définitive par lésion hypothalamo-hypophysaire (tumeur hypophysaire ++).
  - Potentiellement réversible au cours des maladies systémiques : affections hépatiques, insuffisance rénale, insuffisance respiratoire chronique, cancers disséminés, tuberculose, anorexie mentale ou obésité morbide, traumatisme cranien, ...

C. TRAITEMENT

Ne se conçoit que chez un homme demandeur et averti des difficultés diagnostiques et des risques du traitement hormonal, avec un déficit en testostérone franc et après avoir éliminé une lésion hypothalamohypophysaire.

Le but est de ramener la testostéronémie à un taux comparable à celui observé chez le sujet jeune et d'avoir un effet sur les symptômes et la qualité de vie.

Les effets objectifs constatés avec la supplémentation androgénique sont une amélioration de l'humeur, une augmentation de la masse musculaire associée à une diminution de la masse graisseuse, et à plus long terme une amélioration de la densité osseuse.

1. Bilan thérapeutique

Il a pour but de rechercher les contre-indications au traitement hormonal :

- Cancer de la prostate (connu ou à éliminer avant traitement) ;
- Cancer du sein (rare ++) ;
- Antécédents de troubles psychiatriques graves notamment avec perversions sexuelles ;
- Polyglobulie (NFS) ;
- Hypertrophie de la prostate (HBP) symptômatique (contre indication relative) ;
- Apnée du sommeil ;
- Troubles lipidiques ou hépatiques majeurs, insuffisance rénale chronique avançée.

=> Bilan :

- Recherche de troubles mictionnnels à l'interrogatoire (HBP ?)
- Toucher rectal (HPB ? nodule)
- Dosage du PSA (cancer de la prostate ? biopsies si nécessaire)
- NFS (polyglobulie), bilan lipidique et hépatique, créatininémie
- TSHu

A part, et non obligatoire :

- Densitométrie osseuse ;
- Dosage de la DHEA

2. Traitement hormonal « substitutif » (THS)

Au choix selon le terrain et la préférence du patient :

-> Testostérone orale (Pantestone®)
160 mg/j ; passage hépatique, moindre élévation de la testostérone plasmatique.

-> Testostérone intra-musculaire
Testostérone DCI, Androtardyl® : 250 mg/ 3 semaines ; Nebido® : 1000 mg/4 ml tous les 3 mois.
Le pic sérique la première semaine peut être responsable d'effets secondaires plus importants qu'avec la forme orale. C'est la forme galénique la plus efficace.
Contre indication en cas de traitement par anticoagulants (risque d'hématome lié à l'injection intramusculaire).

-> Testostérone en topique : Androgel® ; Fortigel®; Testopatch® et androstanolone (Andractim®) dose journalière ;
Libération plus uniforme sans pic sérique et moindre passage hépatique.
Non remboursé.

Ce THS est à envisager qu'après information du patient sur le risque de déclenchement d'un cancer de la prostate (30 % des sujets à cet âge).
Ce traitement est donc contre indiqué en cas problème prostatique non élucidé.
Un dosage de PSA et un toucher rectal sont donc indispensables avant le traitement qui nécessite ensuite une surveillance annuelle.

Activité physique régulière, soutien psychologique si besoin, arrêt de tabac, diminution de l'alcool, supplémentation vitamino-calcique si besoin, participent à la prise en charge

3. Surveillance

Outre l'efficacité (amélioration de la libido, normalisation de la testostéronémie), elle a pour but de rechercher les effets secondaires (clinique, hématocrite, PSA, bilan hépatique) :

- Prise de poids par œdème (normalement diminution par perte sur la masse graisseuse) ;
- Troubles psychiques (excitabilité, irritabilité)
- Gynécomastie
- Troubles urinaires (exacerbation d'une HBP latente), ascension du PSA (suspicion cancer de la prostate « révélé » par le THS) ;
- Polyglobulie
- Apnée du sommeil

Cette surveillance est préconisée à 3, 6 et 12 mois puis annuellement quand situation stable.

L'efficacité sur l'humeur, la libido et l'érection apparait au bout de deux mois ;

La durée du traitement ne fait l'objet d'aucun consensus et est souvent fonction du désir du patient et de la tolérance.

QUESTIONS - REPONSES

HYPERTROPHIE BENIGNE DE LA PROSTATE

1-Quelles sont les contre-indications au sondage vésical ?
2-Quelles sont les contre-indications au cathétérisme sus-pubien ?
3-Quelles sont les 3 familles de médicaments utilisés dans l'HBP ?
4-Quel est le bilan des troubles mictionnels chez l'homme ?
5-Traitements chirurgicaux et indications thérapeutiques de l'HBP ?

1-Quelles sont les contre-indications au sondage vésical ?
- Absolues : prostatite aiguë : suspicion de traumatisme de l'urètre
- Relatives : enfant et nourrisson ; sténose de l'urètre

2-Quelles sont les contre-indications au cathétérisme sus-pubien ?
- Absence de globe vésical
- Troubles de l'hémostase, anticoagulation efficace et anti-agrégants plaquettaires (relative)
- Caillotage vésical
- Pontage artériel fémoro-fémoral croisé
- Tumeur vésicale connue
- Cicatrice de laparotomie sous-ombilicale

3-Quelles sont les 3 familles de médicaments utilisés dans l'HBP ?
- Phytothérapie
- Alphabloquants
- Inhibiteurs de la 5α-réductase

4-Quel est le bilan des troubles mictionnels chez l'homme ?
- Systématiquement :
  - Clinique : interrogatoire, examen physique avec TR
  - ECBU ou BU, échographie prostatique et vésicale (résidu post mictionnel)
  - Calendrier mictionnel
  - PSA (recherche d'un cancer de la prostate associé si âge entre 50 et 75 ans)
- Selon les cas :
  - Créatininémie
  - Débitmétrie

5-Traitements instrumentaux et indications thérapeutiques de l'HBP ?
- Indications :
  - Echec du traitement médical bien conduit (3 mois minimum)
  - Survenue d'une complication :
    - → Rétention complète ou partielle avec mictions par regorgement
    - → Calcul de la vessie
    - → Hématuries répétées
    - → Adénomites répétées (poussées inflammatoires)
- Type d'intervention :
  - RTUP (Résection Trans-Urétrale de Prostate) si volume prostatique inférieur à 60 g
  - Adénomectomie si volume prostatique supérieur à 60 g

PATHOLOGIE GENITO-SCROTALE

1-Quel(s) examen(s) complémentaire(s) peu(ven)t confirmer avec certitude une torsion du cordon spermatique ?
2-Quels sont les diagnostics différentiels d'une torsion du cordon spermatique ?
3-Traitement de l'orchi-épididymite ?
4-Pourquoi faut-il abaisser un testicule non descendu ?
5-Quels sont les germes les plus fréquemment responsables d'urétrite ?

1-Quel(s) examen(s) complémentaire(s) peu(ven)t confirmer avec certitude une torsion du cordon spermatique ?

- Aucun (diagnostic clinique avec exploration chirurgicale au moindre doute)

2-Quels sont les diagnostics différentiels d'une torsion du cordon spermatique ?

- Orchi-épididymite
- Torsion d'une annexe épididymo-testiculaire
- Traumatisme testiculaire (l'interrogatoire +++)
- Irradiation testiculaire d'une colique néphrétique
- Nécrose intra-tumorale d'un cancer testiculaire

3-Traitement de l'orchi-épididymite ?

- Repos
- Suspensoir ou slip serré
- Antibiothérapie d'au moins 3 semaines (fluoroquinolones, doxycycline, ceftriaxone, sulfaméthoxazole)
- Traitement du partenaire si contexte MST
- AINS et antalgiques

4-Pourquoi faut-il abaisser un testicule non descendu ?

- Pour surveiller l'apparition d'un cancer du testicule (cryptorchidie => risque 5 à 10 fois plus élevé)
- Pour améliorer la spermatogenèse

5-Quels sont les germes les plus fréquemment responsables d'urétrite ?

- *Chlamydiæ trachomatis* et Mycoplasme
- Gonocoque
- Pyogènes (streptocoque, staphylocoque, E. Coli)
- Trichomonas vaginalis

INFECTIONS DE L'APPAREIL URINAIRE

1-Quelle est la durée minimale du traitement d'une pyélonéphrite aiguë simple ?
2-Quelles sont les formes de pyélonéphrites aiguës (PNA) compliquées ?
3-Quelles sont les règles hygiéno-diététiques de prévention de la cystite ?
4-Quelles sont les conditions de traitement court (1 à 3 jours) de la cystite ?
5-Quels sont les 3 interdits en cas de prostatite ?
6-Quelle est la durée minimale de traitement d'un premier épisode de prostatite ?

1-Quelle est la durée minimale du traitement d'une pyélonéphrite aiguë simple ?
- 10 jours

2-Quelles sont les formes de pyélonéphrites aiguës (PNA) compliquées ?
- PNA sur obstacle
- PNA abcédée
- Phlegmon périnéphrétique
- PNA emphysémateuse
- PNA sur terrain débilité

3-Quelles sont les règles hygiéno-diététiques de prévention de la cystite ?
- Augmenter les boissons à 2 l/j
- Mictions régulières (toutes les 2-3 h)
- Miction post-coïtale
- Toilette périnéale antéro-postérieure (sans excès)
- Vêtements peu serrés
- Lutte contre la constipation

4-Quelles sont les conditions de traitement court (1 à 3 jours) de la cystite ?
- Age de 15 à 65 ans
- Evolution des signes fonctionnels depuis moins de 4 jours
- Absence de grossesse
- Pas d'uropathie connue
- Pas d'infections urinaires récidivantes (> 4/an)

5-Quels sont les 3 interdits en cas de prostatite ?
- Sondage vésical
- Massage prostatique
- Echographie endorectale

6-Quelle est la durée minimale de traitement d'un premier épisode de prostatite ?
- 3 semaines

CANCER DE LA PROSTATE

1-Qui dépister et à quel âge ?
2-Quand poser la question de réaliser des biopsies de la prostate ?
3-Quelle est l'histologie la plus fréquente du cancer de la prostate ?
4-Quel examen complémentaire est à faire si PSA > 10 et/ou le grade IV de Gleason est majoritaire sur les biopsies ?
5-Quels sont les traitements curatifs du cancer localisé de la prostate ?
6-Quels sont les principes de traitement palliatif du cancer de la prostate ?

1-Qui dépister et à quel âge ?

- Patient ayant au moins 10 ans d'espérance de vie (jusqu'à 75 ans en pratique en l'absence de morbidité importante)
- A partir de 50 ans en l'absence d'antécédents familiaux de cancer de la prostate
- A partir de 45 ans si antécédents familiaux de cancer de la prostate

2-Quand poser la question de réaliser des biopsies de la prostate ?

- PSA > 4 ng/ml
- Et/ou TR anormal

3-Quelle est l'histologie la plus fréquente du cancer de la prostate ?

- L'adénocarcinome

4-Quels examens complémentaires sont à faire si PSA > 10 et/ou le grade IV de Gleason est majoritaire sur les biopsies ?

- La scintigraphie osseuse
- Imagerie pelvienne (IRM) à la recherche de métastases ganglionnaires

5-Quels sont les traitements curatifs du cancer localisé de la prostate ?

- La vésiculoprostatectomie totale
- La radiothérapie externe conformationnelle
- La curiethérapie

6-Quels sont les principes de traitement palliatif du cancer de la prostate ?

- Suppression androgénique par castration chirurgicale (pulpectomie) ou pharmacologique (agonistes de la LHRH +/- associés aux anti-androgènes)

CANCER DU REIN

1-Quelle est la circonstance de découverte la plus fréquente du cancer du rein ?
2-Quelles sont les circonstances nécessitant la recherche d'un cancer du rein ?
3-Quelle est l'histologie la plus fréquente du cancer du rein ?
4-Quel est le traitement curatif en fonction de la taille et de la localisation de la tumeur ?
5-Quelles sont les localisations métastatiques les plus fréquentes du cancer du rein ?
6-Quelles sont les modalités de traitement des formes métastatiques ?
7-Quel est le meilleur examen pour diagnostiquer et évaluer l'extension dans la veine cave inférieure des thrombus veineux tumoraux ?

1-Quelle est la circonstance de découverte la plus fréquente du cancer du rein ?
- Fortuite, à l'occasion d'un examen d'imagerie (échographie, scanner) ; > 50% des cas

2-Quelles sont les circonstances nécessitant la recherche d'un cancer du rein ?
- Episode hématurique même unique
- Douleurs de la fosse lombaire
- Syndrome paranéoplasique : fièvre au long cours, syndrome inflammatoire, hypercalcémie, polyglobulie, syndrome de Stauffer (hépatomégalie, phosphatases alcalines élevées)
- Varicocèle droite ou gauche d'apparition récente

3-Quelle est l'histologie la plus fréquente du cancer du rein ?
- Carcinome à cellules claires

4-Quel est le traitement curatif en fonction de la taille et de la localisation de la tumeur ?
- Néphrectomie élargie ou partielle

5-Quelles sont les localisations métastatiques les plus fréquentes du cancer du rein ?
- Ganglionnaire
- Poumon, surrénale controlatérale
- Cerveau, os

6-Quelles sont les modalités de traitement des formes métastatiques ?
- Anti-angiogéniques (anticorps monoclonaux anti-VEGF ; inhibiteurs de la Thyrosine kinase)
- Immunothérapie (mais n'est presque plus utilisée)

7-Quel est le meilleur examen pour diagnostiquer et évaluer l'extension dans la veine cave inférieure d'un thrombus veineux tumoral ?
- Angio-IRM

CANCER DU TESTICULE

1-Quel est le mode de découverte le plus fréquent du cancer du testicule ?
2-Quel est le traitement de 1ère intention ?
3-Quels sont les 2 grands types de traitement complémentaire ?
4-Quel est le bilan pré-opératoire minimal avant orchidectomie ?
5-Quel est le bilan d'extension minimal ?

1-Quel est le mode de découverte le plus fréquent du cancer du testicule ?
- L'auto-palpation

2-Quel est le traitement de 1ère intention ?
- Orchidectomie par voie inguinale après ligature première du cordon

3-Quels sont les 2 grands types de traitements complémentaires ?
- Radiothérapie pour les tumeurs séminomateuses
- Chimiothérapie pour les tumeurs non séminomateuses et séminomateuses

4-Quel est le bilan pré-opératoire minimal avant orchidectomie ?
- Consultation d'anesthésie
- 2 prélèvements de sperme au CECOS (Centre d'Etude et de Conservation du Sperme)
- Dosage des marqueurs tumoraux : alphafœtoprotéine, LDH, HCG

5-Quel est le bilan d'extension minimal ?
- Scanner thoraco-abdomino-pelvien
- Marqueurs tumoraux : alphafœtoprotéine, LDH, HCG

HEMATURIE

1-Quelles sont les caractéristiques spécifiques de l'hématurie macroscopique d'origine « urologique » ?
2-Quel bilan prescrire en 1ère intention devant une hématurie macroscopique ?
3-Quelles sont les urgences de l'hématurie macroscopique ?
4-Diagnostics différentiels de l'hématurie :
5-Quels sont les facteurs de risque de cancer de la vessie ?

1-Quelles sont les caractéristiques spécifiques de l'hématurie macroscopique d'origine « urologique » ?

- Présence de caillots
- Caractère initial (origine urétrale ou prostatique) ou terminal (origine vésicale)
- Accompagnée de signes fonctionnels urinaires

2-Quel bilan prescrire en 1ère intention devant une hématurie macroscopique ?

- NFS
- Hémostase
- ECBU (infection ?, confirmation de l'hématurie)
- Echographie réno-vésicale
- Protéinurie des 24 heures si origine néphrologique possible
- En cas de facteurs de risque de tumeur vésicale :
  - Cytologie urinaire (en dehors de la période d'hématurie)
  - Fibroscopie vésicale en consultation

3-Quelles sont les urgences de l'hématurie macroscopique ?

- Anémie aiguë, voire choc hémorragique
- Rétention aiguë d'urines sur caillotage vésical

4-Diagnostics différentiels de l'hématurie :

- Urétrorragie
- Saignement gynécologique
- Coloration des urines : médicaments (rifampicine), aliments (betteraves), hémoglobine, myoglobine, porphyrie

5-Quels sont les facteurs de risque de cancer de la vessie ?

- Tabagisme
- Exposition professionnelle aux amines aromatiques
- Bilharziose urinaire
- Radiothérapie
- Médicaments : cyclophosphamide, phénacétine
- Exstrophie vésicale
- Sondage vésical prolongé sur plusieurs années

LITHIASE URINAIRE

1-Quelles sont les formes de colique néphrétique nécessitant un avis urologique en urgence ?
2-Quel est le traitement de la colique néphrétique compliquée et dans quels délais ?
3-Quels sont les examens d'imagerie à demander en cas de colique néphrétique ?
4-Faut-il faire un bilan métabolique en cas de premier épisode de calcul ? Si oui, lequel et à quel moment ?

1-Quelles sont les formes de colique néphrétique nécessitant un avis urologique en urgence ?

- Colique néphrétique compliquée :
  - Fébrile
  - Anurique
  - Hyperalgique
- Colique néphrétique sur terrain particulier :
  - Femme enceinte
  - Rein unique
  - Rein transplanté
  - Terrain débilité
  - Infection urinaire
  - Diabète

2-Quel est le traitement de la colique néphrétique compliquée et dans quels délais ?

- Drainage des urines pyéliques en urgence :
  - Sonde urétérale ou double JJ
  - Néphrostomie percutanée

3-Quels sont les examens d'imagerie à demander en cas de colique néphrétique ?

- Couple ASP de face couché + échographie
- Ou scanner spiralé rénal sans injection

4-Faut-il faire un bilan métabolique en cas de premier épisode de calcul ? Si oui, lequel et à quel moment ?

- OUI, à 2-3 mois de l'épisode aigu
- Bilan sanguin : calcémie, uricémie, glycémie, créatininémie, albuminémie

- Bilan urinaire :
  - Sur urines des 24 heures : volume, calcium, acide urique, urée, créatinine, sodium
  - Sur urines sur miction du matin : pH, densité, cristallurie
  - ECBU

INCONTINENCE URINAIRE

1-Quel examen clinique faire en présence d'une incontinence d'effort chez la jeune femme ?

2-Quand doit-on demander un examen urodynamique ?

3-Quel est le premier traitement à proposer pour tous les types d'incontinence ?

4-Pour quel type d'incontinence faut-il réserver les para-sympatholytiques ?

1-Quels examens cliniques faire en présence d'une incontinence d'effort chez la jeune femme ?

- Recherche de fuite à l'effort et manœuvre de Bonney
- Recherche d'un prolapsus : colpocèle antérieur ou postérieur
- « Testing » périnéal
- Toucher vaginal
- Examen gynécologique au spéculum (trophycité de la muqueuse et aspect du col utérin)
- Appréciation de la mobilité du col vésical

2-Quand doit-on demander un examen urodynamique ?

- Après l'examen clinique lorsqu'il existe une incontinence par impériosité ou par pertes insensibles
- Avant une intervention pour incontinence d'effort
- En cas de discordance entre la clinique et les plaintes de la patiente
- Après échec d'une première intervention

3-Quels sont les premiers traitements à proposer pour tous les types d'incontinence ?

- La rééducation périnéo-sphinctérienne +++
- L'œstrogénothérapie locale
- La perte de poids

4-Pour quel type d'incontinence faut-il réserver les para-sympatholytiques ?

- L'incontinence par urgenturie

DYSFONCTION ERECTILE

1-Quel est le bilan biologique minimum d'une dysfonction érectile ?

2-Quel bilan spécifique réaliser après le diagnostic d'une dysfonction érectile ?

3-Quels sont les deux moyens médicaux de traiter une dysfonction érectile ?

1-Quel est le bilan biologique minimum d'une dysfonction érectile ?

- Testostérone totale et biodisponible
- Glycémie, bilan lipidique
- PSA
- Prolactinémie, FSH, LH si testostéronémie basse

2-Quels bilans spécifiques réaliser après le diagnostic d'une dysfonction érectile ?

- Bilan cardiovasculaire (épreuve d'effort) ++
- Bilans urologique, endocrinologique et neurologique selon l'orientation de l'amnanèse initiale

3-Quels sont les deux moyens médicaux pour traiter une dysfonction érectile ?

- Inhibiteurs de la phosphodiestérase
- Injections intra-caverneuses de substances vaso-actives (prostaglandines E1 essentiellement)

INDEX

A

Abcès du rein 146,147
Abcès épididymaire 122
Abcès prostatique 156
Abcès rénal 151
Abdomen sans préparation (ASP) 10,146
ABO 278
Acidose métabolique 270,274
Adénocarcinome............... 23,28,44,45,51,52,98
Adénocarcinome prostatique 30
Adénome 155,242,245
Adénome de la prostate..............78,243,248,267
Adénomectomie.. 79,87
Adénome oncocytaire 54
Aide Médicale à la Procréation (AMP) 286
α-fœto-protéine 62,63,66
Alphabloquant 78,79,86,157
Alphastimulant 259
Aminoside..150
Amoxicilline 159
Ampicilline 153
Amylose 273
Analyse spectrophotométrique à infrarouge..179
Andropause (DALA)..288
Anémie 47,199,200,202,274,276
Angio-IRM 15,190
Angiomyolipome.. 50,54
Angioscanner 15,190
Anorchidie 130
Antalgique..220
Anti-androgène 33,34
Antibiothérapie 149,156
Anticholinergique..258
Antigène spécifique de la prostate (PSA)........84
Anti-inflammatoire non stéroïdien 220
Anurie..213,215,221,245
Apomorphine 233
Artériographie..203
Artériographie rénale 15,190
ASP.............................. 10,159,177,190,213,216
Azoospermie 285

B

Bacille à Gram négatifs..118
Bactériurie..133,134,139
Bactériurie asymptomatique 153
Ballon péri-urétral 260
Bandelette urinaire (BU)....................................
133,134,138,140,144,155,215,257
Bandelette sous-urétrale..259
Bassinet 1
BCG.. 93,103
β-HCG.. 62,63,66
Bilan urodynamique (BUD)
.... 18,84,237,241,244,258
Bilharziome 165
Bilharziose 199,201,218
Bilharziose urinaire 94,132,164,205,210,242
Biopsie prostatique..23,28
Biopsie rénale 44,49,205
Biopsie vésicale 165
Blocage androgénique.....................23,33,34,37
Bride hyménéale..142
Brûlure mictionnelle 119,140,144,155,201

C

Caillot.. 213,218
Calcul 213,218,241,244
Calcul coralliforme..182
Calcul urinaire 210
Calcul vésical..142
Calendrier mictionnel............................... 84,240
Calice 1
Canal déférent..6
Cancer de la prostate 22,85,242,243,
245,248,267,290
Cancer du rein............................44,198,199,210
Cancer du testicule 110,115,121
Candida albicans..124
Capsule..2
Carcinome à cellules rénales 44,45
Carcinome à cellules transitionnelles..........93,98
Carcinome épidermoïde de la vessie.............165
Carcinome *In Situ* (CIS) 65,99,102,241
Carcinome à cellules chromophobes................52
Carcinome à cellules claires 51
Carcinome de Bellini 52
Carcinome indifférencié 98
Carcinome sarcomatoïde..53
Carcinome tubulo-papillaire 52
Castration..23,33
Cathéter sus-pubien..................133,157,192,194
Cathétérisme sus-pubien 247
Céphalosporine 143,149,153,156,159
Cervicocystoptose 256
Cervicoptose 257
Chimiothérapie 104,109
Chlamydia trachomatis 118,124
Choc hémorragique 199,200
Choriocarcinome 65
Ciclosporine..279
Classification anatomopathologique
de Mc Neal..5
Classification de Bosniak 53
Classification TNM...................23,31,55,63,100
Colique néphrétique 170,176,179,201,212
Colique néphrétique compliquée........... 215,218
Colique néphrétique fébrile 180,213
Colique néphrétique hyperalgique ..213,215,221
Colique néphrétique non compliquée 214,218
Colpopexie..259

Composition des calculs 174
Contact lombaire 47,189
Contraception masculine.................................287
Cordon spermatique 6
Corps caverneux 6
Corps spongieux 6
Corticale 2
Cotrimoxazole 141,159
Créatininémie...145
CRP (Protéine C Réactive) 145
Cryoablation 55
Cryoconservation du sperme 69
Cryoglobulinémie..268
Cryptorchidie 64,110,111,115,130,131
Curiethérapie 23,33
Cystectomie 93
Cystectomie radicale 104
Cystite 132,134,140,153,167,201,
204,210,241,248
Cystite aiguë 133,140
Cystite aiguë récidivante 95,142
Cystite glandulaire..143
Cystite hématurique 140
Cystite kystique 143
Cystocèle 256,257
Cystographie 14,159
Cystomanométrie......................... 19,239,258,276
Cystoprostatectomie 104
Cystoscopie........................... 17,109,159,165,258
Cytodiagnostic urinaire 258
Cytologie urinaire 92,96,203

D

Débitmétrie 18,78,79,84,239,258,
273,284,289,290
Déhydrotestostérone (DHT) 81
Dépistage 23
Dérivation urinaire 93,104
Dérivé de plantes 85
Dernier recours 234
Déshydratation extracellulaire...........................268
Détorsion...116
Diabète 273
Dialyse péritonéale 277
Diverticule urétral 142
Dosage sérique du PSA 27
Douleur de la fosse lombaire 144
Douleur lombaire.................................... 201,213
Drainage 151
Drainage des urines 150,212,213
Drainage vésical 246
Dysfonction érectile 224
Dysplasie multikystique......................................46
Dysurie 79,80,82,95,119,140,
155,164,201,236,237,242

E

ECBU 133,134,135,140,155,158,
167,199,203,215
Echo-doppler pulsé des artères caverneuses..231
Echo-doppler testiculaire 66
Echographie 67,153,159,202
Echographie des voies urinaires 11,213,216
Echographie hépatique 100
Echographie prostatique 12,78,83
Echographie rénale....... 11,44,45,48,60,143,145,
164,177,190,243
Echographie scrotale 121
Echographie testiculaire....................................127
Echographie vésicale............ 11,78,83,95,96,164
Echographie vésico-prostatique 79,83
Ecoulement urétral 125,155
Ectopie testiculaire 130
Ectropion du méat 142
Ejaculation rétrograde 78,88
Electro-incision cervico-prostatique 86
Electromyographie 20
Electromyographie vésico-sphinctérienne.......20
Endoscopie urétro-vésicale 84
Endoscopie vésicale (cystoscopie)
.... 92,93,94,97,143,203
Enterococcus fæcalis 137
Epididyme 5
Epididymectomie 123
Epididymite 83,117,167
Erecteur à dépression 234
Erythropoïétine (EPO) 2,274
Escherichia coli 136,137,149,158
Examen cytobactériologique des urines (ECBU)
.... 120,138,257

F

FAV : fistule artérioveineuse...........................277
Fécalome 243,248
Fécondation *in vitro* 286
Fibrose péritonéale 213,219
Fibrose rétropéritonéale 267
Fièvre 212
Fistule 254
Fluoroquinolone 141,143,149,156
Formule de Cockcroft 275
Fracture du rein 205
Fronde sous-cervicale 259

G

γ-Glutamyl transpeptidase (γGT) 67
Gardnerella vaginalis 124
Germinale séminomateuse 65
Globe vésical 83,155,193,199,202,215
Glomérulopathie 206,210
Glomérulopathie aiguë......................................268
Glucocorticoïde 279
Gonocoque 124
Goodpasture 268
Grade de Fuhrman 55
Grade de Gleason 29
Grade nucléaire de Fuhrman..........................45,52
Grade tumoral 99
Gros rein 199,202
Grossesse 135,152

Gynécomastie 65,230

H

HCG (Hormone Gonadotrophine Chorionique) 131
Hématocèle 129
Hématome rétropéritonéal 189
Hématurie 45,47,82,92,93,95,164,167,170,176,189,198, 199,213,214
Hématurie d'effort..207
Hématurie macroscopique 44,166,199,200
Hématurie microscopique...................... 199,200
Hématurie essentielle.....................................207
Hémoculture 145
Hémodialyse 277
Hémospermie..167
Hémostase...202
Hernie inguinale..83
Hernie inguino-scrotale.......................... 127,129
HLA..278
Hormonothérapie locale.................................259
Hydrocèle.. 111,128
Hydrocèle vaginale................................ 110,127
Hydronéphrose 160
Hypercalcémie..47
Hyperkaliémie 270,274,276
Hyperparathyroïdie secondaire......................274
Hyperphosphatémie..274
Hypertension artérielle (HTA) ...47,199,200,273
Hypertrophie bénigne de la prostate 78
Hypertrophie prostatique 243
Hypofertilité... 122,284
Hypogonadisme..231
Hypovolémie efficace 268,270
Hystéroptose 256,257

I

IDR...167
Immunothérapie..103
Immunothérapie par le BCG..........................103
Impériosité 79,81,82,95,214,236
Impuissance 224
Incontinence...236
Incontinence d'effort.............................. 253,254
Incontinence par impériosité 253,254
Incontinence permanente 253
Incontinence urinaire.....................................252
Incontinence urinaire à l'effort (IUE) 255
Incontinence urinaire avec urgenturie (impériosité).. 255,261
Incontinence urinaire chez l'homme...... 253,261
Incontinence urinaire chez la femme 253,254
Incontinence urinaire par regorgement 261
Incontinence urinaire permanente 255
Infarctus rénal 206
Infection urinaire ...79,176,180,199,204,210,221
Infection urinaire chez l'enfant 135,158
Infection sexuellement transmissible (IST). 118,122
Infection urinaire nosocomiale.......................135
Infection urogénitale (IUG)............................118
Infertilité 72
Inhibiteur de la 5α -réductase............... 78,79,86
Inhibiteur de la phosphodiestérase (PDE 5) 233,252
Injection intra-cytoplasmique de spermatozoïdes 286
Injection intra-caverneuse..............................233
Injection péri-urétrale....................................260
Insémination artificielle 286
Instillation endo-vésicale 102,103
Insuffisance rénale 95,165,176,200,212,265
Insuffisance rénale aiguë (IRA), ...221,265,266
Insuffisance rénale aiguë fonctionnelle . 267,270
Insuffisance rénale aiguë obstructive..... 266,270
Insuffisance rénale aiguë organique....... 268,270
Insuffisance rénale chronique (IRC) 61,84,199,265,275
Insuffisance rénale chronique terminale 277
Insuffisance rénale terminale (IRT) 265,273
IRM 16
IRM pelvienne 30
IRM pelvienne et prostatique 16
IRM rénale 16,49
IRM testiculaire 66
IUG..122
IUN..161

K

Kyste 53
kyste de l'épididyme 127
kyste du cordon 127,129
Kyste du rein...50,53
Kyste hydatique du rein 50

L

LDH : Lacticodeshydrogénase 67
Leucocyturie 133,134,138,139
Leucocyturie sans germe 166
Lithiase...217
Lithiase calcique...183
Lithiase cystinique 183
Lithiase infectieuse...183
Lithiase urinaire.............................. 170,204,212
Lithiase urique 182
Lithogenèse...172
Lithotritie 170,181
Litothritie extracorporelle 206
Lupus...268
Lymphadénectomie 93
Lymphadénectomie chirurgicale ilio-obturatrice 100

M

Maladie de Berger 206
Maladie de Cacchi et Ricci 175
Maladie de La Peyronie 228,230
Maladie de von Hippel-Lindau............. 46,47,61
Malakoplakie vésicale....................................143

Manœuvre de Bonney 257
Marqueur sérique tumoral................................66
Médiacalcose 274
Menace d'accouchement prématuré (MAP)..153
Métastase 47,68,95
Micro-angiopathie thrombotique...................269
Micro-hématurie 206
Miction normale 238,266
Mitomycine C... 93,103
Mycoplasma hominis.....................................118
Myélome 268,273

N

Nécrose papillaire............................206,210,218
Nécrose tubulaire aiguë.................................268
Neisseria gonorrheœ.....................................118
Néphrectomie.. 47,151
Néphrectomie élargie 44,45,55
Néphrectomie partielle............................... 45,55
Néphrite interstitielle aiguë............................269
Néphroblastome..53
Néphrolithotomie.................................... 182,170
Néphron...2
Néphropathie 199,273
Néphropathie interstitielle....................... 139,176
Néphropathie aiguë vasculaire 269
Néphropathie immuno-allergique..................206
Néphrostomie.. 150,221
NFS...202

O

Oligo-asthénospermie 127
Oligo-asthéno-tératospermie (OATS)............285
Oncocytome..54
Orchidectomie 62,63,69,116,123
Orchi-épididymite 110,111,115,117,155
Orchite ourlienne...121
Ostéite fibreuse 274
Ostéodystrophie rénale........................... 274,276
Ostéomalacie 274

P

Paraphimosis 131
Pelvectomie antérieure 104
Pénis 6
PETSCAN..16
Phimosis 111
Phlegmon périnéphrétique 146,148,151
Phytothérapie 85
PLAP : Placentalike Alkaline Phosphatase 67
Pollakiurie.................. 79,81,82,95,119,144,155,
164,167,201,214,236,237,240
Pollakiurie, impériosité 78
Polyglobulie... 47,290
Polykystose 202
Polykystose rénale........................50,60,206,210
Ponction-biopsie rénale...................................268
Prélèvement de sperme au CECOS 69
Préservatif..287
Profilométrie urétérale 239,258,277
Prolactine 231
Prolapsus 256
Prolapsus génito-urinaire 142
Prostate..4
Prostatectomie totale 23,32
Prostatite 82,83,85,132,135,154,205,210,248
Prostatite aiguë 133,154,243,245,248
Prostatite chronique..157
Protéinurie.. 199,203
Proteus, Klebsiella 137
Prothèse pénienne...234
PSA 22,23,27,30,31,36,78,79,231
Purpura rhumatoïde..268
Pyélographie 14
Pyélonéphrite............. 132,151,152,205,210,215
Pyélonéphrite aiguë.......... 133,134,144,213,219
Pyélonéphrite chronique 148
Pyélonéphrite emphysémateuse 148,151
Pyélonéphrite xanthogranulomateuse 149
Pyonéphrose... 147,151
Pyramides de Malpighi 1

R

Radiofréquence..55
Radiographie pulmonaire...............................100
Radiothérapie.............................22,23,32,70,105
Radiothérapie interstitielle................................33
Recommandation diagnostique
et stadification (AFU 2011).........................69
Recommandation thérapeutique (AFU 2011) .71
Rectocèle.. 256,257
Reflux vésico-urétéral 138,159
Rein 1
Rejet du greffon...280
Rénine 2
Résection endoscopique.................. 92,93,94,97
Résection endoscopique de la prostate 86
Résection endoscopique transurétrale..............79
Résidu post-mictionnel 78,79,242
Rétention aiguë................................... 82,156,199
Rétention aiguë d'urine..............79,133,200,266
Rétention d'urine...244
Rétention hydrosodée......................................274
Rétention vésicale 236,237,245
Rétention vésicale aiguë 245,246
Rétention vésicale chronique..........................246
Rétrécissement urétral.......................................85
Rhabdomyolyse 268,271

S

Scanner..203
Scanner abdominal 48
Scanner abdomino-pelvien 31,67
Scanner cérébral 49
Scanner hélicoïdal non injecté............... 178,213
Scanner spiralé abdominopelvien.....................13
Scanner thoracique 48,67,93,99
Schistosoma hæmatobium...............................164
Scintigraphie osseuse 23,31,49,100
Sclérose tubéreuse de Bourneville 46,61

Score de Gleason 23,30,31
Score de qualité de vie 82
Score I-PSS 82
Séminome 62,63,65,70,72
Septicémie...146
Sérologie 120,165
Signe de Chevassu...66
Sondage urétral...246
Sonde urétérale 221
Spermicide 288
Spermogramme..................................... 127,285
Sphincter artificiel 260
Sphinctérométrie 19
Stade TDM...93
Staphylococcus aureus 136
Staphylococcus saprophyticus 137
Sténose de l'urètre 123,242,245,248
Sténose du méat...142
Sténose urétérale.................................... 213,218
Stérilisation 287
Stérilité 122,284
Stérilité chez l'homme 283
Surveillance active 35
Syndrome de Fiessinger-Leroy-Reiter 124
Syndrome de la jonction pyélo-urétérale
.... 160,213,218
Syndrome de levée d'obstacle 270
Syndrome de Stauffer.......................................47
Syndrome hémolytique et urémique 269
Syndrome inflammatoire 47
Syndrome paranéoplasique 45,47
Syndrome urinaire 275

T

Testicule 5
Testostéronémie.................................... 231,289
Thrombose de la veine rénale........................206
Torsion d'hydatide 115
Torsion du cordon 110,111
Torsion du cordon spermatique 110,113,121
TOT (Trans Opturator Tape) 260
Toucher rectal 22,23,27,29,78,83,202
Traitement antituberculeux 168
Traitement hormonal 33,291
Transillumination 113
Transplantation rénale........................... 277,279
Traumatisme de l'urètre................... 191,194,248
Traumatisme de l'urètre antérieur 191
Traumatisme de l'urètre postérieur 193
Traumatisme du rein 187
Traumatisme testiculaire................................115
Trichomonas vaginalis 124
Trouble de l'érection 32,224
Trouble de l'évacuation (dysurie) 78,80
Trouble de la miction 236
Trouble de la retenue................................ 78,81
Trouble mictionnel 80,95,214
Tuberculose... 199,218
Tuberculose rénale 210
Tuberculose urinaire 205,242
Tuberculose uro-génitale 132,139,166
Tumeur de la prostate......................................22
Tumeur de la vessie
.........................92,198,199,202,204,210,241
Tumeur de la voie excrétrice 213,218
Tumeur du rein 44,199,202,204,213,219
Tumeur du testicule...62
Tumeur germinale 63,65
Tumeur germinale non séminomateuse 65
Tumeur non-séminomateuse............................70
Tumeur urothéliale 92,109
Tumeur vésicale 142,244
Tumeur vésicale infiltrant (TVIM), ...92,98
Tumeur vésicale non infiltrante (TVNIM) .92,93
Tumeur vésicale superficielle..........................98
TVT (Tension free Vaginal Tape)......... 257,259

U

UPR (urétéropyélographie rétrograde) 168
Ureaplasma urealyticum....................... 118,124
Uretère...2
Urétéro-hydronéphrose 160
Urétéro-pyélographie 178
Urétéro-pyélographie rétrograde 15
Urétéroscopie............................17,109,170,181
Urètre 3
Urétrite 110,111,123,155
Urétrocystographie 143,244
Urétrocystographie rétrograde et mictionnelle 15
Urétrocystoscopie..244
Urétrorragie 193
Urgenturie (impériosité) 81,237,240
Uroculture 139
Urographie intraveineuse (UIV).14,159,212,217
Uro-IRM 178
Uropathie 159
Uroscanner............. 13,44,45,48,92,93,94,96,99,
146,164,168,170,190,203,213

V

Valve de l'urètre postérieur............................245
Valve postérieure de l'urètre 160
Varicocèle 47,110,111,126,199,202
Verge 6
Vessie 3
Vessie neurologique 85
Vitamine D 2
Vulvovaginite chronique................................142

W

Wegener 268

Y

Yohimbine 232

Notes personnelles

Notes personnelles

Notes personnelles